# 医療系学生のための
# 生理学概説
### 第3版

喜多　弘 編著

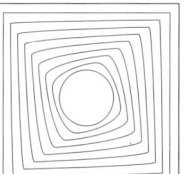

大学教育出版

# はしがき

　生理学は生体の正常な機能をその研究対象とする。病気はその機能が正常範囲から逸脱した状態であり、リハビリテーション、看護など医療系の大学や専門学校に在学する諸君は、いかにしてその逸脱した状態を正常のものに回復させるかの方法や技術を学び、将来医師と協力して病気の克服に努める。従って、これらの諸君に要求されるのは、生体の正常な機能を充分に理解することである。

　近年医療系の大学や専門学校は社会の要請に従ってその数を増し、そこに学ぶ学生諸君もかなりの数に上る。そして、一つの大学あるいは専門学校は単独の科ではなく、いくつかの科が統合されて成り立っている。それぞれの科で学生諸君が学ぶ生体の機能には、科によって、力点の置かれ方に多少の差が有るように思われる。たとえば、リハビリテーションの学科では神経系や筋肉系に力が入れられ、看護の分野では呼吸・循環系に力点が置かれる。各科で共通して使える教科書を書くのは容易ではなく、現在は各科ごとの教科書が出版されている。しかしそれらの教科書を見ると、上に述べた多少の力点の置き場所に差があるとは言え、その内容に大差は無い。

　今から10年前、医療系学科のそれぞれで生理学を講義している教員達が集まって、どの科でも使用できる、共通の生理学教科書を作ってみた。約10年間の使用経験の結果、修正すべき点が少なからず明らかになったので、ここに改訂版を出版することにした。

2012年1月

著者一同

■ **編集**

　喜 多　　弘　（川崎医療福祉大学名誉教授）

■ **執筆** (アイウエオ順)

　岩 村 吉 晃　（東邦大学名誉教授）
　越 智 和 典　（川崎医科大学　生理学）
　喜 多　　弘　（川崎医療福祉大学名誉教授）
　古 我 知 成　（川崎医療福祉大学　リハビリテーション学科）
　古 川 直 裕　（川崎医療福祉大学　臨床栄養学科）
　山 根 正 信　（川崎医療短期大学　医療保育科）

医療系学生のための生理学概説　第3版

# 目　次

はしがき　i

## 序章　人体の機能的構成と細胞機能調節 〈古川　直裕〉 3
1. 人体の機能的構成の階層性　3
2. 細胞の基本構造　4
3. 細胞機能の調節　6

## 第1章　神経線維の興奮 〈喜多　弘〉 9
1. 神経線維とは　9
2. 興奮性膜の構造　10
3. 細胞内外のイオン分布　11
4. 静止時の興奮性膜のイオン透過性　11
5. 静止電位　11
6. 活動電位　13
7. 興奮性膜の電気的性質　19
8. 興奮の伝導　21
9. 興奮の伝達　24

## 第2章　筋肉の収縮 〈越智　和典〉 35
1. 筋の種類　35
2. 骨格筋の構造　35
3. 筋収縮の力学的性質　37
4. 筋収縮のしくみ　39
5. 筋の仕事と熱発生　41
6. 筋収縮のエネルギー源　41
7. 赤筋と白筋　42
8. 心筋の収縮　43
9. 平滑筋の収縮　44

## 第3章　脳と神経系 〈岩村　吉晃〉 46
1. 脳と心　46
2. ニューロン、シナプス、伝達物質　46
3. グリア（神経膠）細胞　46
4. 中枢神経系　47
5. 脳の血管　48
6. 脳室と脳脊髄液　48
7. 末梢神経系　49

## 第4章　運動と脳 〈岩村　吉晃〉 51
1. 随意運動、反射、筋緊張　51
2. 脊髄運動ニューロンと筋活動　51
3. 脊髄反射　53

    4. 脳　幹　*57*
    5. 小　脳　*61*
    6. 視　床　*63*
    7. 視床下部　*65*
    8. 大脳基底核　*67*
    9. 大脳皮質　*69*

第5章　脳の高次機能 ……………………………〈岩村　吉晃〉………*75*
    1. 連合野　*75*
    2. 言語中枢　*77*
    3. 皮質の電気活動と脳波　*78*
    4. 睡　眠　*80*
    5. 学習と記憶　*81*
    6. 大脳辺縁系　*83*

第6章　自律神経系 ……………………………〈古川　直裕〉………*85*
    1. 自律神経系の構成と機能　*85*
    2. 自律神経系の神経伝達物質と受容体　*87*

第7章　感覚と脳 ……………………………〈岩村　吉晃〉………*91*
    1. 感覚とは　*91*
    2. 感覚受容　*92*
    3. 感覚と脳　*92*
    4. 体性感覚　*93*
    5. 痛　覚　*98*
    6. 内臓感覚　*100*
    7. 嗅　覚　*102*
    8. 味　覚　*104*
    9. 平衡感覚　*106*
    10. 聴覚とその中枢　*108*
    11. 視覚とその中枢　*113*

第8章　体液と血液 ……………………………〈山根　正信〉………*126*
    1. 体　液　*126*
    2. 血液の作用　*126*
    3. 組成と性状　*127*
    4. 細胞成分　*127*
    5. 血漿成分　*130*
    6. 血液型と輸血　*132*
    7. 止　血　*133*
    8. 血液の酸塩基平衡　*135*

## 第9章　循環系　〈古我　知成〉……137
1. 心　臓　*137*
2. 心筋の静止電位と活動電位　*138*
3. 心臓の支配神経と伝達物質　*139*
4. 心電図　*139*
5. 心電図の異常　*141*
6. 心臓の収縮　*142*
7. 心臓の反射性調節　*144*
8. 大循環系と小循環系　*144*
9. 動脈内循環　*145*
10. 毛細血管内循環　*147*
11. 静脈系の循環　*148*
12. 血管平滑筋の化学的調節　*149*
13. 血圧の神経性調節　*150*
14. 特殊領域の循環　*151*
15. リンパ循環と脳脊髄液循環　*153*

## 第10章　呼　吸　〈古我　知成〉……154
1. 肺と気道の構造　*154*
2. 呼吸運動　*155*
3. 呼吸の力学　*156*
4. 肺容量　*157*
5. 肺でのガス交換　*158*
6. 血液によるガスの運搬　*159*
7. 呼吸運動の調節　*161*

## 第11章　消化と吸収　〈古川　直裕〉……164
1. 消化管の基本的な構造と機能　*164*
2. 消化管の運動　*167*
3. 消化液の分泌と排出　*173*
4. 栄養素の分解と吸収　*179*
5. 嘔吐・内臓痛・急性腹症　*181*

## 第12章　尿の生成と排泄　〈山根　正信〉……183
1. 腎臓の機能的構造　*183*
2. 尿の生成　*184*
3. 尿細管および集合管における再吸収と分泌　*185*
4. クリアランス　*187*
5. 血液の浸透圧と血液量の調節　*188*
6. 酸塩基平衡　*188*
7. 排　尿　*188*

第13章　エネルギー代謝と体温 ……………………〈古川　直裕〉……………191
　　1. エネルギー代謝　　191
　　2. 体　温　　194

第14章　内　分　泌 ………………………………………〈山根　正信〉……………200
　　1. ホルモンの組成と作用機序　　200
　　2. 視床下部ホルモン　　202
　　3. 下垂体ホルモン　　203
　　4. 甲状腺ホルモン　　205
　　5. 血液中のCa濃度を調節するホルモン　　206
　　6. 膵臓のホルモン　　207
　　7. 副腎から分泌されるホルモン　　207
　　8. 腎臓から分泌されるホルモン　　208
　　9. 性腺から分泌されるホルモン　　208
　10. その他のホルモン　　210

　索　引　　211

医療系学生のための生理学概説　第3版

# 序章　人体の機能的構成と細胞機能調節

　生理学とは人体の機能を探究する学問であり、その研究範囲は細胞から個体まで広範囲に及んでおり、最近では分子レベルの研究も盛んに行われるようになってきている。
　この教科書では、最新の分子レベルの研究知識についてはなるべく省略し、細胞のレベルから、神経系や循環系、呼吸系などの系としての機能調節を中心として解説している。

## 1．人体の機能的構成の階層性

　人体の構成要素の基本単位は細胞であり、種々の細胞が集まって組織となり、その組織が組み合わされて器官となる。さらに幾つかの器官は統合された系を構成し、そして複数の系の上に一つの個体が形成され、その機能が維持されている（図序－1）。

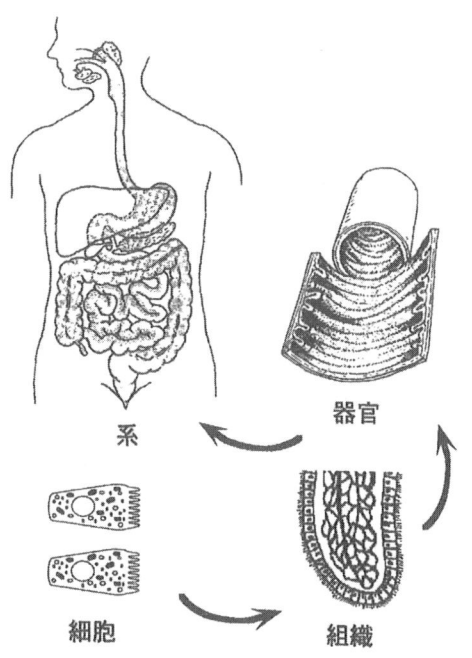

図序－1　人体構成の階層性
消化器系を例に示す。
さらに種々の系が統合されて個体を形成する。

## 2．細胞の基本構造

　人体の構成要素の基本単位である細胞は、機能の面から神経細胞、筋細胞、上皮細胞、結合組織細胞の4種に大別できるが、このうち、神経細胞と筋細胞は刺激に対して、ダイナミックな電気的反応を示すため興奮性細胞と呼ばれる。本書の第1章と第2章では、種々の器官の重要な構成要素であるこれら神経細胞や筋細胞の機能や性質を解説している。
　しかし、上皮細胞、結合組織細胞などはダイナミックな変化は示さなくても、神経細胞や筋細胞と共通する幾つかの細胞の性質を備えている。そこで、各種細胞に共通の性質と、その基本的構造をここで簡単に解説する。以降の章に出てくる、個々の系における種々の細胞の形態や性質は、その変化型としてとらえてもらいたい。

### A．細胞機能の発現

　細胞機能の発現は、細胞自身の増殖、細胞の変型、細胞内外への物質の出入り、電気的な変化など、種々の様式で行われるが、基本的には酵素を含むタンパク質の合成と、そのリン酸化などの状態変化に起因することが多い。また、多くの場合、生命活動維持のためのエネルギー合成には酸化過程が関与しており、これらは、ほぼ全ての細胞が備えている基本的機能といえる。
　細胞の生理機能発現に必要なタンパク質合成のために、非常に多くの情報がデオキシリボ核酸（DNA）の中に遺伝情報として書き込まれている。DNAの中にはタンパク質の構造に直接関係しない部分も存在し、リボ核酸（RNA）が状況に応じて、特定のタンパク質合成に必要な情報のみをその中から転写し、アミノ酸の配列として翻訳する。そして、後述のリボソームなどの細胞小器官でそのタンパク質の合成を行う。
　そうしてできたタンパク質は、そのままの形で機能を発揮することもあるが、後述のように、細胞外からの何らかの刺激を受けて状態が変化し、初めて活性化されることも多い。

### B．細胞膜

　細胞内は細胞膜により細胞外と隔てられている。細胞膜は物質交換を行いながら、細胞内環境を一定範囲に維持する内部環境保護の役割を担うとともに、状況によっては種々の刺激を受けて生理作用を発現する刺激受容の場となる。
　細胞膜の構造は第1章（図1-2）に述べてあるので詳しいことは省略するが、基本的には、脂質二重層の中にタンパク質の巨大分子が浮かんでいるといった構造である。そのタンパク質には、イオンを通す穴のあるイオンチャネルや、化学物質と結合して反応を引き起こす受容体、特定物質を細胞内外に移動させる仲介役となる担体、種々の酵素などがある。
　細胞膜は脂質二重層であるため、脂溶性物質は細胞膜内部を通過できるが、通常の水溶性の物質は膜を通過できない。イオンなどの水溶性物質は特定のイオンチャネルを通ったり、担体と結合することにより初めて膜を通過できるようになる。

例えば、細胞膜に存在する担体を利用したNa-K交換ポンプは、生体エネルギーを使って能動的にNa$^+$を細胞外に汲み出し、K$^+$を細胞内に汲み入れているが、細胞膜がイオンの透過を制限しているために、常時、細胞外にはNa$^+$が多く、細胞内にはK$^+$が多いといった状態が維持されている（表1－1参照）。これが静止電位の発生や活動電位の発生などの細胞機能発現の基礎となっている。

### C．細胞小器官（図序－2参照）

(1) リボゾームと小胞体

リボゾームはRNAとタンパク質からなる粒状の構造物で、タンパク質の合成に関与している。その一部は細胞基質内に遊離しているが、一部は小胞状や管状の膜構造物である小胞体の外面に付着している。小胞体には2種類あり、リボゾームが付着しているものを粗面小胞体、付着していないものを滑面小胞体という。粗面小胞体では分泌顆粒などのタンパク質合成などが行われ、分泌腺の細胞で特によく発達している。一方、滑面小胞体は、肝細胞では脂質の代謝に関与するが、骨格筋や心筋細胞ではCa$^{2+}$の貯蔵所として重要な役割を果たしている。

(2) ゴルジ装置

核の近くの胞状の膜構造物である。分泌細胞では小胞体で合成されたタンパク質をここで濃縮し、それをリポタンパク質の膜で包み、分泌顆粒を形成する。

(3) ミトコンドリア

小ソーセージ状で、内膜と外膜の二重の膜で構成されており、内膜はひだ状にくい込んでおり、クリスタという独特の構造を呈する。細胞内呼吸器官ともいわれ、主として生体エネルギーであるアデノシン三リン酸（ATP）の有酸素的合成に関与する。

(4) ライソゾーム

膜で囲まれた顆粒上の小器官で、内部に種々の加水分解酵素を含む。食作用で取り込んだ異物の消化分解を行ったり、細胞の自己溶解にも関与する。

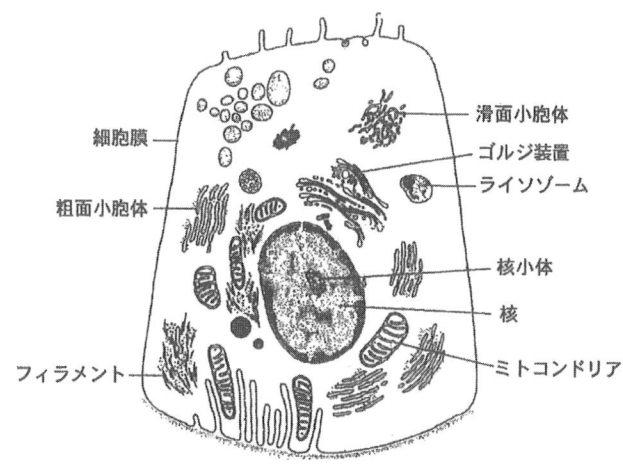

図序－2　細胞小器官の概略

(5) 核

　核の内部には遺伝情報の元であるDNAが存在し、核で細胞分裂に必要なDNAの複製や、DNAからの遺伝情報の転写や翻訳のためのRNAの合成などが行われる。

(6) 細胞骨格

　細胞質の中には微小管や種々の太さのフィラメントが存在し、それらの三次元的配列により細胞の形が決まったり、分解と合成が繰り返されることにより細胞が変型したり、それに沿って種々の細胞内物質を移動させたりしている。

## 3. 細胞機能の調節

　個々の細胞の機能は、個体全体としてのネットワークの中で常に調節されており、その細胞から遠く離れた場所からも巧みな調節を受けている。そういった離れた部位の細胞の機能調節を仲介しているのは、主に内分泌ホルモンや神経系などである。

　一般的には、ホルモンを介する体液性調節はゆっくりと広範囲に行われ、神経性調節は局所的で速やかに行われることが多い。

　内分泌ホルモンは、血液中に放出され、循環系を介して標的細胞に到達し、その作用を発揮する。一方、神経系は神経線維を介して、電気的情報を直接その細胞の近くにまで送るが、標的細胞への最終的な情報伝達は、やはり神経伝達物質という化学物質が担っている。

　これらホルモンや神経伝達物質などの化学物質（リガンド）は、ともに細胞膜にある受容体か、細胞内にある受容体に結合して独特の細胞機能を発現させていることが古くから知られていた。しかし特に、化学物質が細胞の表面の受容体に結合した後に、その情報がどのような形で細胞内に伝達され、細胞機能の変化をもたらすのかはよくわかっていなかった。

　近年、情報伝達の担い手であるこれらの化学物質が、受容体に結合してから細胞機能調節が行われるまでの細胞内での化学反応過程（細胞内情報伝達系）が急速に明らかにされ、その知見が生理機能の発現や病態の解明、薬の開発などにも大いに寄与している。

　ここでは多くの細胞内情報伝達系について網羅することは避け、代表的な幾つかの細胞内情報伝達系について簡単に説明する。

### A. 細胞内、核内の受容体に結合してタンパク質合成を調節する系

　ホルモンの一部は細胞膜を透過し、細胞質や核内の受容体に結合してDNAからの転写反応を調節し、結果的に特定のタンパク質の合成を調節する（第14章参照）。

### B. 細胞膜の受容体に結合し、細胞内伝達系などを介して細胞機能を調節する系

　一部のリガンドが細胞膜上の受容体に結合すると、セカンドメッセンジャーと呼ばれる物質が生成され、それが細胞内を移動して生理機能を発揮する。このセカンドメッセンジャーには、タンパク質リン酸化酵素（プロテインキナーゼ）を活性化する機能や、滑面小胞体から$Ca^{2+}$を放出させる機能な

どがある。また、一部のホルモンでは、細胞膜上の受容体への結合により、直接にタンパク質のリン酸化が行われ細胞機能が調節される。

(1) cAMPを介してタンパク質をリン酸化する系；図序－3（1）

　まず、細胞膜に存在し、受容体に結合しているGTP結合タンパク（Gタンパク）が活性化され、それにより細胞膜に存在しているアデニル酸シクラーゼ（AC）という酵素が活性化される。ここまでの反応は細胞膜上で起こるが、ACが活性化されると、ATPからサイクリックAMP（cAMP）という物質が生成され、このcAMPは細胞内を移動することができる。このcAMPのように、受容体にリガンドが結合することにより新たに産生され、細胞膜上で起こった受容体からの反応を、細胞の内部や受容体から離れた場所に伝える役目をもつ物質をセカンドメッセンジャーという。ここでは、cAMPがセカンドメッセンジャーとなっているが、後述のように、系により異なる幾つかのセカンドメッセンジャーがある。cAMPをセカンドメッセンジャーとするこの系では、例えばcAMPによりプロテインキナーゼA（PKA）という酵素が活性化され、それがタンパク質をリン酸化して細胞機能が調節される。

　リガンドと受容体の組み合わせによっては、別のGタンパクが活性化され、逆にACの活性が抑制され、まったく逆の反応を起こす場合もある。

　例えば心筋において、アドレナリンがβ受容体に結合すると、促進性のGタンパク（Gs）が活性化されACの活性化を介してcAMPが増加し、結果的に筋収縮の増強が起こる。しかし、アセチルコリンがムスカリン受容体に結合すると、抑制性のGタンパク（Gi）が活性化されてACの活性化を阻害し、cAMPが減少して逆に筋収縮は弱まる。

(2) $IP_3$を介して小胞体から$Ca^{2+}$を放出させる系；図序－3（2）

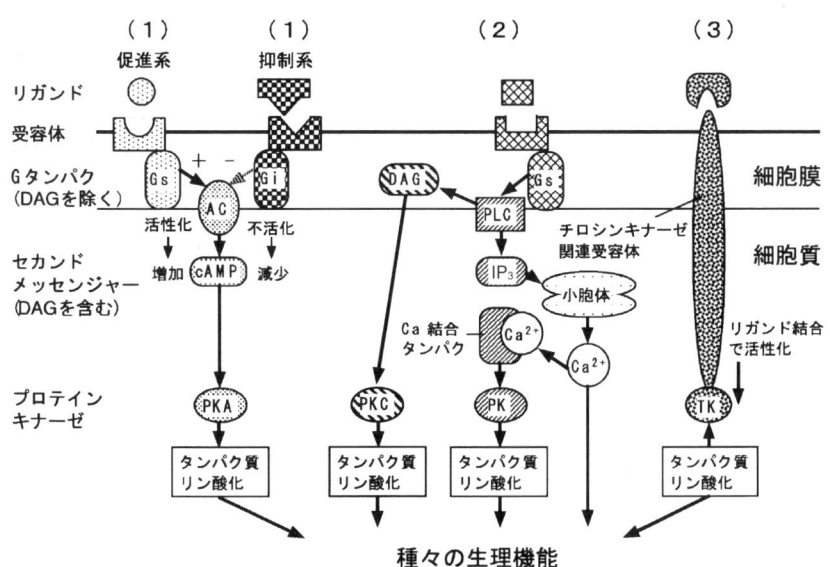

図序－3　細胞内情報伝達系

AC；アデニル酸シクラーゼ，cAMP；サイクリックAMP，DAG；ジアシルグリセロール，Gs；促進性GTP結合タンパク，Gi；抑制性GTP結合タンパク，$IP_3$；イノシトール三リン酸，PK；種々のプロテインキナーゼ，PKA；プロテインキナーゼA，PKC；プロテインキナーゼC，PLC；ホスホリパーゼC，TK；チロシンキナーゼ

まず、受容体に結合しているGタンパクが活性化され、それにより細胞膜に存在しているホスホリパーゼC（PLC）という酵素が活性化される。PLCが活性化されると、イノシトール三リン酸（IP$_3$）という物質が生成される。このIP$_3$が細胞内を移動するセカンドメッセンジャーとなる。IP$_3$は細胞内のCa$^{2+}$の貯蔵所である滑面小胞体からCa$^{2+}$を放出させ、そのCa$^{2+}$がCa$^{2+}$結合タンパクに結合することにより、種々のプロテインキナーゼを活性化するなどして、様々な細胞機能が発現する。また、PLCの活性化により細胞膜内にはジアシルグリセロール（DAG）が産生され、そのDAGはプロテインキナーゼCを活性化することにより細胞機能の変化をもたらす。このDAGもセカンドメッセンジャーの一つである。

(3) チロシンキナーゼの活性化を調節する系；図序－3（3）

ホルモンの一部や増殖因子などが、チロシンキナーゼの活性化に関連した受容体に結合すると、標的タンパクのリン酸化が直接行われ、細胞機能が変化する。

セカンドメッセンジャーを介する系についても、上記(1)(2)の他に、サイクリックGMP（cGMP）、細胞外からのCa$^{2+}$などをセカンドメッセンジャーとする系など様々なものがある。また、イオンチャネルの開閉に関連する神経伝達物質受容体などでは、神経伝達物質の結合そのものや、Gタンパク活性化が直接イオンチャネルの開閉に影響を与えるものもある。

同じリガンドであっても、細胞内伝達系が異なれば違った反応が現れることがある。例えば前述のように、アセチルコリンは心筋においてはcAMPの減少を引き起こして筋収縮を弱めるが、消化管平滑筋においてはIP$_3$の増加を誘発して小胞体からCa$^{2+}$を遊離させ、平滑筋の収縮を増強する。

# 第1章　神経線維の興奮

## 1. 神経線維とは

人体は約60兆個の細胞から出来ている。細胞はそれが存在する場所及びその機能によって種々の形態をとる。例えば赤血球は扁平状をしているし、筋線維（筋細胞）や神経線維は細長い。しかし種々の形をしている細胞に共通した構造は、外側の細胞膜、内部の細胞質、核及び細胞小器官である。細胞は集まって組織（例えば筋肉組織すなわち筋肉、神経組織）を作り、組織は集まって器官（心臓、脳）を作る。器官は更に器官系（循環系、神経系）を形成する。ヒトの体には骨格系、筋肉系、神経系、呼吸系、循環系、消化系、泌尿排泄系、生殖系、内分泌系などがある。

細胞のうち、神経細胞や筋細胞のように、静止時と活動時の状態の差が明瞭なものを興奮性細胞、神経や筋肉を同様に興奮性組織という。神経細胞や筋細胞では活動時に活動電位という電位変化が細胞膜を境にして細胞の内部と外部の間で発生し、筋細胞ではそれに引き続き収縮が起こる。これに反して、例えば肝臓の細胞ではこのような差は見られない。

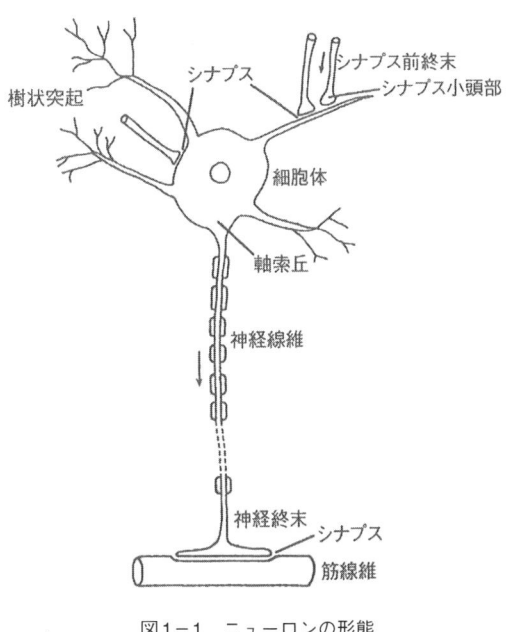

図1-1　ニューロンの形態

神経系は中枢神経系と末梢神経系から成り、形態的には前者は脳と脊髄、後者は脳から出ている脳神経と脊髄から出ている脊髄神経とから成る。神経系の形態的・機能的単位はニューロン（neuron、神経細胞）と言われ、神経細胞の細胞体とそれから伸びている軸索（神経線維）から出来ている。神経線維は他のニューロン、末梢の筋線維や腺細胞にシナプス（synapse. ニューロンとニューロンまたはニューロンと非ニューロンとの接続部）を介してつながっている。神経細胞の細胞体からは樹状突起と呼ばれる多数の枝が出ており、ここには他のニューロンからの神経線維が接続している（図1-1）。

## 2. 興奮性膜の構造

種々の形態を有するいずれの細胞もその外側に細胞膜を有し、細胞膜の構造は基本的にはどの細胞でも同じである。すなわち、頭部と尾部からなるリン脂質の分子が尾部どうし向かい合って脂質二重層を形成し、これが平面上に広がった構造が細胞膜の骨組みである。頭部はC, H, O, N, Pの原子から、尾部はC, H, Oの原子から成っている。頭部は親水性で、細胞内液と外液に向いている。尾部は疎水性である。脂質二重層の表面および内部にタンパク質の分子が散在し、さらにところどころに脂質二重層を貫いてタンパク質の巨大分子が円筒状に存在する。これがイオンの通り道であるイオンチャネルである。このようなつくりが細胞膜の基本的構造であり、脂質二重層とその中に埋もれているタンパク質は流動し得る（流動モザイク膜モデル、図1-2）。

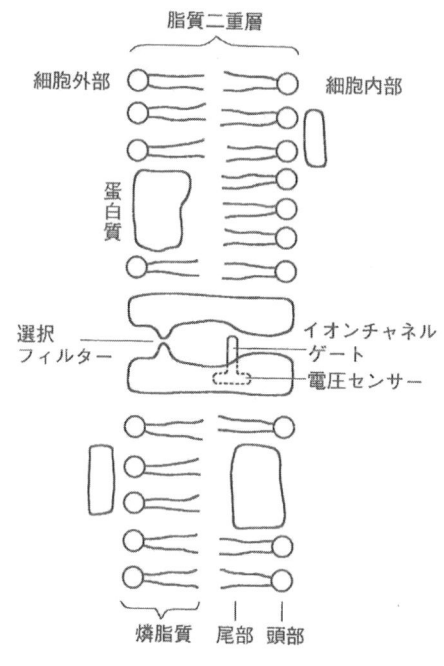

図1-2 細胞膜の構造（模式図）
脂質二重層の厚さは7.5～10nm。
nm（ナノメーター）＝ $10^{-9}$m

イオンチャネルは種々のイオンを選択的に透過させるが、開いている時毎秒数千万から数億個のイオンを通す。それらイオンを動かす力（駆動力）は、濃度差（濃度勾配）、電位差および圧力差である。イオンチャネルは、脂質二重層をよぎっての電位差（膜電位）の変化に応じて開閉する電位依存性チャネルとリガンド（受容体に結合する物質）活性化チャネルとがあるが、後者についてはシナプス伝達のところ（28頁）で述べる。

電位依存性チャネルは、膜電位の変化に応じてチャネル分子が変形し、それによってイオンの通路が開閉するもので、その結果通るイオンの種類により、ナトリウムチャネル、カリウムチャネル、カルシウムチャネルなどがある。

イオンチャネルで重要なのは選択フィルターとゲートである。選択フィルターはチャネルの最も狭まった場所である。細胞内液と外液の中ではイオンは水の分子と結合（水和）した状態で存在し、この水和したイオンの直径が選択フィルターのところの直径より小さければそのイオンは選択フィルターを通れるし、大きければ通れない。また通れる大きさでも、Naチャネルの場合、フィルターのところに陰イオンがあって、$Na^+$は通れるが、陰イオンは反撥されて通れない。このようにして同じ大きさの陽イオンと陰イオンは区別される。ゲートには電圧センサーがあって、膜電位の変化によって開閉する。開いた時にイオンが流入または流出する。詳細については活動電位のところ（17頁）で述べる。

なお、チャネルを通るイオンの流れ（チャネル電流）は、パッチクランプ法によって測定することが出来る。

これは熱で滑らかにしたガラス毛細管の先端を細胞膜に密着させ、約 $1\mu m^2$ の密着部分（パッチ膜）から、1個のチャネルを流れる電流を記録する方法である。

## 3. 細胞内外のイオン分布

細胞内液と外液に含まれるイオンの量は一様ではない（表1-1）。細胞内液には $K^+$ と有機陰イオンが多く、外液には $Na^+$ と $Cl^-$ が多い。このような細胞膜をへだててのイオンの濃度勾配は $Na^+ - K^+$ 交換ポンプ（後述）のはたらきによって維持されている。

表1-1 カエル筋肉の細胞内液と外液のイオン濃度（mM）
（Aidley 1998 による）

| イオン | 内 | 外（血漿） |
|---|---|---|
| K | 124 | 2.25 |
| Na | 10.4 | 109 |
| Cl | 1.5 | 77.5 |
| Ca* | 4.9 | 2.1 |
| Mg | 14.0 | 1.25 |
| HCO₃ | 12.4 | 26 |
| 有機陰イオン | ～74 | ～13 |

＊Caは内＞外となっているが、これは細胞内液の全濃度であって、筋小胞体のようなCa貯蔵所にあるCaが含まれている。通常は内＜外で、内液の結合していないCaイオン濃度は外液の約 $10^{-3}$ Mにくらべて $10^{-7}$ M以下で、極めて低い。

## 4. 静止時の興奮性膜のイオン透過性

静止時（非活動状態）における細胞膜のイオン透過性はイオンの種類によって異なる。一番透過性の高いのは $K^+$ である。このことは、静止時 $K^+$ を通す通路（$K^+$ チャネル）の開いている数が比較的多いことを意味している。これにくらべて $Na^+$ は、ほんのわずかしか膜を通過できない。また有機陰イオンはまったく透過できない。

## 5. 静止電位

### A. 生 成

細胞膜をへだてて、細胞内部と外部の間に電位差が存在する。これが静止電位で、通常内部が陰性で、その大きさは0.1V（100mV）以下である。この電位がどのようにして生ずるか考えてみる。3. と4. で述べたように、細胞内部には $K^+$ が多く、また細胞膜は静止時 $K^+$ を比較的よく通過させる。分かり易くするため、図1-3のように、$K^+$ のみを透過させる膜をもった細胞を考え、細胞内部（i）の $K^+$ と $Cl^-$ の濃度（$[K^+]_i$ と $[Cl^-]_i$）が外部（o）の濃度（$[K^+]_o$ と $[Cl^-]_o$）より高い（$[K^+]_i > [K^+]_o$、

[Cl⁻]ᵢ＞[Cl⁻]ₒ）とする。K⁺は膜を通れるので濃度勾配にしたがって内部から外部へ移動する。しかしCl⁻は膜を通れないので、K⁺といっしょに外部に出ることはできない（図1-3A）。この状態が続くと、膜の外側にはK⁺が集積し、内側には取り残されたCl⁻が集まる。正の電荷と負の電荷は引き合うので、膜のごく近くにK⁺（外）とCl⁻（内）が集合する（図1-3B）。このような膜をへだてての電荷の分離は電場の形成、すなわち電位の発生を引き起こし、膜の外側は電気的に正、内側は負となる。このような電位の発生は濃度勾配（化学力）によるK⁺の外向きの移動を抑制し、生じた電位勾配（電気力）による内向きの移動を促進させる（図1-3C）。こうしてある時間が経過すると、K⁺の外向きと内向きの移動が平衡し、膜を通しての正味のイオンの移動はゼロとなる。このように化学力と電気力がつり合った状態が動的平衡状態で、このときの膜の内外の電位差が平衡電位$E$（この場合はK⁺の平衡電位$E_K$）である。$E_K$は

$$E_K = \frac{RT}{F} \log_e \frac{[K^+]_o}{[K^+]_i}$$

（Nernstの式）（$R$：気体定数、$T$：絶対温度、$F$：ファラデー定数）

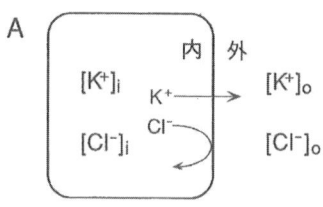

[K⁺]ᵢ＞[K⁺]ₒ, [Cl⁻]ᵢ＞[Cl⁻]ₒ
細胞膜はK⁺のみを通す

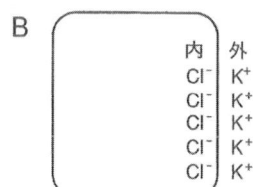

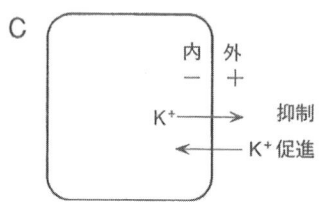

図1-3　静止電位の生成

で表される。この式から［K⁺］ₒが増すと脱分極、減ると過分極が起こることがわかる（次項BおよびC参照）。静止時細胞膜はK⁺に最も高い透過性を示すので、静止時の膜内外の電位差（静止（膜）電位）は$E_K$（18℃で約 −0.1V ＝ −100mV）に近い値（−80〜−90mV）をとる（次項参照）。実際にはK⁺のほかに、Na⁺とCl⁻も静止電位に関係する（Goldmanの式）。

### B．測　定

静止電位の測定に用いられる方法が細胞内電極法である。ガラス毛細管の一部を熱してすばやく左右に引き、先端の直径が0.5μm以下のガラス針を作る。管内に3M KClを満たし、ここに銀線を挿入してこれを増幅器に結合する。この電極（細胞内電極）を微動操作器を用いて神経線維または筋線維に刺入し、ブラウン管オシロスコープで膜内外の電位差を測定する。この方法を用いると、カエル骨格筋線維から−80〜−90mV（外液の電位＝0）の静止電位が得られる。なお膜電位が静止電位より小さく、あるいは浅く（たとえば−90mVから−60mVに）な

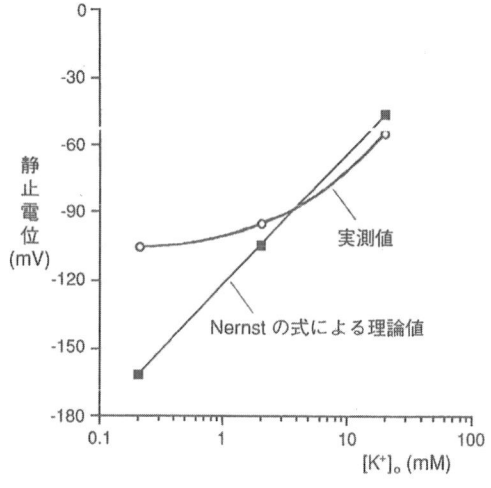

図1-4　静止電位と外液K⁺濃度（［K⁺］ₒ）との関係

る場合を脱分極、反対に大きく、あるいは深く（たとえば－90mVから－120mV）なる場合を過分極という。

### C. $[K^+]_o$ との関係

$K^+$ は静止時の膜を比較的容易に通過し、静止電位の生成に重要な役割を果たしていることはすでに述べたが、細胞外液の $K^+$ 濃度と静止電位の大きさは密接に関係している（図1-4）。$[K^+]_o$ が高いところでは静止電位の値（絶対値）が小さく、$[K^+]_o$ が低いところでは逆に大きくなる。$[K^+]_o$ の低いところで実測値と理論値がずれてくるのは、細胞膜のごくわずかな $Na^+$ への透過性が影響してくるためである。Goldmanの式を用いた場合、このずれは小さい。理論値は温度18℃、$[K^+]_i = 124$mM のときの $E_K$ の式 $E_K = 58\log_{10}\dfrac{[K^+]_o}{124}$ によって計算したもので、たとえば $[K^+]_o$ が10倍変化すると、静止電位は58mV変化することになる。

## 6. 活動電位

静止電位があるレベル（発火レベル、臨界レベル）まで減少（脱分極）すると、急激な膜電位変化すなわち活動電位が発生する。活動電位の波形は、細胞内電極によって記録した場合と細胞外電極によって記録した場合とで異なる。

### A. 波　形

細胞内記録による波形について述べる前に、静止時の細胞膜の電気的性質（等価回路）について考える。

（1）等価回路

図1-2にみられるように、細胞膜の主要な構造は脂質二重層とそれを貫いて存在するイオンチャネルである。前者はイオンを通さないので、電気的には電気容量の性質を示し、後者はイオンを通すので電流が流れ、電気抵抗の性質をもっている。金属の場合電子の流れが電流であり、生体内ではイオンの流れが電流となる。そこで細胞膜の電気的性質を1つの電気回路で表すことができ、これを膜の等価回路という（図1-5）。これは電気容量と電気抵抗が並列につながったものである。

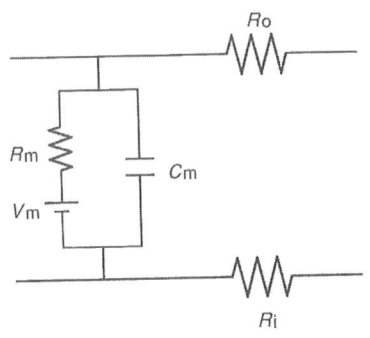

図1-5　等価回路
$C_m$：膜容量、$R_m$：膜抵抗、$V_m$：静止（膜）電位、$R_o$：細胞外液抵抗、$R_i$：細胞内液抵抗

（2）電気緊張電位

いま細胞膜を外向き（細胞内部から外部に向かう）に流れる閾下（発火レベルに達しない脱分極を生ずる）の電流を流し、それによって生ずる膜内外の電位差の変化を通電部のごく近くから記録してみる（図1-6A）。電流パルス（ある一定の強さの電流が短時間流れる。矩形波）を与えると、指数関数的経過の脱分極が起こり、ある時間後定常値に達する。以後はこの定常値を保持し、パル

スを切ると、指数関数的経過をとって電位はもとのレベルに戻っていく（図1-6B）。この閾下の脱分極を電気緊張電位という。この電位は通電部から膜に沿って指数関数的に広がる（波及する）だけで、伝導はしない。シナプス部における興奮伝達の主体となるシナプス電位は、電気緊張電位である。

(3) 電気刺激

神経線維または筋線維に興奮（活動電位）を引き起こすには細胞膜を外向きに流れる電流を与えて、膜電位を発火レベル以上に減らす（脱分極）ようにすればよい。このとき電荷を運ぶ（電流を流す）のは$K^+$である。外向き電流は膜の内表面に陽電荷を蓄積させ、外表面の陽電荷を減少させる。その結果、内表面の陰性度は減少し、外表面の陽性度は減って、膜内外の電位差は小さくなる。

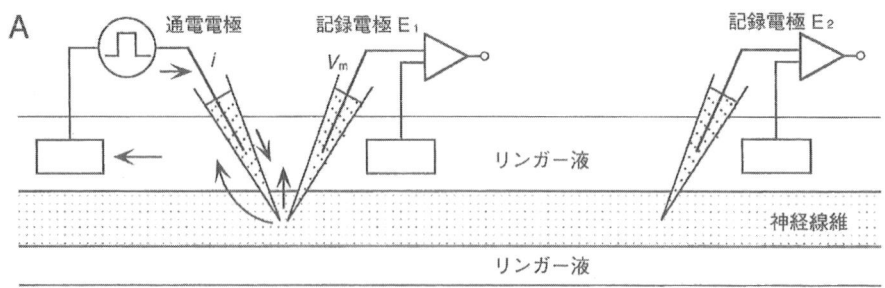

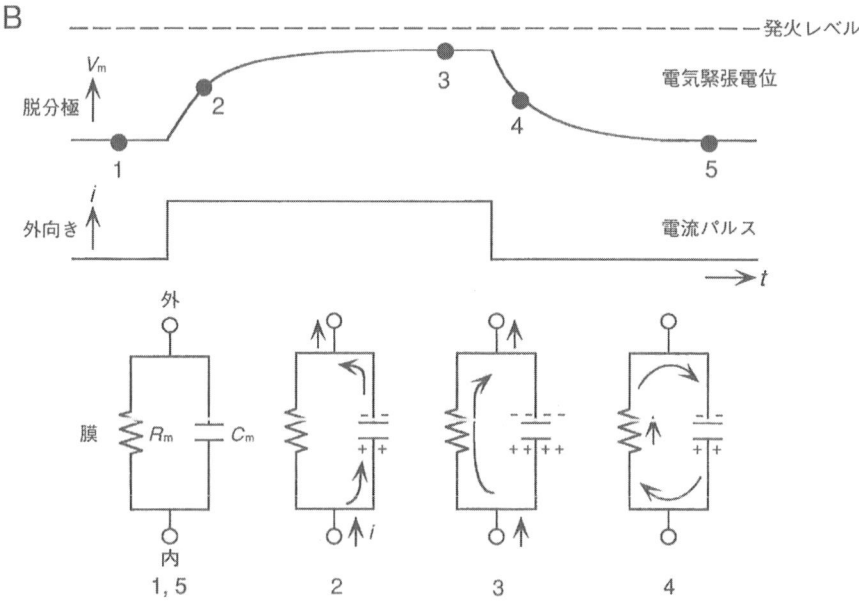

図1-6
A：通電電極で閾下の外向き電流$i$を流し、それによって生じた膜電位変化（電気緊張電位B）を通電電極のごく近くに刺入した記録電極（$E_1$）によって記録する。記録電極がずっと離れた点（$E_2$の点）に刺入されたときは、電気緊張電位は記録されない。
B：電気緊張電位の時間経過。①〜⑤の時点で等価回路を流れる電流を下の①〜⑤に示す。通電が始まると外向き電流はまず膜容量$C_m$を充電させ、$C_m$の両端に電位差が生ずる（②）。このとき電気緊張電位は指数関数的経過をとって上昇していく。充電が完了すると$C_m$の両端の電位差は一定値となり、電気緊張電位は定常値に達する（③）。これ以後電流は$R_m$を流れる（③）。通電電流が切れると、$C_m$が放電し、電流は回路内を通電時と逆の方向に流れる（④）。このとき電気緊張電位は指数関数的経過をとって下降していく（④）。放電が完了すると、電気緊張電位は通電前のレベル（①）に戻る（⑤）。

すなわち脱分極が起こる。

このように外向き電流が流れるところが脱分極するので、外部電極を使って刺激したときは陰極で、細胞内電極を使った場合は陽極で興奮が起こる。内向き電流は逆に静止電位を増大させ、膜電位が発火レベルから遠ざかるので、興奮を起こすことはできない。

(4) 細胞内記録による活動電位

図1-6Aで、記録電極を$E_1$の位置に刺入して電流パルスの大きさを徐々に大きくしていってみる。ある大きさのところで電気緊張電位の終わり近くに図1-7Aのような脱分極方向の小さな振れが生ずることがある。これが局所応答とよばれるものである。さらに電流を強くしていくと、突如一過性の大きな脱分極方向の振れが生じる。これが活動電位である。電気緊張電位が活動電位に移

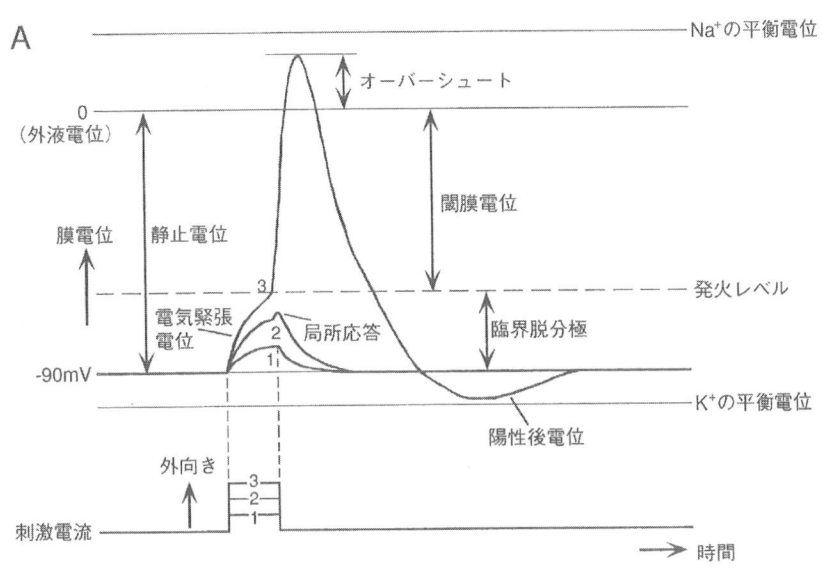

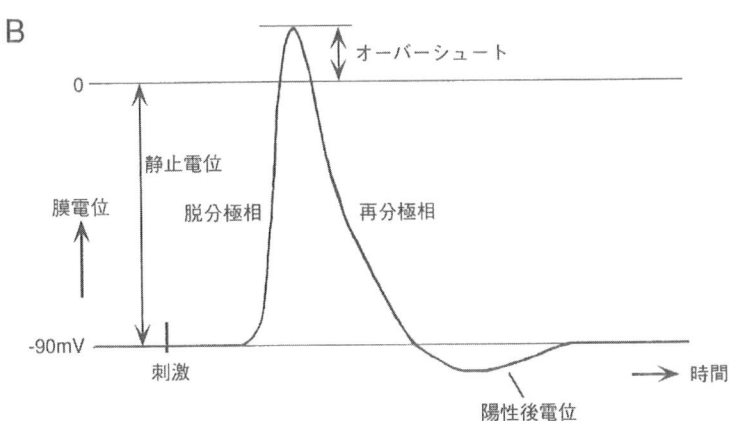

図1-7 活動電位の波形（細胞内記録）
A：通電部のごく近くからの記録（図1-6Aの$E_1$）。
B：通電部からかなり離れたところからの記録（図1-6Aの$E_2$、伝導してきた活動電位）。

行する膜電位のレベルが発火レベルである。発火レベルまで膜電位を脱分極させる（臨界脱分極を起こす）強さの外向き電流が、閾値の電流である。カエルの縫工筋で調べた静止電位の平均値（絶対値）は約80mV、臨界脱分極の平均値は約30mVであった。活動電位の頂点は外液の電位をさらにこえる。外液電位を超えた活動電位の部分をオーバーシュート（overshoot）という。静止電位のレベルでは線維内部が陰性であるが、この部分では内部が陽性になっている。

　図1-7Bは、通電部からかなり離れたところでの記録（図1-6Aの刺激電極$E_2$による記録）で、通電部から伝導してきた活動電位の波形である。電気緊張電位は伝導しないのでこの部位では記録されず、したがって臨界脱分極の値はわからない。活動電位はその持続時間が通常5msec以内なので、スパイク電位とよばれることがある。またインパルスは活動電位と同義であるが、特に活動電位が神経線維（軸索）を信号として伝わっていく場合に用いられる。

(5) 細胞外記録による活動電位

　活動電位の頂点では細胞内外の電位差は逆転し、外部が電気的に陰性となっている。神経線維を活動電位が伝導していく現象を外部から観察すると、刺激部位から出発したある長さの電気的陰性部分が線維に沿って伝わっていくことになる（図1-8A）。これを線維に当てた1対の外部電極（Aの①と③）によって記録すると、興奮部がまず刺激電極に近い導出電極（Aの①）に達したとき、①電極は遠い方の電極（Aの③）に対して電気的陰性になり、図1-8Baの①に示すような上向きの振れを記録する。興奮が両電極の中間（Aの②）に達したときは両電極は同電位となり、振れを生じない（図1-8Baの②）。興奮が遠い方の電極（Aの③）に達すると、今度は③電極が陰性となり、下向きの振れ（Baの③）を生ずる。こうして記録された活動電位は二相性活動電位（Bのa）とよばれる。通常、対になった導出電極の間の距離はそう大きくないので、実際には図1-8Bのbのような波形となり、ウシガエルの坐骨神経では、振幅 数mV、持続時間 数msecの値が得られる。

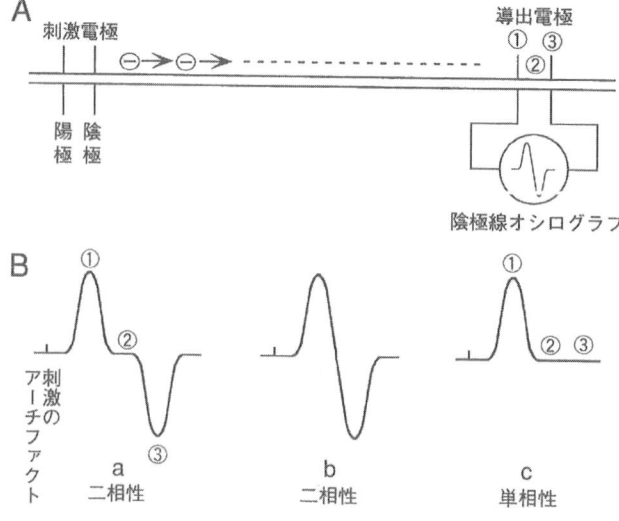

図1-8　活動電位の波形（細胞外記録）

また刺激電極から遠い方の導出電極（Aの③）の部分の神経線維を麻酔すると、伝導がこの部分で遮断されてAの③に達せず、図1-8Bのcのような、上向きの振れのみで下向きの振れが記録されない、単相性活動電位が得られる。

### B. イオン機構

外向き電流による脱分極が発火レベルに達すると、今まで閉じていた$Na^+$チャネルが開き、濃度勾配にしたがって外液の$Na^+$が神経線維内に流入する（$Na^+$透過性の上昇）。この流入によって脱分極はさらに進み、その結果より多くのチャネルが開いて、さらに多くの$Na^+$が流入する。このような正のフィードバック、あるいは連鎖反応によって脱分極は急速に進み、活動電位の上昇相（脱分極相）が形成される（図1-7、図1-9A、図1-10）。こうして膜電位は外液電位をこえて逆転し（線維内部が陽性になり）、$Na^+$の平衡電位（$E_{Na}=+55mV$）に近づく。しかし膜電位が$E_{Na}$に達する前に$Na^+$チャネルは閉じる（ナトリウム不活性化過程）。ついで静止時にも比較的開いている数の多かった$K^+$チャネルがさらに多数開き、$K^+$は濃度勾配にしたがって線維外に流出する（$K^+$透過性の増大）。この流出によって膜電位は$K^+$の平衡電位（$E_K=-100mV$）に近づい

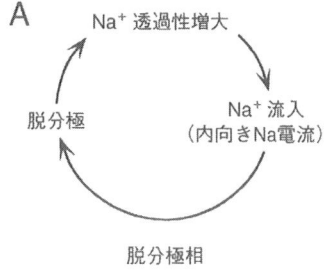
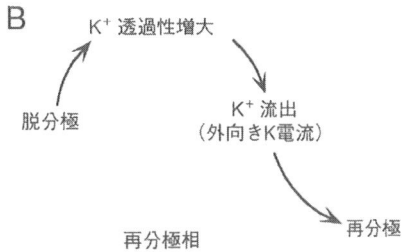

図1-9　活動電位の脱分極相と再分極相におけるイオン透過性の増大

ていき、活動電位の下降相（再分極相）が形成される（図1-7、図1-9B、図1-10）。ときに$K^+$透過性の高まりは静止電位をこえた過分極、すなわち陽性後電位を形成し、そのあと膜電位が興奮前の静止電位のレベルに戻ることがある（図1-7）。

### C. イオンチャネルの構造と機能

図1-2にイオンチャネルが模式的に示されているが、Naチャネルを例にしてその作りと働きを述べる。静止電位の状態（図1-10A）では不活性化ゲートhは開いているが活性化ゲートmは閉じていて、$Na^+$チャネルを通れない。脱分極が生じると（B）電圧センサーがこれに反応してmが開き、チャネルは開口状態になって、$Na^+$が濃度勾配に従って、細胞外液から細胞内部に流入する。これが活動電位の上昇相を形成する。脱分極がなお持続していると（(C)）、hが閉じ、チャネルを流れる電流は遮断される。再分極状態（D）になるとmも閉じ、m、h共にチャネルを塞ぐので、イオンチャネルには電流が流れないが、しばらくしてhが開いてAの状態に戻る。

なお現在、イオンチャネルの分子構造やそのはたらき方など詳細が分かってきている。チャネルは蛋白質で、$Na^+$チャネルの場合、$\alpha$、$\beta_1$、$\beta_2$の3個のサブユニットから作られている。$\alpha$は分子量260,000で、電位センサー、イオン選択性などの機能を持つ。I-IVの4個の繰り返し構造（リピート）を有し、各リピートはS1-S6の膜貫通セグメントから成る。S5とS6の連結部分（Pループ）がチャ

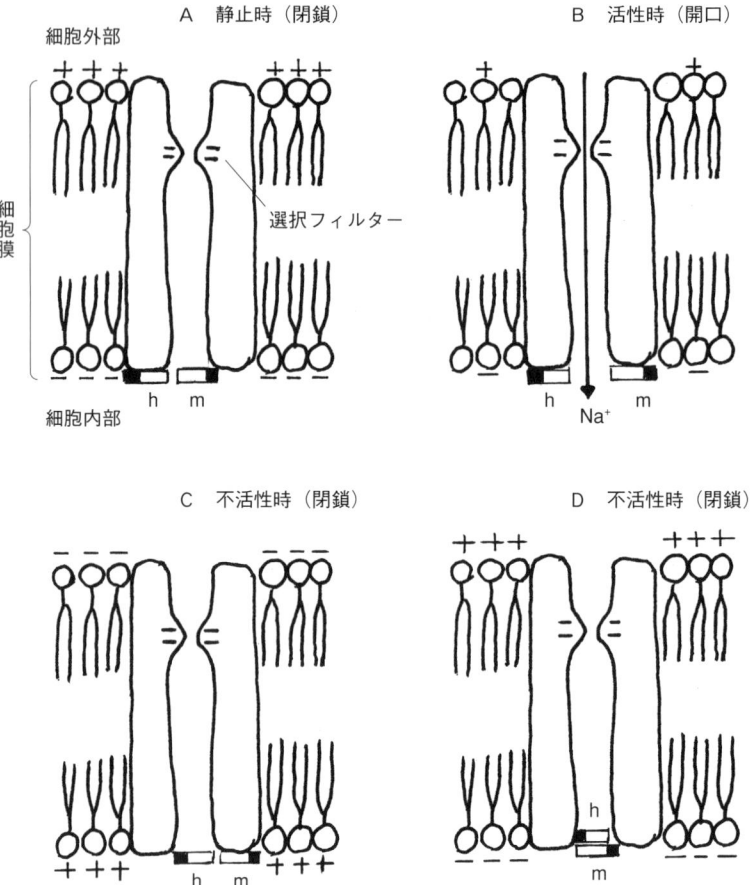

図1-10 Na⁺チャネルの概念図とはたらき

選択フィルターには負の電荷があり、フィルターの径より小さい陰イオンでも反撥して通さない。ゲートには脱分極で開く活性化ゲート（m）と脱分極の持続でゆっくりと閉じ、再分極後に開く不活性化ゲート（h）があり、両方のゲートが開くとNa⁺が流入する。ゲートには膜電位の変化に反応する電圧センサー（黒い部分）がある。
A：静止時　hは開きmは閉じていて、電流はチャネルを流れない。
B：活性時　脱分極によりmが開きNa電流が流入する。
C：不活性時　脱分極が持続し、hが閉じ、電流が遮断される。
D：不活性時　再分極によりmが閉じ、しばらくは閉じられているが、やがて開く。そしてAの状態に戻る。

ネルの孔の壁になる。

## D．Na-K交換ポンプ

3．で述べたように、細胞内にはK⁺が多く、細胞外にはNa⁺が多い。この細胞内外のイオン濃度勾配を使って活動電位が発生する。この勾配の維持にあずかっているのがNa-K交換ポンプである。

Na⁺は静止（非興奮）時の細胞膜をほとんど通らないが、透過性は0ではなく、ごくわずか通り、細胞内部に拡散によって漏れて入ってくる。一方K⁺の方は比較的よく静止時の膜を通り、外部に漏れ出る。もしこの

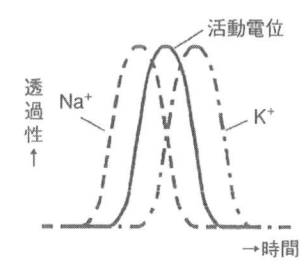

図1-11　活動電位発生時のNa⁺透過性とK⁺透過性の増大の時間経過

ままの状態が続くと、拡散によって細胞内外のイオン濃度差は消失し、細胞はその機能を失う。細胞膜にあるNa-K交換ポンプはその濃度差の消滅を防ぐために、アデノシン三リン酸（ATP）分解のエネルギーを利用して、濃度勾配に逆らってNa$^+$を内から外へ汲み出し、K$^+$を外から内へ汲み入れる。ポンプの実体はNa-K ATPアーゼ（酵素）で、交換というのは、Na$^+$とK$^+$が共役して動く意味である。

## 7. 興奮性膜の電気的性質

6. A．(1)で述べたように、細胞膜の電気的性質は、電気抵抗（$R_m$）と電気容量（$C_m$）が並列につながった電気回路で表すことができる。膜の電気的性質には、時間に関係するもの（時定数）と空間的広がりに関係するもの（長さ定数）とがある。

### A. 時定数

図1-6Aで、通電電極から閾下の外向き電流を流し、それによって生ずる脱分極性の電気緊張電位を記録電極E$_1$で記録する。得られた波形（図1-12A）で、定常状態のときの振幅$E$の0.63倍の振幅に達するまでの時間が時定数（$\tau$：タウ）である。$\tau = R_m \cdot C_m$で求められ、$R_m$の単位をΩ（オーム）、$C_m$の単位をF（ファラッド）、あるいは$R_m$の単位をMΩ（メグオーム）、$C_m$の単位を$\mu$F（マイクロファラッド）でとると、$\tau$の値はsec（秒）で表される。$\tau$の大きい膜の場合、電気緊張電位が定常

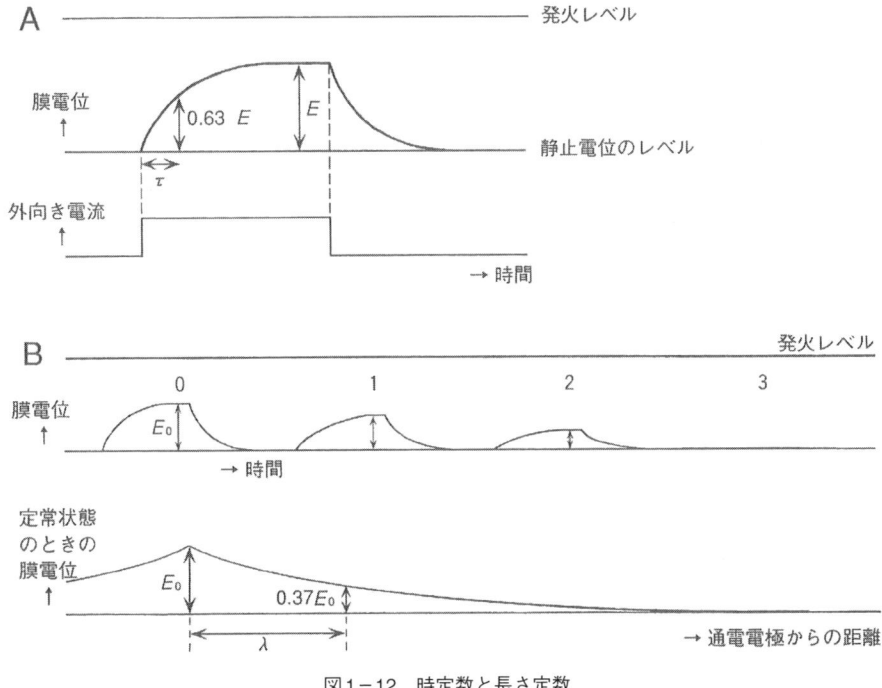

図1-12　時定数と長さ定数

状態に達するまで時間がかかり、τの小さい膜では、早く定常状態に達する。τはカエル骨格筋で24msec、ヤリイカ巨大軸索で0.7msecである。

### B. 長さ定数

図1-6Aで時定数測定の場合と同様の電流を流し、記録電極を$E_1$（図1-12B、上段の0の位置）から$E_2$（同じく1の位置）、さらに遠ざけていき（2、3の位置）、その都度電気緊張電位を記録する。すると定常状態のときの電位の大きさは、電極が遠ざかるにつれて小さくなり、立ち上がりもゆるやかになって、ある程度遠ざかると電位は記録できなくなる（3の位置）。通電電極のごく近傍で記録した電気緊張電位の定常状態の部分の振幅$E_0$が、$0.37E_0$に低下する点と原点（0の位置）との距離が長さ定数（λ：ラムダ）である。$\lambda = \sqrt{R_m/(R_0+R_i)}$ で求められる。$R_m$は膜抵抗、$R_i$は細胞内液の抵抗、$R_0$は細胞外液の抵抗である。$R_0$は$R_i$にくらべてはるかに小さいので、通常 $\lambda = \sqrt{R_m/R_i}$ が用いられる。λの大きい細胞（線維）では、ある点で起こった膜電位の変化が遠方まで波及し、小さい線維では近くまでしか及ばない。λはカエル骨格筋で2mm、ヤリイカ巨大軸索で5mmである。

### C. 全か無かの法則

1本の神経（筋）線維の膜が、外向き電流によって発火レベル（閾値）まで脱分極すると、突如完全な活動電位（興奮）が発生する。しかし脱分極が発火レベルに達しないと、活動電位はまったく起こらない。この現象を全か無かの法則という。発火レベルに達する脱分極を引き起こす強さの刺激電流を閾値の電流といい、これより弱い電流を閾下、強い電流を閾上の電流という。

神経は神経線維が多数集まって束になったものであり、筋肉は筋線維の束である。このように束になったものでは、刺激を強くしていくと、反応（活動電位あるいは筋収縮）の大きさは段階的に増していき、ある強さのところで一定となる。束を形成している1本1本の線維は全か無かの法則にしたがっているのであるが、線維の直径は種々で、一般に太いものは閾値が低い。したがって、刺激強度を増していくと、まず閾値の低い（興奮性の高い）太い線維が反応し、強度の増大とともに閾値の高い（興奮性の低い）細い線維が興奮するようになって、束としての反応はだんだん大きくなっていくのである。そして全線維が興奮する刺激強度に達すると、反応の大きさは一定となり、それ以上強度を上げても反応の大きさは変わらない。このときの刺激強度が最大刺激であり、これより強い刺激を最大上刺激、弱い刺激を最大下刺激という。

### D. 不応期

神経線維あるいは筋線維に一度興奮が起こると、その後しばらくの間はどんな強い刺激を与えても興奮を起こすことができない。この閾値が無限大の時期を絶対不応期という（図1-13B）。この時期を過ぎると、通常の閾値より強い刺激なら興奮が起こるが、興奮の大きさは通常よりも小さい時期がある。この時期を相対不応期という（図1-13B）。これが終わると刺激前の状態に戻るが、その前に興奮性が正常より高まる、すなわち閾値が通常より低く、反応の大きさも大きい時期が現れることがある。この時期が過常期である。

不応期の測定は図1-13Aに示すように、2つの閾上刺激を種々の時間間隔で神経（筋）線維に与

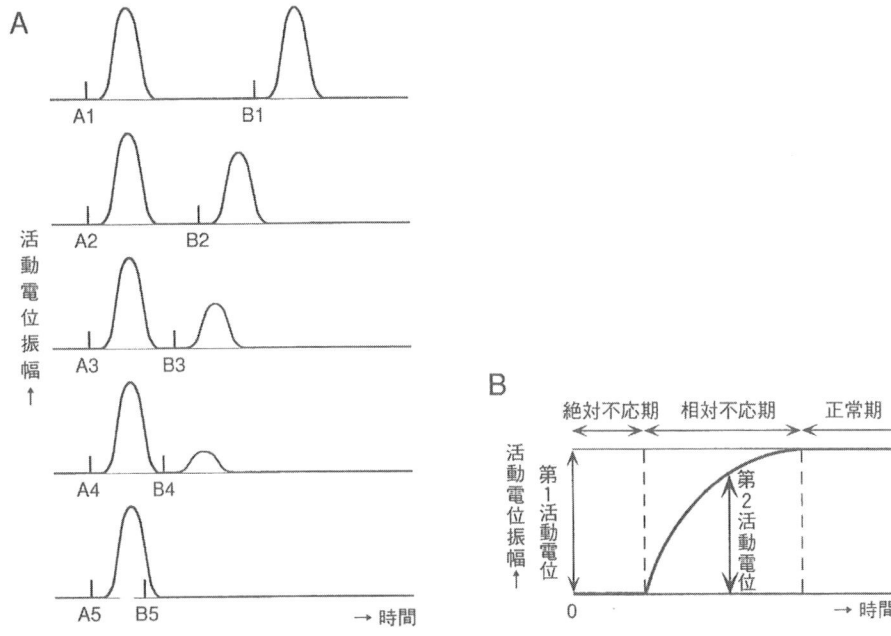

図1-13 不応期
A. 2発（AとB）の閾上刺激を種々の時間間隔で神経線維に与える。時間間隔が大きいとき（A1とB1）は2つの活動電位の振幅は同じであるが、B刺激をA刺激に近づけていくにつれて（B2、B3、B4）、振幅は減少し、ついにはB刺激による活動電位は出なくなる（B5）。
B. 2つの刺激が離れているときは第1活動電位と第2活動電位の振幅は等しいが、相対不応期では第2活動電位の振幅は次第に減少し、絶対不応期に入ると0となる。

え、2番目の活動電位の振幅を測定することによって行なう（図1-13B）。

不応期はNa不活性化過程とK$^+$透過性の増大によって引き起こされ、一般に不応期の短い細胞は高頻度のインパルスを発射でき、興奮性が高い。絶対不応期は神経線維（A線維）で0.4〜1msec、骨格筋線維で1〜2msecである。

## 8. 興奮の伝導

### A. 伝導の機構

(1) 無髄神経線維

　神経線維は電位変化の形で、ある部位から他の部位に興奮を伝える。図1-14Aで、興奮部は時間的に活動電位の頂点にあり、線維膜の内側は電気的に正に、外側は負になっている。一方興奮部の両隣の非興奮部では内側は負、外側は正になっている。その結果膜表面を非興奮部から興奮部に電流が流れ（局所電流）、この電流は図の細い矢印の局所回路を流れる。局所電流は非興奮部の膜を外向きに流れるのでこの部を脱分極させ、この脱分極は線維の発火レベルをはるかに越えるので、

ここに活動電位が発生する。すなわち、太い矢印に示されるように、興奮部から非興奮部に興奮が伝導する。同様にして、新しい興奮部と興奮の進行方向の隣の非興奮部との間にまた局所電流が流れ、このようにして興奮は逆行することなしに神経線維に沿って末端まで伝導していく。新しい興奮部と旧興奮部との間に局所電流が流れても、旧興奮部は絶対不応期の状態にあるので興奮は起こらず、興奮は逆行することなしに、太い矢印の方向にのみ伝わっていく。すなわち、興奮は最初の興奮部から両方向に伝導していく。

(2) 有髄神経線維

　この場合の興奮の伝導の仕方も基本的には無髄神経線維の場合と同じであるが、電気抵抗の高い髄鞘が線維表面にあるので、やや異なった伝導の仕方をする。図1-14Bに示されるように、髄鞘はほぼ等しい間隔（約2mm）で切れていて、切れている部分では線維（軸索）の膜が直接外液に接している。この部分はランヴィエの絞輪とよばれ、ここで興奮が発生する。興奮が発生している絞輪部では線維の膜の内側が電気的に正に、外側が負に帯電する。興奮していない絞輪部では、その逆である。興奮部の表面は負なので、周囲から電流が流れ込むのであるが、髄鞘は電気抵抗が高いので、この部分からは流れ込まない。流れ込む電流は、両隣の絞輪から来て、局所電流は細い矢印で示された局所回路を流れる。この電流は両隣の絞輪部の膜を外向きに流れるので、この部が脱分極して、活動電位が発生する。すなわち、太い矢印で示されたように、興奮は興奮部の絞輪から両隣の非興奮部の絞輪に飛ぶ。そこで、有髄神経線維の興奮伝導の仕方を跳躍伝導という。絞輪から絞輪に飛び飛びに興奮が伝わるので、興奮は無髄神経線維の場合より速く伝導する。興奮伝導速

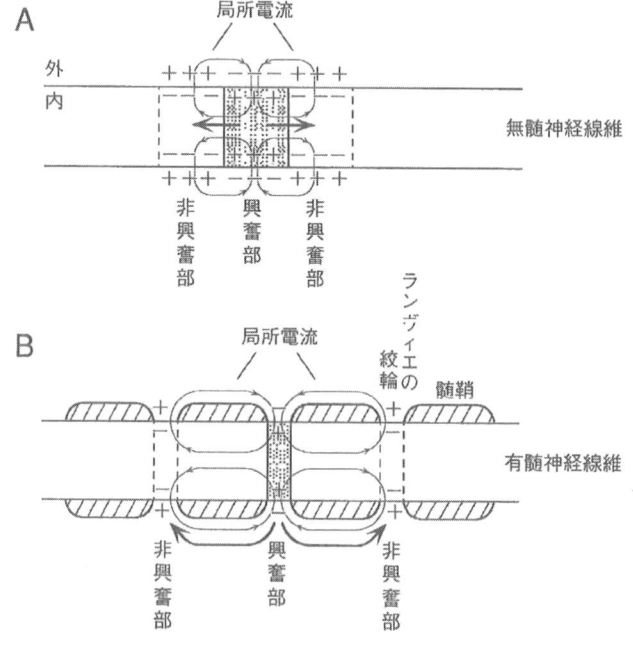

図1-14　神経線維における興奮の伝導
A. 無髄神経線維　B. 有髄神経線維

度は線維の直径に比例する。伝導速度を$V$、線維の直径を$d$とすると、無髄神経線維では$V \propto \sqrt{d}$、有髄神経線維では$V \propto d$の関係がある。500μmの直径を有する無髄のヤリイカ巨大軸索と直径10μmのカエル有髄神経線維の伝導速度はほぼ等しく、約25m／secである。

活動電位によって生ずる局所電流（活動電流）の大きさを、発火レベルまで軸索膜を脱分極させるに必要な電流（閾値の電流）の大きさで割った値を安全率という。普通5〜10で、伝導の安全性が保証されている。

### B. 伝導の三原則

(1) 両側性伝導

A．で述べたように、神経線維はある点から両側性に興奮を伝導することができる（両側性伝導）が、生体内では、感覚神経は末梢の受容器から中枢へ（求心性に）、運動神経は中枢（運動神経細胞）から末梢の効果器へ（遠心性に）興奮を伝えるので、一方向きの伝導が行われている。

(2) 絶縁性伝導

神経は多数の神経線維が束になって作られているが、その中の1本の線維の興奮は隣の線維には伝わらない。この性質が絶縁性伝導である。神経線維間にある細胞外液の抵抗は、神経線維の膜の抵抗にくらべてはるかに低い。したがって、活動電位が伝導していく際の局所電流はほとんど外液を流れ、隣り合った線維の中には流れないため、興奮を引き起こすことはできない。

(3) 不減衰伝導

神経線維における興奮の伝導は、局所電流が線維の長軸に沿って次々に線維の部分を興奮させることによって行われるので、伝導の途中で興奮が減弱することはない（不減衰伝導）。したがって、軸索の直径が一定ならば、伝導速度は伝導中一定である。

### C. 神経線維の種類

神経は直径の異なる神経線維が多数集まって作られている。A．で述べたように、太い線維は興奮を速く伝え、細い線維はゆっくり伝える。したがって、刺激した点から離れた場所で、伝導してきた活動電位を記録すると、速い線維の活動電位は先に、遅い線維のそれは後の方に出現するので、いくつかの山からなる活動電位が記録される。このような活動電位を合成活動電位（図1-15）といい、波形が峯分かれしてくることを波形分離という。

神経線維の種類を表1-2に示す。

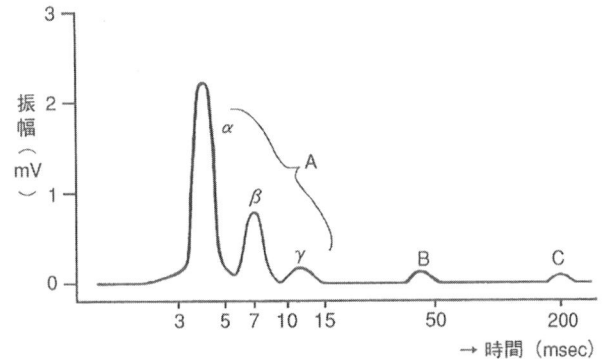

図1-15　合成活動電位（ウシガエル腓骨神経）
(Erlanger & Gasser 1937による)

表1-2 神経線維の種類（哺乳類）
Ⅰ-Ⅳ群の分類は感覚神経線維のみに適用される
（Aidley 1998による）

| 種類 | 群 | 直径（μm） | 伝導速度（m/sec） | 機　　能 |
| --- | --- | --- | --- | --- |
| Aα |  | 15-20 | 50-120 | 骨格筋支配の運動神経線維 |
| Aα | Ia | 15-20 | 70-120 | 筋紡錘の一次終末 |
| Aα | Ib | 12-20 | 70-120 | コルジ腱器官の求心性線維 |
| Aβ | Ⅱ | 5-10 | 30-70 | 筋紡錘の二次終末，触覚，圧覚 |
| Aγ |  | 3-6 | 15-30 | 筋紡錘のガンマ運動線維 |
| Aδ | Ⅲ | 2-5 | 5-25 | 圧／痛覚受容器 |
| B |  | 3 | 3-15 | 自律神経節前線維 |
| C |  | 0.5-1 | 0.5-2 | 自律神経節後線維（無髄） |
| C | Ⅳ | 0.5-1 | 0.5-2 | 痛覚（無髄） |

## 9. 興奮の伝達

### A. 神経筋伝達

(1) 伝達とそのメカニズム

　神経線維のある点から他の点へ興奮が伝わる場合、すなわち1つの細胞内での興奮の伝搬は伝導といわれるが、1つの細胞から他の細胞へ興奮が伝わる場合は伝達といわれる。伝導は局所電流によって行われるが、伝達の場合は、2つ細胞間に形態的に不連続なすきまがあり、電気抵抗の低い細胞外液によって満たされているので局所電流は有効でない。つまり局所電流はほとんど外液を流れてしまい、興奮を受け取る細胞には流れないのである。そこでその代わりに化学物質（神経伝達物質）が仲介をする。2つの細胞の間のつなぎ目をシナプスといい、情報を与える細胞をシナプス前細胞、情報を受け取る細胞をシナプス後細胞という。活動電位のはたらきによってシナプス前細胞から2つの細胞間のすきま（シナプス間隙）に放出された神経伝達物質はすきまを満たしている細胞外液を拡散していき、シナプス後細胞のすきまに面した細胞膜（シナプス後部膜）にある受容体と結合する。その結合によって、受容体と複合体をなしているイオンチャネルが開いてイオンの流れ（電流）が発生し、この電流（シナプス電流）がシナプス後細胞を脱分極させて、活動電位を発生させる。こうして前細胞から後細胞へ興奮が伝達される。このように伝達は伝導とちがって、一方向き（シナプス前→後細胞）である。

(2) 神経筋接合部の構造

　神経筋接合部では、シナプス前細胞に相当するものは運動神経線維であり、シナプス後細胞にあたるものは筋線維である。接合部の構造を模式的に示したのが図1-15である。脊髄前柱（図4-2）にある運動神経細胞から伸びてきた軸索（運動神経線維）は筋線維に入る前に髄鞘を失い、無髄になった軸索が枝分かれして、その1本が筋線維表面の、長軸方向に樋（とい）のようになってのびる溝の中を走る。その縦断面を模式的に示したのが図1-16A、横断面を示したのがBである。神経線維末端内には神経伝達物質（この場合はアセチルコリン ACh）を含んだシナプス小胞が多数

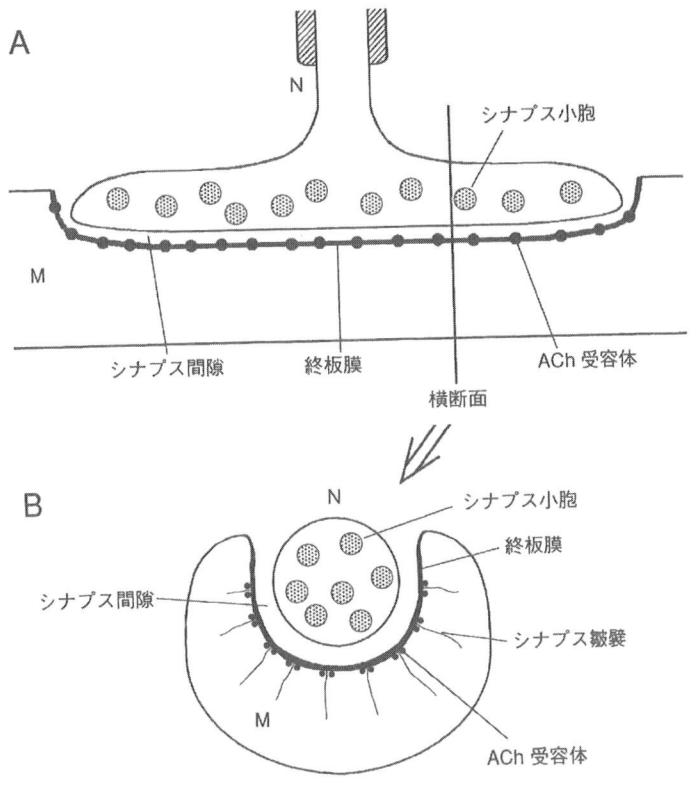

図1-16 神経筋接合部の構造（模式図）
A．縦断面　B．横断面
N：運動神経線維末端　M：筋線維

存在する。神経線維末端と筋線維の間には幅約50nmのすきま（シナプス間隙）があり、細胞外液が入っている。末端に面している筋線維膜は、他の部分の膜と違って、AChの受容体があり、またACh分解酵素のアセチルコリンエステラーゼ（AChE）を含んでいて、終板膜とよばれる。終板膜にはところどころにシナプス皺襞とよばれるひだがあり、このひだの両側にACh受容体がある。終板膜付近の構造が終板である。

(3) 神経筋伝達の過程

①前シナプス過程

神経線維末端に活動電位が到達すると、末端部が脱分極し、末端膜にある$Ca^{2+}$チャネルが開く（$Ca^{2+}$透過性の増大）。すると$Ca^{2+}$が濃度勾配にしたがって外液から末端内に流入し、末端内$Ca^{2+}$濃度が上昇する。その結果末端内にあるシナプス小胞が300〜400個同時に開口放出（末端内面にシナプス小胞が接着し、両者の膜が融合してその部に穴が開く。そこから小胞内のACh

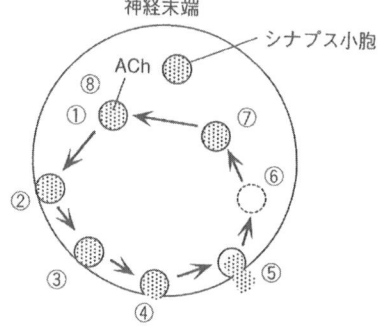

図1-17 開口放出（神経末端断面図）
①接近（シナプス小胞が神経末端膜内面に近づく）
②接触（シナプス小胞が神経末端膜内面に接触する）
③融合（小胞膜と末端膜が融合する）
④開口（融合部に穴が開く。典型的なΩ形像）
⑤放出（開口部からAChが放出される）
⑥回収（放出を終えたΩ形の小胞膜が回収される）
⑦充填（回収された小胞にAChが充たされる）
⑧放出準備完了（放出可能なシナプス小胞となる）

がシナプス間隙に放出される。図1-17）を行い、AChのシナプス間隙への放出が起こる。したがって外液にCa$^{2+}$がないとACh放出は起こらない。放出されたAChはシナプス間隙を満たしている細胞外液中を拡散していく。シナプス小胞膜と末端膜が融合する時、両者に存在するシナプス蛋白質が関与することが知られ、近年それらが同定されている。シナプス小胞膜にはシナプトブレビンとシナプトタグミン、末端膜にはシンタキシン、SNAP-25、α-ニューレキシンなどが知られている。神経末端内にCa$^{2+}$が流入すると両方の膜が接近し、シナプトブレビン、シンタキシン、SNAP-25が複合体を形成する。その結果膜同士の接着、融合が起こり、次いで融合部分が開口し、シナプス小胞内の伝達物質がシナプス間隙に放出される。これらの諸過程に上記のシナプス蛋白質たちが関与することが知られている。

②後シナプス過程

シナプス間隙を拡散してきたAChは終板膜のACh受容体に結合（1つの受容体に2分子のAChが結合）する。すると、受容体と複合体を作っているチャネルが開く（図1-18）。その結果、濃度勾配にしたがってNa$^+$が筋線維外部から内部に流入し、K$^+$が内部から外部に流出する。すなわち終板膜のNa$^+$に対する透過性とK$^+$に対する透過性が同時に上昇する。そしてNa$^+$流入＞K$^+$流出なので、終板膜には内向きのイオン流（電流）が流れる（図1-18、図1-19）。これが終板電流（endplate current, EPC）である。この電流は終板膜に隣接した筋線維膜を外向きに流れるので、この部を脱分極させる（図1-19）。この脱分極が終板電位（endplate potential, EPP；図1-20）である。その振幅はカエル骨格筋では約50mVで、終板近くに刺入した細胞内電極で記録することができる（図1-19）。終板電位は筋線維の発火レベルをはるかにこえるので、筋線維の活動電流が発生する（図1-20）。こうして神経線維の活動電位はAChを仲介して、筋線維の活動電位を発生させる。すなわち神経筋伝達が完結する。

(4) 終板電位の性質

①外液Ca$^{2+}$依存性

(3) ①で述べたように、外液にCa$^{2+}$がないと終板電位は発生しない。そして終板電位の大きさは外液Ca$^{2+}$濃度（[Ca$^{2+}$]$_o$）が上昇すると増大する。一方外液のMg$^{2+}$はACh放出に対してCa$^{2+}$と拮抗的にはたらき、外液濃度（[Mg$^{2+}$]$_o$）が上昇すると振幅は減少する。したがって、[Ca$^{2+}$]$_o$を減らすか、[Mg$^{2+}$]$_o$を増やすか、あるいは両者の組み合わせによって、終板電位を最小の大きさに減らすことができる。このときの終板電位は、終板部で約1Hzの頻度で自発的に（神経刺激なしに）発生している脱分極性の微小終板電位（miniature EPP, MEPP、振幅約0.5mV）とほぼ同じ大きさである。

なお終板電位の振幅は外液にクラーレ（d-ツボクラリン、南米原住民が使用する矢毒）を加えても減少する。クラーレはACh受容体に結合して、AChが結合できないようにしてしまう。すなわち、シナプス後細胞に作用する。

②終板部限局性

終板電位は終板部に限局した膜電位変化であって、活動電位のように伝導しない。したがって終板部で一番大きく、そこから遠ざかるにつれて指数関数的に小さくなり、上昇相もゆるやかに

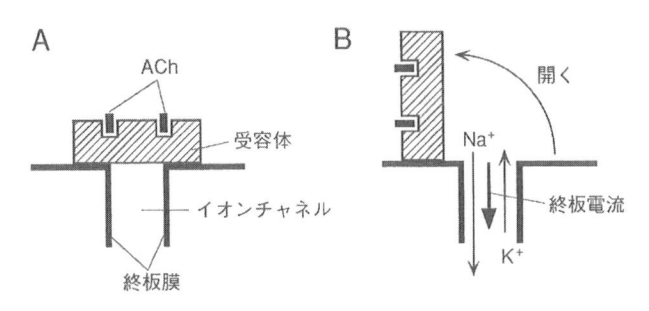

**図1-18 ACh受容体-チャネル複合体**
ACh受容体がイオンチャネルの蓋になっていて、ここに2分子のAChが結合すると（A）蓋が開くかたちになる（B）。このようにしてチャネルが開くと、Na⁺流入とK⁺流出が同時に起こる。Na⁺流入＞K⁺流出なので、終板膜を流れるイオン流は全体として内向きとなる。

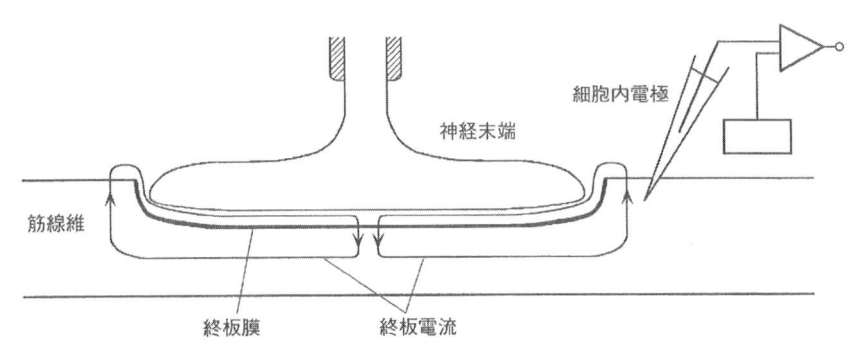

**図1-19 終板電流**
終板膜を内向きに流れる終板電流は終板膜に近接した筋線維膜を外向きに流れ、この部を脱分極させる。この脱分極が終板電位で、細胞内電極を終板部近傍に刺入して記録する。

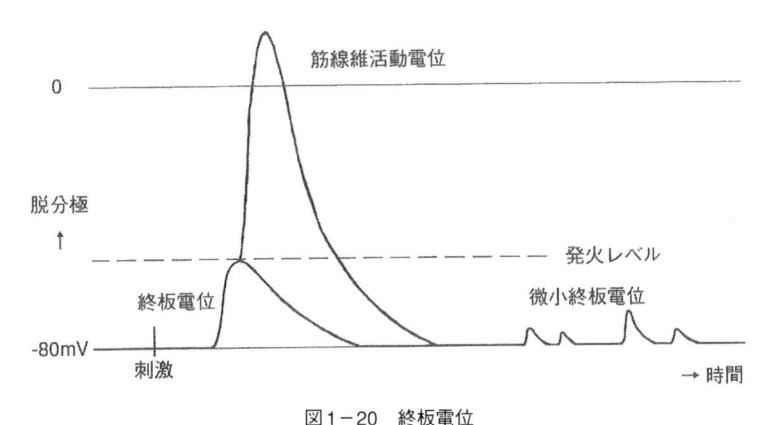

**図1-20 終板電位**
後の小さな電位変化は微小終板電位

なる（図1-21）。つまり、終板部から周囲に波及するだけである。図1-21に示されているように、終板部aでは、クラーレを作用させた場合、立ち上がりの急な終板電位が記録されるが、そこから離れたb点では振幅も小さく、立ち上がりのゆるやかな終板電位がみられる。またクラー

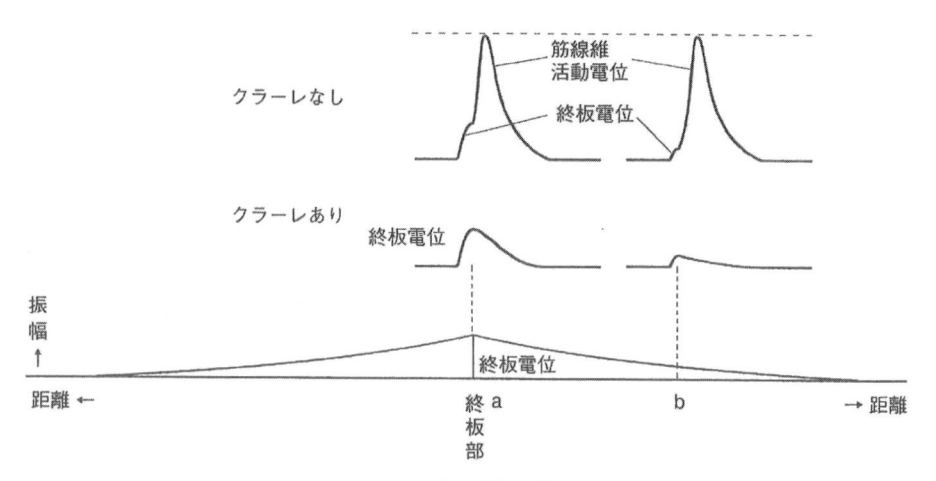

図1-21 終板電位の拡がり
横軸は終板部から両側への距離、縦軸は終板電位の大きさを示す。

レを含まないときは、終板電位が大きいので筋線維の活動電流が発生し、終板部では両者が記録される。一方b点では活動電位は伝導してくるのでa点と同じ大きさであるが、終板電位は拡がるだけなので、小さくなって記録される。この性質は電気緊張電位の場合と同じである。

③素量放出

シナプス伝達において、シナプス前末端からの伝達物質の放出の仕方で重要なのは、素量放出である。これは伝達物質（哺乳動物の神経筋接合部はACh）が1分子ずつではなく、ある一定量（これを素量という。神経筋接合部の場合は約1万分子）まとまって放出されることをいう。伝達物質が素量ごとに放出されるのは、伝達物質がシナプス小胞の中に蓄えられていて、放出の時はその中身が丸ごと出されるからである。自発的に発生する微小終板電位は小胞1個の中の伝達物質の放出によって生ずるが、神経刺激によって発生する終板電位は200～300個の小胞の伝達物質が一度に放出されて発生する。1個の小胞の伝達物質が0.4mVの脱分極を生ずるとすれば、200個なら80mVの脱分極となり、これは筋線維の活動電位発生の閾値を越える。

④シナプス遅延

神経筋伝達、すなわち神経末端の活動電位からAChの放出を介して終板電位の発生に至るまでの過程は、17℃で約0.5msecかかる。このようにシナプスで時間がかかることをシナプス遅延という。

## B. シナプス伝達

神経筋伝達はニューロンと非ニューロン間のシナプスにおける伝達であるが、脊髄や脳のような中枢神経系にみられるシナプスはニューロンとニューロンの間のシナプスである。1例として、脊髄前柱にある運動ニューロン細胞体のところのシナプスについて述べる。伝達の基本は神経筋伝達の場合とまったく同様である。

(1) 興奮性シナプス後電位（excitatory postsynaptic potential, EPSP）

①ニューロン間のシナプスの構造（図4-2参照）

　　ニューロン間シナプスのつくりも基本的には神経筋接合部と同様である。図1-22に示されてい

るように、シナプス前線維の先端はシナプス小頭といわれる構造になっており、この中に神経伝達物質を含んだシナプス小胞が多数存在している。運動神経細胞とシナプス小頭の間のすきまがシナプス間隙である。シナプス小胞は開口放出によって、中の神経伝達物質をシナプス間隙に放出する。小頭に面した神経細胞の膜がシナプス後部膜であり、その性質は終板膜と同様であって、神経伝達物質を受け取る受容体と、その受容体と複合体を作っているイオンチャネルが存在する。

②EPSP（図1-23）

　図1-22の運動神経細胞（M）に細胞内電極を刺入し、Ia群線維に刺激を与えると、Mに一過性の脱分極が生ずる。これがEPSPである。実際はIa群線維は多数の神経線維の束で、各線維先端のシナプス小頭がMにシナプスを作っている。したがって、Iaに与える刺激を強くすると、Iaの求心性インパルスの振幅も大きくなり（図1-23上）、その結果生ずるEPSPの振幅も大きくなる（図1-23下）。つまり神経伝達物質を放出するシナプス小頭の数が増えるのである。刺激強度の増大によりEPSPの振幅が増大する現象を空間的加重という。1本のIa線維の興奮によって生ずるEPSPの振幅は約0.2mVで、加重したEPSPの振幅が約10mVになると、Mの活動電位が発生する。なお時間的に近接した複数個のEPSPが重なり合って大きなEPSPになる現象を時間的加重という。

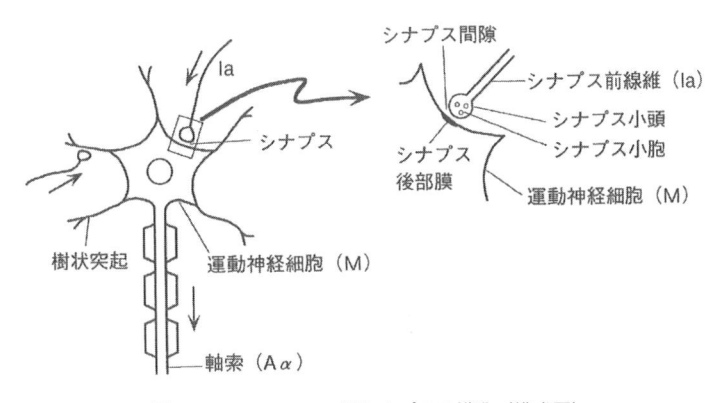

図1-22　ニューロン間シナプスの構造（模式図）

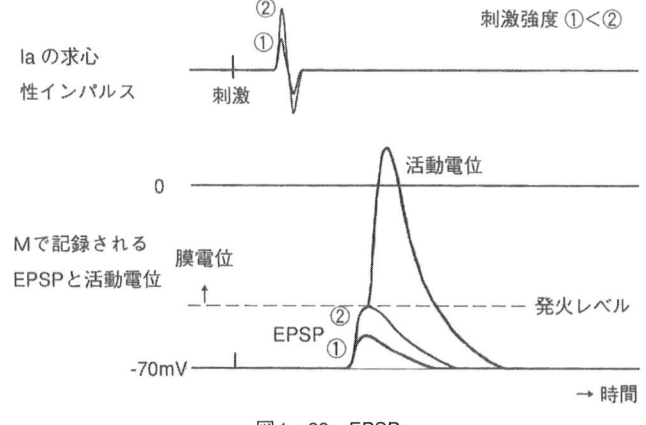

図1-23　EPSP

③EPSPのイオン機構

　EPSPの場合の神経伝達物質はグルタミン酸というアミノ酸である。これがシナプス後部膜の受容体に結合すると、受容体と一緒になっているイオンチャネルが開き、終板電位の場合とまったく同様、濃度勾配による$Na^+$流入と$K^+$流出が同時に起こる。$Na^+$流入が$K^+$流出を上回るので、シナプス後部膜を内向きに電流が流れる。この電流（興奮性シナプス後電流 excitatory postsynaptic current, EPSC；図1-24）は後部膜近くの神経細胞膜を外向きに流れて、この部分を脱分極させる。これがEPSPである。

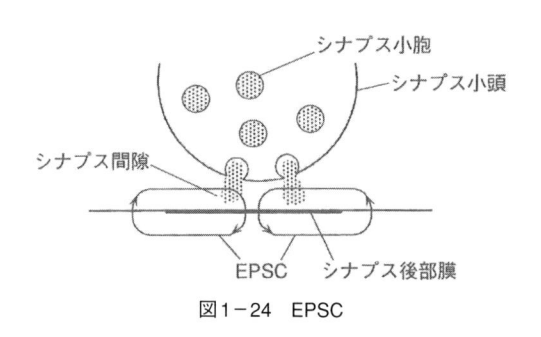

図1-24　EPSC

(2) 抑制性シナプス後電位（inhibitory postsynaptic potential, IPSP）

①IPSP（図1-25）

　図1-22でMに細胞内電極を刺入し、拮抗筋のIa群線維（図には示されていない）を刺激する。このIa群線維の側枝は抑制性介在ニューロンを介してMに連絡しており、刺激の結果Mに一過性の過分極が生ずる。これがIPSPである。刺激を強くすると空間的加重により、IPSPも大きくなる（図1-25）。この場合は拮抗筋のIaの側枝が抑制性介在ニューロンとシナプスを作り、Iaの興奮はこの介在ニューロンを興奮させる。介在ニューロンはMとシナプスを形成しており、介在ニューロンの興奮はMにEPSPの時とは反対の反応（過分極）を引き起こし、Mを抑制する。反対方向の膜電位変化が生ずるのは、介在ニューロンの神経末端から放出される神経伝達物質がEPSPの場合と異なるためである。

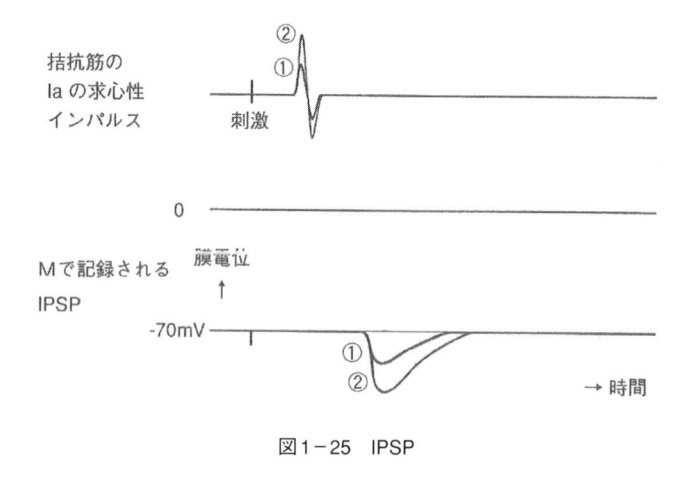

図1-25　IPSP

②IPSPのイオン機構

　抑制性介在ニューロンの神経末端から放出される神経伝達物質はグリシンである。これがMのシナプス後部膜の受容体と結合すると、受容体と一緒になっているイオンチャネルが開く。この場合のイオンチャネルはEPSPの場合と異なり、$Cl^-$を通すチャネルで、$Cl^-$は濃度勾配にした

がって、細胞外部から内部に流入する。Cl⁻は負電荷をもっているので、シナプス後部膜を流れる電流（抑制性シナプス後電流 inhibitory postsynaptic current, IPSC）は外向きとなり、後部膜近くの細胞膜での流れは内向きになるので、この部分を過分極させる。これがIPSPである。

(3) EPSPとIPSPの相互作用

EPSPは脱分極、IPSPは過分極の膜電位変化なので、両者が適当な時間間隔で発生すると、細胞の膜電位は両者の中間の値になる。

IPSPは過分極の変化なので、単独では膜電位を発火レベルから遠ざけることによって興奮性を低下させる。またEPSPと一緒に発生すると、EPSPを小さくし、EPSPによる活動電位発生を抑える。IPSPの抑制作用はいずれもシナプス後細胞の膜電位を変化させることによっているので、この抑制作用をシナプス後抑制という。

(4) シナプス前抑制

図1-26でAは興奮性神経末端なのでその活動電位は筋線維（M）にEPSPを発生する。図のBはA末端に興奮性のシナプス（軸索-軸索シナプス）を形成しており、Bの活動電位はA末端にEPSPを生ずる。この状態のときにAに活動電位が発生すると、すでにA末端に存在するEPSPによって生じたNa機構の不活性化のためにその振幅は減少する。その結果Mに生ずるEPSPも小さくなる。このように、シナプス後細胞の膜電位を変えずに、シナプス前細胞からの神経伝達物質の放出を抑えて抑制を行う仕方を、シナプス前抑制という。

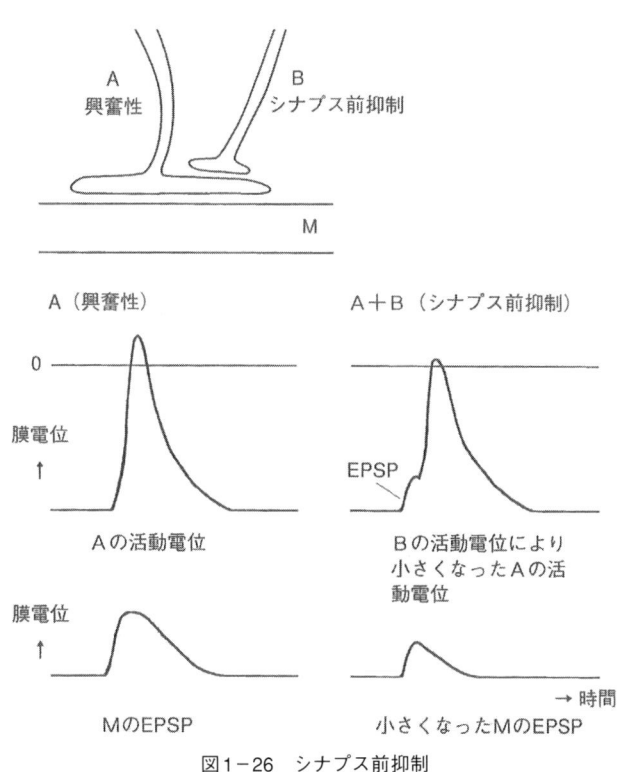

図1-26 シナプス前抑制
M：筋線維　A：興奮性神経末端　B：シナプス前抑制神経末端

C．シナプスの結合様式（図1−27　A−E）

ニューロンが他のニューロンと結合する様式には次の五種類がある。

(1) 発散（図A）

1本の求心性線維が複数のニューロンに接続する。

(2) 収束（図B）

複数の求心性線維が1個のニューロンに接続する。

(3) 発散と収束の組み合わせ（図C）

(4) 側方抑制（図D、「感覚と脳」参照）

1本の求心性線維aが1つのニューロンa'と興奮性シナプス結合をしている。一方両側の側枝b, cがその興奮性ニューロンa'の近所のニューロンたちb', b''およびc', c''と抑制性シナプス結合をしている。

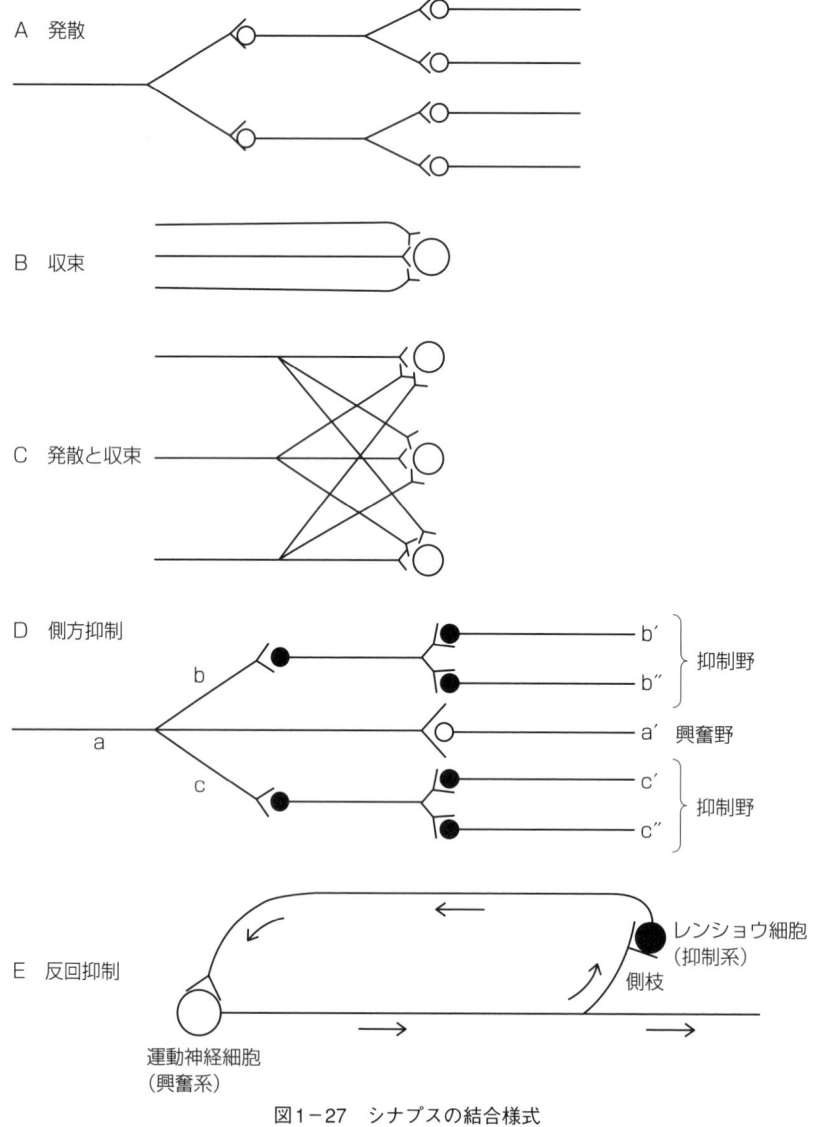

図1−27　シナプスの結合様式

その結果興奮性ニューロンa'の両側のニューロンたちb', b"およびc', c"が抑制性となって、a'の興奮性を際立たせる結果となる。これは対比と言われる現象で、感覚の尖鋭化をもたらす。

(5) 反回抑制（図E、「脊髄反射」参照）

ニューロンであるレンショウ細胞を興奮させ、その興奮がもとの運動ニューロンを抑制する。このようにして、運動ニューロンの1つの神経インパルスに続いてネガティブ・フィードバックの抑制作用が生じて、運動ニューロンの過度の興奮を抑える。

## D. 神経筋伝達物質と受容体

神経伝達物質は大きくアセチルコリン、モノアミン［表1-3 (2)、(3) および (4) のほかアドレナリン（エピネフリン）とヒスタミン］、アミノ酸［表1-3、(5) および (6) のほかグリシン］、プリン誘導体（アデノシンとATP）、ペプチド［サブスタンスP（P物質、SP）とエンケファリン］に分けられる。(2)、(3) およびアドレナリンはカテコールアミンと総称される。比較的古くから知られている神経伝達物質は、アセチルコリン、カテコルアミン、セロトニンおよびアミノ酸である。

表1-3 神経伝達物質と作用部位

| 物　　質 | 作用部位 | 神経支配の型 |
| --- | --- | --- |
| (1) アセチルコリン（ACh） | 神経筋接合部 | 興奮性 |
| | 交感神経節前線維 | 興奮性 |
| | 副交感神経節前線維、節後線維 | 興奮性または抑制性 |
| | 中枢神経レンショウ細胞 | 興奮性 |
| | 他の中枢神経系 | － |
| (2) ノルアドレナリン（ノルエピネフリン） | ほとんどの交感神経節後線維 | 興奮性または抑制性 |
| | 中枢神経系 | － |
| (3) ドーパミン | 中枢神経系 | － |
| (4) セロトニン | 中枢神経系 | － |
| (5) グルタミン酸 | 中枢神経系 | 興奮性 |
| | 甲殻類中枢および末梢神経系 | 興奮性 |
| (6) ガンマアミノ酪酸（GABA） | 中枢神経系 | 抑制性 |
| | 甲殻類中枢および末梢神経系 | 抑制性 |

神経伝達物質の受容体には、伝達物質の受容部位とイオンチャネルが一体となったイオンチャネル型受容体と、Gタンパク質あるいはそれによって活性化される細胞内伝達系により仲介される代謝調節型（Gタンパク結合型）受容体とがあるが、終板膜にあるものは前者である。

終板膜にあるアセチルコリン受容体は、図1-28Aに示されるように、膜を貫通する5個（2個の$\alpha$、各1個の$\beta$、$\gamma$および$\delta$）のサブユニットから成り、それらによって囲まれるすきまがイオンの通るチャネルとなる。2つの$\alpha$にはそれぞれアセチルコリン（ACh）分子の結合する部位がある。

B図はA図のβとδを除いて、中のチャンネルが見えるようにした図である。C図のように2つのアセチルコリン結合部位にそれぞれ1分子のアセチルコリンが結合するとサブユニットの変形が起こり、チャンネルが開いた状態になる。すると濃度勾配に従ってNa$^+$が外側から流入し、K$^+$が内側から流出する。Na$^+$とK$^+$が同じチャンネルを通るところが、活動電位発生の際の、Na$^+$はナトリウムチャンネルを通って流入し、K$^+$はカリウムチャンネルを通って流入する仕方とちがっている。

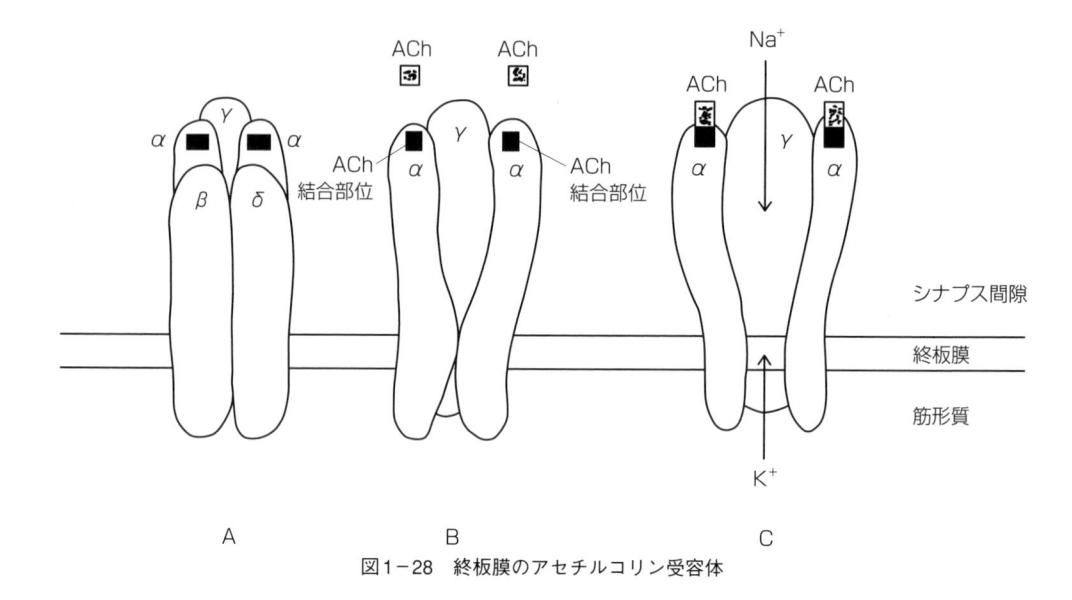

図1-28　終板膜のアセチルコリン受容体

# 第2章　筋肉の収縮

## 1. 筋の種類

筋は横紋がみられる横紋筋と、横紋がみられない平滑筋に分類される。横紋筋に属するものは骨格筋と心筋である。骨格筋は両端の腱によって関節をまたいで2つの骨に付着しているので関節を動かすのに役に立つ。骨格筋は運動神経によって支配されており、自分の意志で動かすことのできる随意運動に関係しているので、随意筋である。心筋と平滑筋は内臓の組織や器官を作り、自律神経によって支配されている。これらの筋は自分の意志で動かすことのできない不随意運動に関係しているので、不随意筋である。

## 2. 骨格筋の構造

### A. 筋線維

骨格筋は筋細胞が多数集まってできている。筋細胞はその細長い形から筋線維とよばれる。個々の筋線維は直径が10～100μmで、長さは数cmから数十cmにおよぶものまである。筋線維の周囲は結合組織性の筋膜によって取り巻かれている。筋に入ってきた神経や血管はこれらの結合組織の中を通り、個々の筋線維に達する。

### B. 筋原線維

1本の筋線維はさらに直径1～2μmの多数の筋原線維からなる。筋原線維には明暗の縞模様がみられ、各筋原線維の縞が揃って並んでいるので、顕微鏡でみるとき筋線維全体にも縞模様がみられる（図2-1）。これが横紋筋とよばれる理由である。

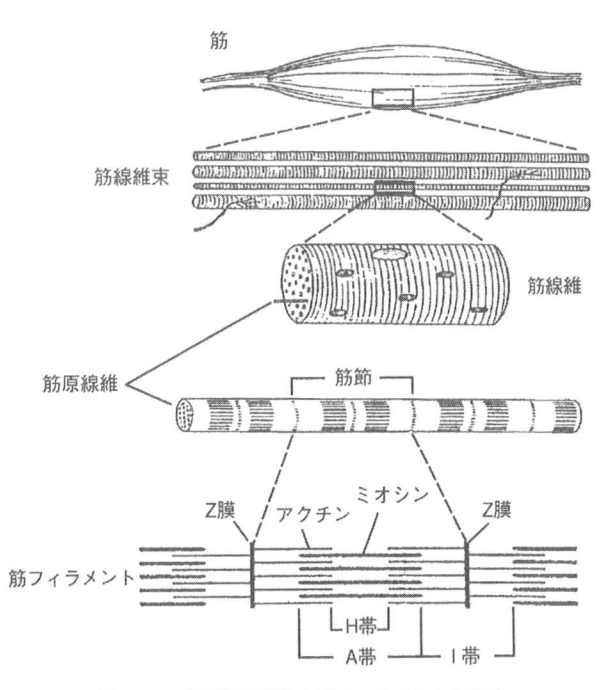

図2-1　骨格筋の構造と筋フィラメントの構成

### C. 筋フィラメント

筋原線維を電子顕微鏡で観察すると、筋原線維は2種の筋フィラメントから構成されているのがわかる。太い筋フィラメントはミオシン、細い筋フィラメントはアクチン、トロポミオシン、トロポニンというタンパク質からなっている（図2-2）。トロポミオシンはアクチン分子の二重らせんを取り巻いて走っているひも状の分子である。トロポニンは3成分から成っており、トロポニンTはトロポミオシンと結合、トロポミオシンCは$Ca^{2+}$と結合、トロポニンIはアクチンとミオシンの反応を阻害する作用がある。細い筋フィラメントはアクチンが主であるのでアクチンフィラメントとよばれる。これらのタンパク質が規則正しく並んでいるために横紋筋に縞模様がみられるのである。

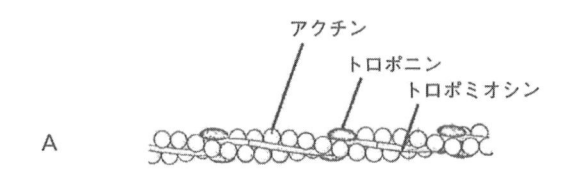

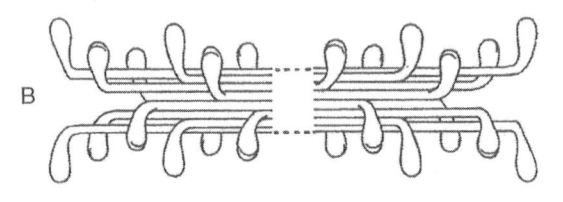

図2-2 アクチンフィラメント（A）とミオシンフィラメント（B）

縞の明るい部分を明帯またはＩ帯、暗い部分を暗帯またはＡ帯という。Ａ帯はミオシンフィラメントの長さに相当し、Ａ帯の中央部のやや明るい部分はミオシンフィラメントのみからなり、Ｈ帯とよばれる。Ｉ帯はミオシンと重なっていないアクチンフィラメントの部分に相当する。Ｉ帯の中央部にはＺ膜とよばれる暗い細い縞がある。Ｚ膜はアクチンフィラメントの起始部である。Ｚ膜から隣のＺ膜までの距離は生体長で約 $2.1\,\mu m$ で、この間を筋節（サルコメア）という。筋節は筋収縮の機能的な単位である。また生体長とは生体内で関節可動範囲の中位にあるときの筋の長さである。

### D. 筋小胞体と横行小管系

骨格筋線維の筋原線維の周囲にはよく発達した筋小胞体がある（図2-3）。この内部には$Ca^{2+}$が多量に含まれている。また、細胞膜は哺乳類の骨格筋ではＡ帯とＩ帯の境界部で、カエルの骨格筋ではＺ膜のところで小管状に筋線維内部に入り込んでおり、筋原線維を取り囲み網状に広がっている。これを横行小管系（T管系）という。横行小管の内部は細胞外液につながっている。筋小胞体

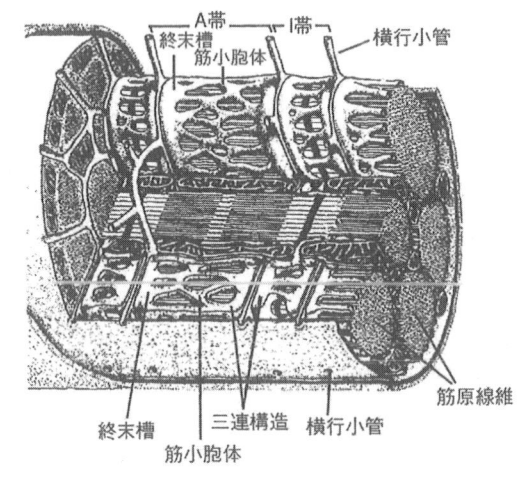

図2-3 哺乳類骨格筋の微細構造
(Ganong, WF: Review of Medical Physiology より改変)

が横行小管系に接する部分は膨らんでおり、終末槽とよばれる。横行小管と両側の終末槽を合わせて、三連構造（トライアッド）という。

## 3. 筋収縮の力学的性質

### A. 等張力性収縮と等尺性収縮

生体から取り出した筋に刺激を加えて収縮させる場合に、次の2とおりの方法がある。1つは、筋の一端のみを固定し、他端に適当な負荷（重り）をかけて収縮させると、筋は負荷を持ち上げて短縮する。これを等張力性収縮という。もう1つは、筋の両端を固定し、収縮させると、筋は短縮はできないが張力を発生する。これを等尺性収縮という。この張力は筋の一端に取り付けた張力記録装置で記録できる。生体内の上腕二頭筋の収縮について考えてみると、腕を曲げて物体を持ち上げる場合は等張力性収縮である。また、腕を曲げないで物体を空中に支えている場合は等尺性収縮である（図2-4）。生体内では多くの場合、両方の収縮が組み合わさって起こっている。

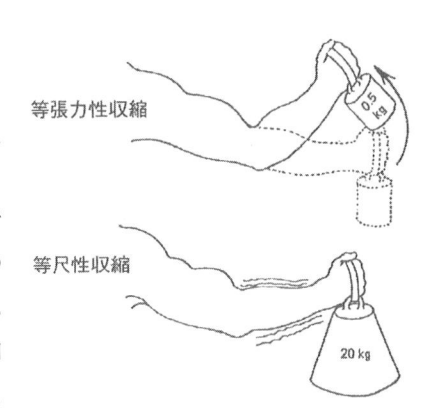

図2-4 上腕二頭筋の等張力性収縮と等尺性収縮
(Ganong, WF: Review of Medical Physiology より改変)

### B. 単収縮と強縮

(1) 単収縮

1回の活動電位によって筋は1回だけ収縮し弛緩する。これを単収縮という（図2-5）。単収縮の持続時間は筋の種類によって異なり、瞬発的な運動に関係している白筋では短く、持続的な運動に関係している赤筋では長い。

(2) 単収縮の加重

1回の刺激によって発生した単収縮が終わらないうちに第2の刺激を与えると、2個の単収縮は重なり合って1個の単収縮の場合より大きな収縮が起こる。この現象を単収縮の加重という。

(3) 強縮

活動電位の不応期にはいらない程度の短い間隔で繰り返し刺激を与えて筋収縮を起こさせると、筋は弛緩しないうちに収縮を繰り返すので、単収縮は加重を繰り返し、収縮しっぱなしの状態になる。このような収縮を強縮という。このとき、個々の単収縮が区別できる場合を不完全強縮、単収縮が完全に融合してなめらかな強縮曲線を描くような場合を完全強縮という（図2-5）。完全強縮のときでも活動電位は融合せず個々の刺激に対応して発生する。完全強縮を引き起こすのに必要な刺激頻度は、筋の種類や温度によって異なるが、カエル縫工筋で20℃のとき約30 Hzである。完全強縮になったときの最大張力も、筋の種類や温度によって異なるが、単収縮の数倍である。生体内では、運動神経を伝導してくる活動電位（インパルス）に

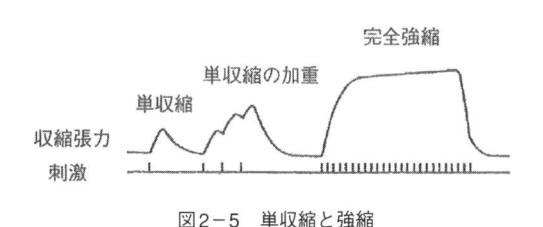

図2-5 単収縮と強縮

よって筋収縮は起こるので、生理的な収縮は単収縮ではなく強縮である。また、強縮の程度は運動神経のインパルス頻度によって決定される。

### C．硬直

硬直は筋の変性による非可逆的な持続的収縮である。熱硬直は40〜60℃で起こり、タンパク質の変性による。死硬直は死後、アデノシン三リン酸（ATP）の減少により、アクチンフィラメントとミオシンフィラメントが固く結合したまま解離ができなくなるために起こるといわれている。

### D．張力と筋の長さとの関係

筋を引き伸ばしたり縮めたりして、筋の長さを変えて等尺性に強縮を起こし、それぞれの長さで発生する張力を測定し、長さと張力との関係をみたものを張力−長さ曲線という（図2−6）。刺激によって発生する張力を活動張力という。静止状態にある筋はゴムのような性質をもっており、引き伸ばすだけで張力を発生する。この張力を静止張力という。静止張力の発生は筋収縮のしくみとは関係がない。全張力は静止張力と活動張力の和である。生体長で静止張力が発生し始める。この長さのときの活動張力は最大の大きさを示し、この長さより長くなっても短くなっても活動張力は小さくなる。筋の長さと張力との関係は滑走説にしたがって後述のように2種のフィラメントの重なりぐあいによって説明される。

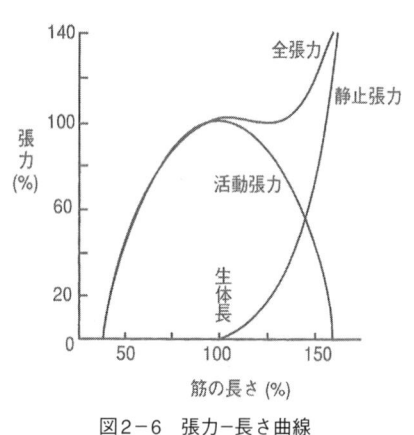

図2−6　張力−長さ曲線

### E．負荷と短縮速度との関係

筋が持ち上げる負荷（重り）をいろいろ変えて筋を短縮させると、その短縮速度は負荷の大きさによって変わる。負荷が小さいときは短縮速度が速く、負荷が大きいほど短縮速度が遅くなる。負荷と短縮速度の関係は直角双曲線で表される。この曲線を負荷−速度曲線という（図2−7）。負荷をゼロへ外挿することによって、最大短縮速度（$V_{max}$）が求められる。短縮速度がゼロのときの負荷は、等尺性収縮張力（$P_0$）と一致する。

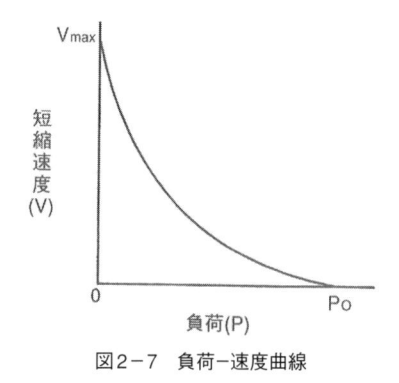

図2−7　負荷−速度曲線

### F．階段現象と筋の疲労

筋に毎秒1回くらいの刺激を繰り返して与えると、単収縮の収縮高は最初のうちは増大していく。これを階段現象という。その後、次第に減少していき、ついには単収縮は起こらなくなる。これを筋の疲労という（図2−8）。

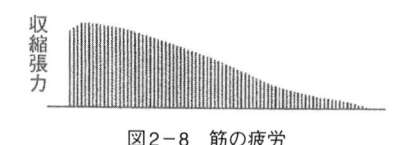

図2−8　筋の疲労

疲労の原因としては、収縮に必要な物質（グリコーゲンなど）の欠乏、酸素の欠乏や代謝産物（乳酸など）の蓄積により、興奮収縮連関の効率が低下することなどが考えられる。疲労した筋も、刺激をやめて収縮を停止させ休息させると、疲労は回復しふたたび収縮できるようになる。

## 4. 筋収縮のしくみ

### A．滑走説

　筋が収縮するときA帯の長さは変わらずにI帯とH帯の長さのみが短くなる。筋を引き伸ばしたときも長くなるのはI帯とH帯のみである。このような結果は、筋が収縮するときは、2種類の筋フィラメントがそれぞれの長さは変わらないまま、細い筋フィラメント（アクチンフィラメント）と太い筋フィラメント（ミオシンフィラメント）が互いに滑走すると考えるとよく説明できる（図2-9）。これを筋収縮の滑走説という。

　ミオシンの太いフィラメントには一定の間隔で側枝が出ており、この側枝が細いフィラメントのアクチンと結合する。結合した側枝を連結橋（クロスブリッジ）という。連結橋が形成されると、ミオシン側枝は変形してアクチンフィラメントはミオシンフィラメントの間に滑り込む（図2-10）。こうして2種のフィラメントは滑走する。等張力性収縮の場合は実際に滑走が起こるが、等尺性収縮の場合は張力が発生する。

　収縮は連結橋の形成によって起こるから、収縮の強さは連結橋の数によって、すなわち2種のフィラメントの重なった部分の長さによって決まることになる（図2-11）。筋節長は生体長（約2.1μm）で2種のフィラメントの重なった部分が最も多く、大きい収縮張力が得られる。筋を少しずつ引き伸ばしてフィラメントの重なった部分を少なくしていくと、それに比例して収縮張力は減少し、フィラメントの重なり

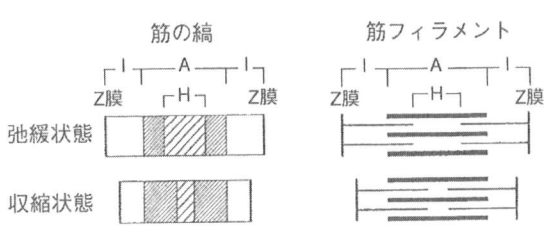

図2-9　滑走説
I：I帯、A：A帯、H：H帯を表す。

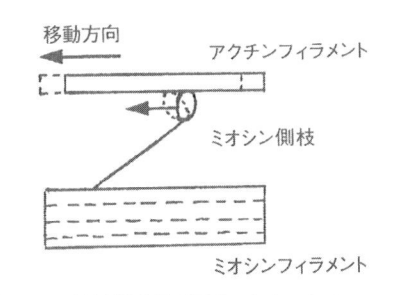

図2-10　連結橋頭部の運動によるアクチンフィラメントの滑走

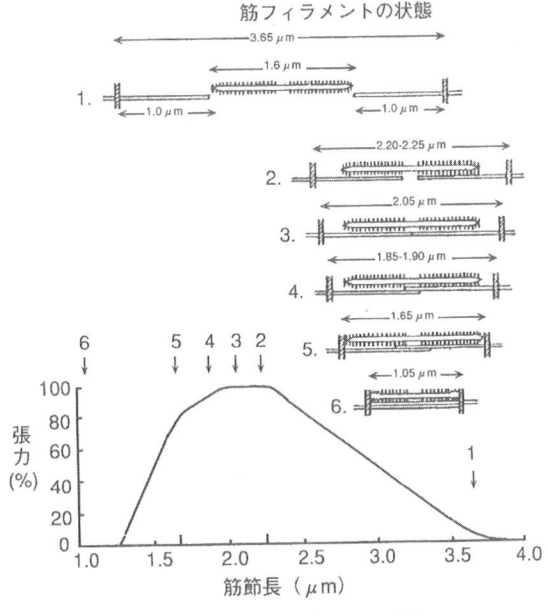

図2-11　張力と筋節長との関係
模式図の左に示す番号は下の図の矢印の番号と対応する。
（Pattonら：Textbook of Physiology より改変）

部分がなくなると収縮張力はゼロになる。筋が縮められると、太いフィラメントが屈曲したり、細いフィラメントどうしが重なり合ったりするので収縮張力は小さくなる。

### B．興奮収縮連関

　終板電位により終板近くの筋線維で発生した活動電位は、毎秒数mの速度で筋線維全体へと伝導する。筋線維の収縮はこの活動電位によって起こる。筋線維に活動電位が発生してから力学的変化である収縮が起こるまでには2～3ミリ秒程度の時間がかかる。電気的な膜興奮が力学的な筋フィラメントの滑走あるいは張力発生に変換される一連の過程を興奮収縮連関という（図2－12）。これには次のような過程が含まれている。

(1) 筋線維に活動電位が発生する。すなわち、筋細胞が興奮する。
(2) 横行小管系に沿って活動電位が筋線維内部へ伝導する。
(3) $Ca^{2+}$の貯蔵所である筋小胞体から$Ca^{2+}$が放出される。
(4) アクチンフィラメント上のトロポニンとよばれるタンパク質に放出された$Ca^{2+}$が結合する。
(5) アクチンフィラメントとミオシンフィラメントに連結橋が形成される。筋線維が弛緩しているときは、連結橋が形成されないようになっているが、$Ca^{2+}$がトロポニンに結合するとこの抑制がなくなるのである。
(6) 筋フィラメントの滑走あるいは張力発生が起こり、筋が収縮する。このときATPのエネルギーが使用される（ミオシン側枝の先端のふくらんだ部分にはATPを加水分解するATPアーゼ活性がある。）

　放出された$Ca^{2+}$は再び速やかに筋小胞体に取り込まれ、細胞質の$Ca^{2+}$濃度は低下して、筋は弛緩する。筋小胞体膜には$Ca^{2+}$ポンプ（$Ca^{2+}$－ATPアーゼ）が存在しており、ATPのエネルギーを使って$Ca^{2+}$を筋小胞体に取り込む。

　細胞内の$Ca^{2+}$濃度が$10^{-6}$M（mol／$l$）以下では張力は発生しないが、$10^{-6}$M以上になると張力は発生し、$10^{-4}$Mでほぼ最大になる。

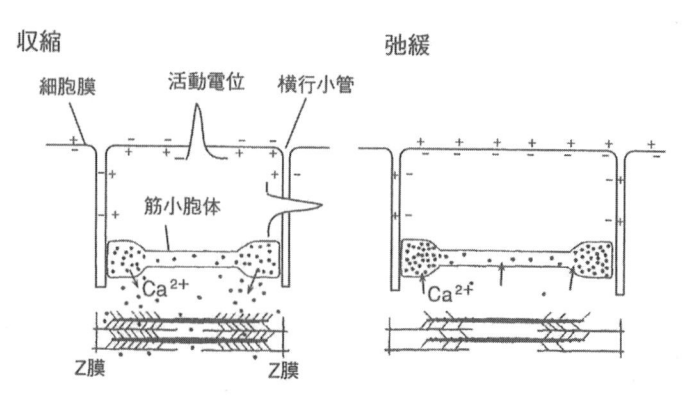

図2－12　興奮収縮連関
(Schmidt: 神経生理学より改変)

## 5. 筋の仕事と熱発生

筋収縮によりなされる機械的仕事（$W$）は負荷（$P$）と短縮した距離（$x$）の積によって表される。すなわち、$W=P \cdot x$ である。したがって、等尺性収縮で$x=0$のときは短縮はないので仕事はゼロということになる。適当な負荷で等張力性に短縮するとき筋の機械的仕事は最大になる。

また、筋が収縮するときには熱発生がみられる。これにより体熱が産生される（第13章参照）。

## 6. 筋収縮のエネルギー源

筋収縮の直接のエネルギー源はATPである。ATPがADP（アデノシン二リン酸）と無機リン酸（P）とに分解するとき生ずるエネルギーを利用している。

　　ATP → ADP＋P＋エネルギー（11,500cal）

ATP分解エネルギーが使用されるのは、収縮の過程でアクチンとミオシンが滑走したり張力を発生をするときと、弛緩の過程で筋小胞体へ$Ca^{2+}$が取り込まれるときである。

ATPの供給源は大きく分けて3つある。クレアチンリン酸系、解糖系、TCA回路（トリカルボン酸回路、クエン酸回路）－電子伝達系（この系は酸素を消費するので有酸素系という）である（図2-13）。

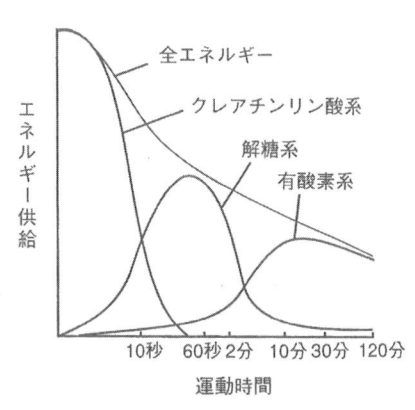

図2-13　運動時のエネルギー供給

### A．クレアチリン酸系

最初に起こる反応は筋細胞の中にあるクレアチンリン酸の分解である。

　　ADP＋クレアチンリン酸 ⟶ ATP＋クレアチン

の反応が起こり、ATPは供給される。この反応をローマン反応という。この反応には酸素は必要でない。結局、筋のATP量は変わらずに、クレアチンリン酸が減少し、クレアチンが増加することになる。短距離走のような短時間の運動で筋収縮の時間が短いときにはこの反応で得られるATPで十分である。

### B．解　糖　系

数分の最大運動を行うような場合、筋収縮が長く続くと、クレアチンリン酸は不足するので、これに続いて別のATP供給反応が起こる。筋細胞に蓄えられているグリコーゲンや細胞外から取り込んだグルコースからATPを得る反応の経路がある。酸素の供給がないときには、解糖の経路を通り、ピルビン酸を経て乳酸が作られる過程でATPが生成される（図2-14）。骨格筋の解糖系で生成された乳酸は、血液を介して肝臓に運ばれ、ピルビン酸となって糖新生に利用される。

### C．TCA回路－電子伝達系

長時間の持久走のような場合、酸素の供給があれば、ピルビン酸からTCA回路－電子伝達系を経て多量のATPが生成される（図2-12）。酸素があるときとないときでは生成されるATP量に大きな差がある。たとえば、酸素のないときには、グルコース1分子につき2分子のATPしか生成されないが、酸素のあるときには、38分子のATPが生成される。

運動が終わった後も、酸素を取り込んでATPの生成が続き、上記のローマン反応で逆向きの反応が起こり、クレアチンリン酸は補充される。

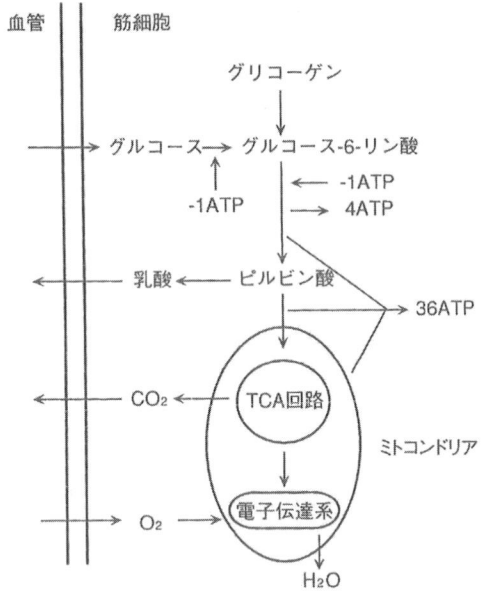

図2-14 ＡＴＰ産生経路

## 7．赤筋と白筋

骨格筋の中には、体幹にある姿勢を維持するために使われる筋のように、運動は緩徐であるが長時間収縮を続けることのできる赤筋（遅筋）と、手指の筋や眼球運動のような瞬発的な運動に使われる筋のように、速やかに動く白筋（速筋）とがある。

赤筋はミトコンドリアの電子伝達系の呼吸酵素が多く、ミオシンのATP分解酵素活性が低く、またミオグロビンを多量に含んでいる。電子伝達系のシトクロームやミオグロビンは鉄を含むため赤い色をしているので赤筋とよばれる。

白筋はミオシンのATP分解酵素活性が高く、またミトコンドリアやミオグロビンの含有量が低く白く見えるため白筋とよばれる。

腕や脚の筋肉はかすかに赤味を帯びた程度であるが、運動選手のように始終使っているとミトコン

表2-1 赤筋と白筋の特徴

|  | 赤筋 | 白筋 |
| --- | --- | --- |
| 収縮の特徴 | 収縮速度は遅い<br>収縮時間は長い<br>疲労しにくい<br>持続的収縮に関与<br>（姿勢の保持に適す） | 収縮速度は速い<br>収縮時間は短い<br>疲労しやすい<br>瞬発的収縮に関与 |
| エネルギー産生系 | ミオグロビンは多い<br>（酸素の供給量多い）<br>ミトコンドリアは多い<br>（ATPの供給多い）<br>ATP合成系の酵素を多く含む | ミオグロビンは少ない<br><br>ミトコンドリアは少ない<br><br>ATP合成系の酵素は少ない |

ドリアやミオグロビンの含量が増加するため赤味が増す。

## 8. 心筋の収縮

心筋は固有心筋と特殊心筋とに分けられる。固有心筋は心房や心室の壁を作っており、心臓の収縮に直接関与している。特殊心筋は興奮伝導系（図9-2参照）を作っており、収縮よりも心臓内の興奮の伝導に関与している。

### A．心筋の構造

心筋は骨格筋と同様、横紋筋である。心筋細胞（心筋線維ともよばれる）は直径10～20μm、長さ80～100μmで1～2個の核をもつ。末端で多少枝分かれをして隣の細胞とは介在板によって仕切られている（図2-15）。介在板はデスモソームやギャップ結合（ネクサス）などの構造が不規則に連続している。デスモソームは細胞間を固く結合する役目をもっており、ギャップ結合は中央部に細孔のある結合で、ここを通ってイオンが移動できる。ギャップ結合のため、介在板を通して心筋細胞間には電気的連絡があるので、心筋全体が機能的合胞体となっている。横行小管（T管）はZ膜の位置にあり、骨格筋より太い。筋小胞体は骨格筋より発達が悪く、T管との間に二連構造（ダイアッド）を形成している。また、ミトコンドリアを多く含む。筋細胞の中には多くの筋原線維があり、筋原線維には規則正しく並んだアクチンフィラメントとミオシンフィラメントが含まれている。

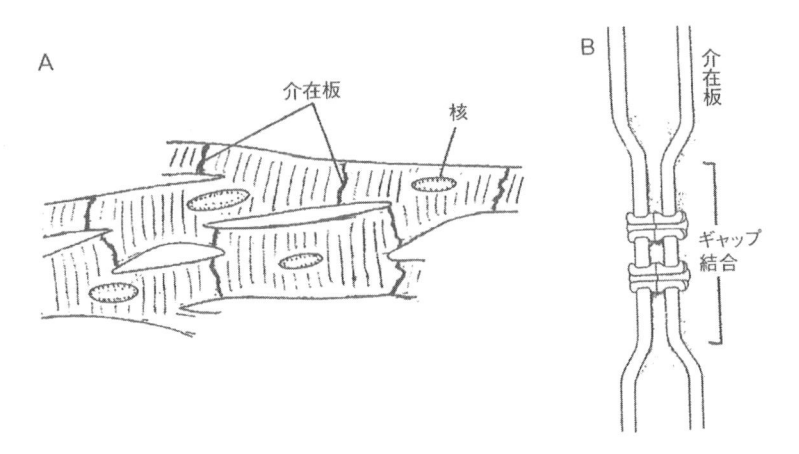

図2-15　心筋（A）とギャップ接合（B）

### B．心筋の興奮収縮連関

心筋の興奮収縮連関についても骨格筋の場合と同様に$Ca^{2+}$が重要な役割をしている。$Ca^{2+}$はトロポニンに結合し、アクチンフィラメントとミオシンフィラメントの滑走が引き起こされる。しかし、次のところが異なっている。骨格筋の場合は、$Na^+$が細胞膜にある$Na^+$チャネルを通って細胞内に流入

することによって活動電位が発生し、この活動電位が細胞膜の一部である横行小管を介して筋小胞体から$Ca^{2+}$を放出させることによって細胞内の$Ca^{2+}$濃度を高める。これに対し、心筋が興奮したときには、$Na^+$による活動電位発生に続いて$Ca^{2+}$が$Ca^{2+}$チャネル（心室筋では主に横行小管にある）を通って細胞内に流入し、流入した$Ca^{2+}$が筋小胞体に作用し、筋小胞体から$Ca^{2+}$チャネルを通って$Ca^{2+}$を放出させる。この機序をCa誘発性Ca放出（CICR）という（図2-16）。細胞内の$Ca^{2+}$濃度を増幅させるしくみである。

細胞内$Ca^{2+}$濃度の減少とともに心筋の弛緩が始まる。細胞内$Ca^{2+}$濃度の減少は骨格筋と同様な、筋小胞体の$Ca^{2+}$ポンプによる筋小胞体への$Ca^{2+}$の取り込みによるほか、心筋では、細胞膜にある$Na^+-Ca^{2+}$交換機構による$Ca^{2+}$の細胞外への排出が重要である。$Na^+-Ca^{2+}$交換は、細胞外の$Na^+$が濃度勾配と電位勾配にしたがって細胞内に流入するとき、それと交換に$Ca^{2+}$を細胞内から細胞外へ輸送するしくみである。

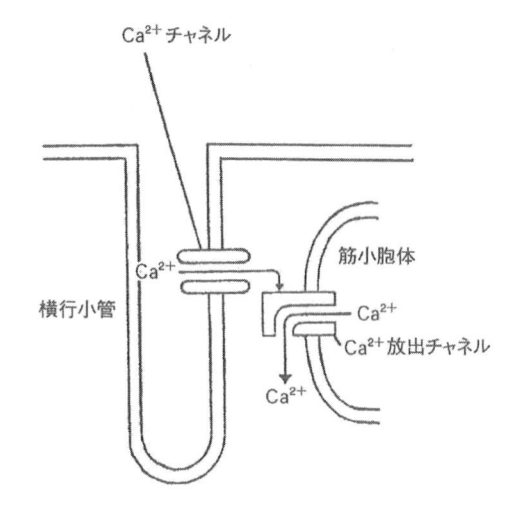

図2-16 心筋細胞でみられる$Ca^{2+}$誘発性$Ca^{2+}$放出

### C．心筋の張力-長さ曲線

心臓から心筋の一部を取り出して、骨格筋と同様にして張力を測定し、心筋の張力-長さ曲線を求めることができる。骨格筋では、生体長の筋で活動張力が最大であり、筋を引き伸ばすと活動張力は減少するのに対し、心筋では引き伸ばすほど活動張力は増大する。これがスターリングの心臓の法則の基礎となっている。生体内では心筋は十分引き伸ばされていない範囲で収縮、弛緩をくり返していることになる。心臓は袋の形をした器官であるから、心筋の張力-長さ曲線は心臓の内圧-容積曲線に対応する。

## 9．平滑筋の収縮

平滑筋は内臓や血管の壁を構成している筋肉であり、横紋はみられない。

### A．平滑筋の種類

平滑筋は多元平滑筋と単元平滑筋（内臓筋ともいう）の2群に分けられる。多元平滑筋には瞳孔括約筋、瞳孔散大筋、精管、立毛筋、大血管などの平滑筋が含まれ、単元平滑筋には消化管、子宮、尿管、小血管などの平滑筋が含まれる。どちらも自律神経によって支配されているが、多元平滑筋は神経支配が豊富で、個々の筋線維がそれぞれ神経支配を受ける。したがって、収縮は神経からの刺激に

よって起こる。これに対し、単元平滑筋は一部の筋線維のみが神経支配を受けている。平滑筋どうしはギャップ結合によって細胞と細胞との間に連絡がある。

## B．平滑筋の構造

平滑筋線維は直径約5μm、長さ100～400μmの、中央に核がある紡錘形の細胞からなっている（図2-17）。平滑筋にもアクチンとミオシンの2種類の筋フィラメントが含まれているが、これらの筋フィラメントは不規則に配列しているので横紋はみられない。筋フィラメントの量は少なく、筋小胞体の発達は悪く、横行小管はみられない。

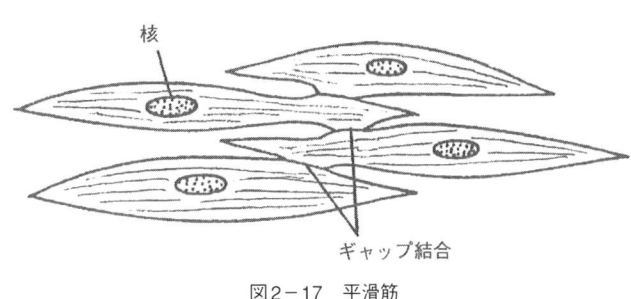

図2-17　平滑筋

単元平滑筋では、隣接した平滑筋細胞はところどころでギャップ結合（ネクサス）によって結合している。

平滑筋は一般に、骨格筋のような特殊な神経筋接合部を作らないが、自律神経の終末部はところどころで数珠状のふくらみを作り、平滑筋線維の間を走っている。このふくらみにはアセチルコリンやノルアドレナリンなどの化学伝達物質を含む小胞が多数みられる。

## C．平滑筋の収縮

平滑筋の収縮は平滑筋線維に発生した活動電位によって起こる。活動電位の発生は自律神経の終末から放出された化学伝達物質によるほか、細胞膜の伸展、ヒスタミン、ホルモン（たとえばオキシトシン）などにより起こる。これらの場合、脱分極のみで活動電位を発生しない場合も知られている。

収縮の調節は骨格筋や心筋と同様に、$Ca^{2+}$よって行われている。この$Ca^{2+}$は活動電位や脱分極により細胞外から流入したものと細胞膜直下にわずかに存在する筋小胞体から放出されたものである。

平滑筋にはトロポニンがなく、代わりにカルモジュリンという$Ca^{2+}$を結合するタンパク質が細胞質内に大量にある。$Ca^{2+}$と結合したカルモジュリンがプロテインキナーゼを活性化させ、活性化されたプロテインキナーゼがミオシンをリン酸化する。これによってミオシンフィラメントとアクチンフィラメントが連結橋を形成し、筋収縮が起こる。弛緩は、$Ca^{2+}$減少によるミオシンのリン酸化停止とホスファターゼによるミオシンの脱リン酸化によって起こる。この$Ca^{2+}$減少は、$Na^+-Ca^{2+}$交換機構による$Ca^{2+}$の細胞外への排出や$Ca^{2+}$ポンプによる筋小胞体への$Ca^{2+}$の取り込みによって生じる。

平滑筋はATPを分解してエネルギーを放出するATPアーゼの活性が小さいため、平滑筋の収縮速度は遅く、収縮時間も長い。

# 第3章　脳と神経系

## 1．脳と心

　心とは何か、また、心は身体のどこに宿るのか。これらははるか古代から人類が問い続けてきた問題である。医聖ヒポクラテスは、心は脳に宿ると考えた。プラトンは心すなわち精神を2つに分け、神の精神は脳に、人間の精神は脊髄に宿るとした。アリストテレスは、心は心臓に宿るとしたという。

　古代医学の祖、ローマのガレノスによれば、自然の気が肝臓で作られ、心臓で肺からの空気と化学変化して生命の気となり、脳に送られて精神の気となる。脳には3つの脳室があり、精神の気はそこに貯えられる。3つの脳室は機能が異なり、前方の脳室は感覚と想像、中央には思考と理性、そして後方の脳室は記憶と運動に関わるとしたという。

　今日では、心が脳の働きによっていることを疑う人はまれである。しかし脳が機能するには心臓から血液が送られて、十分な酸素とブドウ糖が供給される必要があり、血流が止まると脳は数分で機能を停止するか、重大な機能障害を起こす。したがって心臓、肺、肝臓などの働きが脳の活動を支えていることは間違いない。

## 2．ニューロン、シナプス、伝達物質

　神経系の機能的な構成要素はニューロンである。ニューロンの形は多様であるが、その基本構造は共通であり、細胞体、樹状突起、軸索とその終末（神経終末）からなる。神経系の情報伝達はニューロンからニューロンへと行われる。ニューロン間の情報伝達には方向性があり、神経終末から樹状突起あるいは細胞体へと伝わる。ニューロンとニューロンの間の接合部をシナプスといい、シナプスを介して情報伝達が行われる。通常のシナプスは化学シナプスという。シナプス伝達に化学物質すなわち伝達物質が関与するからである。

## 3．グリア（神経膠）細胞

　脳には約1000億のニューロンがあるといわれるが、実は脳にはその10倍ものグリア細胞が存在する。脳のグリア細胞は4種類に分けられる。そのうち、数がもっとも多く、重要な働きをするのが星状グリア細胞である。数多くの突起が星状に伸びて血管やニューロンに結びつき、ニューロンの支持と物質代謝に関わっている。次に重要なのは希突起グリア細胞で、ニューロンの軸索に巻きついて髄

鞘を形成する。小グリア細胞は死んだ細胞や細菌などを分解する食作用をもつ。上衣細胞は脳室の内面を覆い、脳脊髄液の産生や循環に関与する。

## 4. 中枢神経系

### A. 中枢神経系の構成と区分

中枢神経系は脳と脊髄からなる。脳はさらに、大脳皮質、大脳辺縁系、大脳基底核、間脳（視床、視床下部）、脳幹（中脳、橋、延髄）、小脳などの部分に分けられる（図3-1）。

### B. 階層構造

中枢神経系は機能の異なるいくつかのレベル（階層）からなると考えられる。構造的、機能的に脳は脊髄の上位にあり、脳の中では大脳皮質が間脳、中脳、橋、小脳などの上にある。このような階層構造は、中枢神経系の成り立ちを理解するために便利な基本概念のひとつである。大脳皮質に向かって末梢からの感覚情報が上行し、逆に大脳皮質から末梢へ運動指令や自律系調節のための信号が下行する。

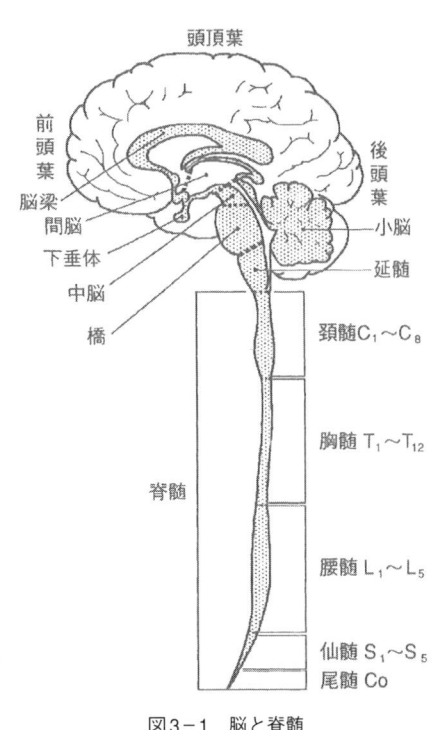

図3-1 脳と脊髄

### C. 感覚系、運動系、連合系

中枢神経系は、大脳から脊髄までを通じて、脳脊髄の長軸に平行すなわち縦の方向に、感覚系、運動系、連合系に区分することができる。感覚系からの情報が連合系を介して運動系に伝えられ、行動が成立する。

### D. 伝導路

感覚系の伝導路は受容器からの感覚情報を大脳に伝える（上行伝導路）。運動系の伝導路は逆に、大脳皮質からの運動指令を脳幹や脊椎の運動細胞に伝える（下行伝導路）。

### E. 灰白質と白質

脳と脊髄の中で神経細胞が集合している部分は、肉眼的にやや灰色にみえるので灰白質という。神経細胞の軸索のうち骨髄神経線維が束となって走行す

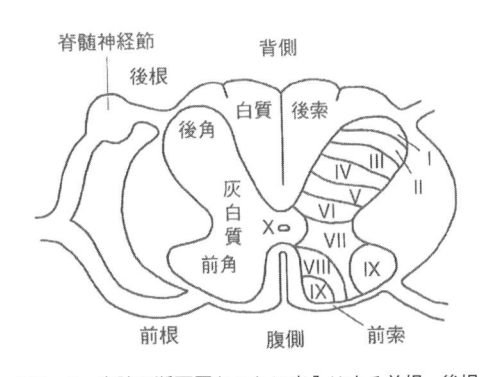

図3-2 脊髄の断面図とこれに出入りする前根、後根
灰白質には層構造がありⅠ～Ⅹに区分されている（右側）。

る部分は白くみえるので白質という。大脳や小脳では灰白質が表層に、白質が内部にあるが、脊髄ではこれが逆になっている（図3-2）。

### F．核と網様体

脳幹、小脳、間脳、大脳の深部などには灰白質が特定の部位に団塊状に存在している。これらを核という。一方ニューロンの細胞体の密度が比較的疎で、出入りするあるいは通過する軸索と混じり合った構造を網様体とよぶ。

### G．脳の統合作用

中枢神経系は、個体が環境に適応するために、感覚器からの情報を処理して効果器の応答を起こさせるための統合作用をつかさどる。統合作用の内容は多彩であるが、その経路は入力、中枢、出力で構成される（図3-3）。ある入力に対し、どんな出力がでるかは中枢の統合作用できまる。

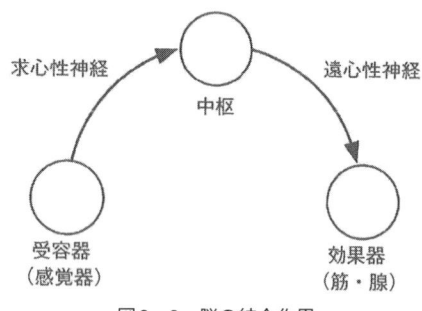

図3-3　脳の統合作用

## 5．脳の血管

脳の働きは豊富な血液供給によって支えられている。脳の重さを1,500gとすると、ヒトの全脳血流量は毎分約750mlで、安静時心拍出量の12.5%にあたる。また脳の酸素消費量は全身のほぼ20%である。

脳の血流は左右の内頚動脈と椎骨動脈から供給される。内頚動脈の主な枝は前大脳動脈と中大脳動脈で、前頭葉、頭頂葉、側頭葉を支配する。左右の椎骨動脈は橋と延髄の境界付近で合流して脳底動脈となり、延髄、橋、小脳を支配するほか、その枝である後大脳動脈は後頭葉に血液を送る。

椎骨脳底動脈系は脳底で後交通動脈によって左右の内頚動脈と結ばれている。左右の前大脳動脈は前交通動脈によって結ばれているので、脳底で動脈系はつながっており、全体として輪状となり、いわゆるウイリスの動脈輪を構成する。

## 6．脳室と脳脊髄液

脳と脊髄は管状の神経管から発生したので、中空構造をしている。ところどころに比較的大きな空所がある。左右の大脳半球に一つづつの側脳室が、左右の間脳の間に第3脳室が、さらに橋、延髄、小脳に囲まれた部分には第4脳室がある。第3、第4脳室の間は細い管(中脳水道)で結ばれている。第4脳室は細くなって脊髄中心管に続く。

脳室系は脳脊髄液で満たされている。脳脊髄液はその大部分が4つの脳室にある、血管に富む脈絡

叢で血液から生成され脳室内に分泌される。そして第4脳室でつながり脳と脊髄をとりまく、くも膜下腔を循環し、やがて硬膜から静脈内に突出するくも膜顆粒とよばれる構造を介して静脈に排泄される。

脳脊髄液の総量は75mlとも100-150mlともいわれる。一日に7回ぐらい入れ替わっている。その組成はたんぱく質を除いた血漿（第8章参照）に似るが、イオン組成やブドウ糖の量は少し違う。少量のリンパ球を含むともいわれる。側臥位で腰椎穿刺して測定したくも膜下腔の脳脊髄液圧の正常値は60-180mmH$_2$Oである。

## 7. 末梢神経系

中枢神経系に出入りするすべての神経は末梢神経系に属し中枢神経系と区別される。

### A. 体性神経系と自律神経系
末梢神経系は体性系と自律系に分けられる。自律神経系については第6章参照。

### B. 遠心性神経と求心性神経
中枢から出るのが遠心性神経、入るのが求心性神経である。遠心性神経には運動神経と自律神経とがある。求心性神経は感覚（知覚）神経である。

### C. 脳神経と脊髄神経
末梢神経系は、中枢神経系に出入りする部位により、脳神経と脊髄神経に分けられる。
（1）脳神経
脳神経は脳に直接出入りする末梢神経で12対ある。
第Ⅰ脳神経（嗅神経）：嗅覚をつかさどる感覚神経。
第Ⅱ脳神経（視神経）：視覚をつかさどる感覚神経。
第Ⅲ脳神経（動眼神経）：上直筋・内直筋・下直筋・上眼瞼挙筋・下斜筋・瞳孔括約筋・毛様体筋を支配する運動神経（眼球運動）、感覚神経（眼筋の深部感覚）自律神経（毛様体神経節）が含まれる。
第Ⅳ脳神経（滑車神経）：上斜筋を支配する運動神経(眼球運動)
第Ⅴ脳神経（三叉神経）：咀嚼・嚥下・鼓膜運動に関わる運動神経と顔面・頭部・耳部の皮膚感覚に関与する感覚神経。
第Ⅵ脳神経（外転神経）：外直筋を支配する運動神経（眼球運動）。外旋神経ともいう。
第Ⅶ脳神経（顔面神経）：表情筋を支配する運動神経、味覚（舌の前2/3)に関わる感覚神経、涙腺・顎下腺・舌下腺を支配する自律神経。
第Ⅷ脳神経（内耳神経）：聴覚・平衡感覚に関与する感覚神経。平衡聴神経ともいう。
第Ⅸ脳神経（舌咽神経）：茎状咽頭筋を支配する運動神経、舌の後1/3の味覚をつかさどる感覚神

経、耳下腺・頸動脈洞圧受容器を支配する自律神経。

第Ⅹ脳神経（迷走神経）：口蓋・咽頭・喉頭の運動を支配する運動神経、咽頭・喉頭の感覚にかかわる感覚神経、心臓・気管支平滑筋・上部消化管などの運動に関与する自律神経(運動性)、胃・十二指腸・心臓などの内臓感覚や大動脈弓圧受容器・肺伸展受容器などに関与する自律神経（感覚性）。

第Ⅺ脳神経（副神経）：胸鎖乳突筋・僧帽筋を支配する運動神経。

第Ⅻ脳神経(舌下神経)：舌骨下筋などの舌筋を支配する運動神経。

(2) 脊髄神経

脊髄から出入りする神経は全部で左右31対ある（図3-4）。前根は運動性、後根は感覚性である。これをベル・マジャンデイ Bell-Magendie の法則という。後根には脊髄神経節があり、このなかに感覚神経の細胞体がある。脊髄神経の出入りは体節的構造を示し、各脊髄後根に入る感覚神経と皮膚の支配領域との間に対応がある。頸髄（C1-C8）のうちC7までは頸椎の上で脊髄を出入りするが、C8は第7頸椎の下から出入りする。以下胸髄（T1-T12）、腰髄（L1-L5）、仙髄（S1-S5）、尾髄（CO）はそれぞれの椎体から出入りする。なお、脊髄本体はほぼ第一腰椎の高さで終わり、これより下ではより下位のレベルで出入りする神経が走っている。これを馬尾神経という。

(3) 脊髄の自律神経

末梢自律系の節前ニューロンの細胞体は交感神経では胸髄、腰髄の、副交感神経では仙髄の灰白質側角にあり、軸索は前根を通って脊髄を出たあと、神経節で1～2回シナプスを変え内臓器官を支配する（第6章図6-1参照）。

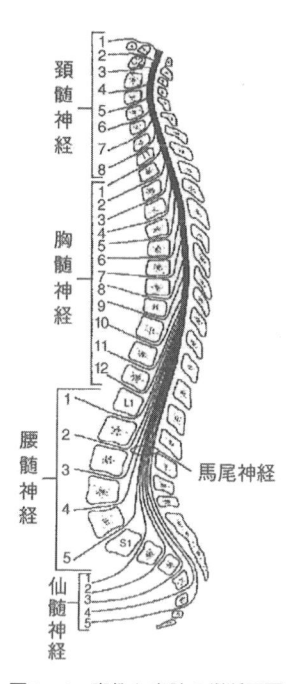

図3-4　脊柱と脊髄の縦断面図

D. 末梢神経線維の分類

末梢神経は軸索の太さと伝導速度により分類される。文字式分類（ギャッサーによる）と、数字式分類（ロイドによる）とがあり、2つの分類の間には対応関係がある（第1章表1-3参照）。

# 第4章 運動と脳

## 1. 随意運動、反射、筋緊張

　動物やヒトが自らの意志によって行う身体の運動が随意運動である。意識に上るという観点から随意運動を定義すれば、意識に上らない運動が反射である。しかし運動の随意性にはいろいろなレベルがあり、またどんな随意運動もその遂行には反射のしくみが含まれているから、両者の区別は必ずしも明確ではない。たとえばはじめは意識的に行われる手指の運動も習熟すると自動化して無意識のうちに遂行されるようになる。また呼吸のように日常無意識的に止めたり、大きくしたりすることが可能である。

　随意運動は骨格筋の収縮によって成立する。ヒトや動物は地球の重力に対抗して身体の姿勢を保つが、これは骨格筋の持続的収縮によるもので、このような持続的な筋の収縮を一般に筋緊張という。姿勢は日常無意識的（反射的）に調節されている。適度な筋緊張はまた随意運動遂行のために必要であり、随意運動時には筋緊張のコントロールが同時に行われる。

## 2. 脊髄運動ニューロンと筋活動

### A．最終共通路
　脊髄前角には運動ニューロンがある。運動ニューロンの軸索は前根を経て末梢神経に入り、運動神経として筋を支配する。脊髄運動ニューロンには大脳皮質運動中枢から随意運動の指令が伝えられる。脊髄運動ニューロンにはほかにも多くの遠心性（下行性）入力がある。中枢からのいろいろな促進（＋）と抑制（－）の総合効果が、運動ニューロンの発火頻度を決め、それによって筋の活動の強さが決まる。そこでシェリントン Sherrington（1904）は運動神経を最終共通路とよんだ。

### B．神経筋単位
　ある運動ニューロンの神経インパルスは複数の骨格筋線維に伝わり、これらを収縮させる。ある運動ニューロンが支配する一群の筋線維の束は1つの機能単位と考えられ、これを神経筋単位あるいは単に運動単位とよぶ。

### C．神経支配比
　1個の運動ニューロンに支配される筋線維の数を神経支配比という。ネコのヒラメ筋では1:125であるが、縫工筋・舌筋・外眼筋などでは数十から十以下である。つまり、大まかな運動を行う筋では、

1個の運動ニューロンが多数の筋線維の収縮を支配するのに対し、手指・眼球・舌などの細かい運動を遂行する筋では、個々の運動ニューロンはそれぞれ少数の筋線維の活動を支配しており、精密な筋運動の制御を行うことが可能になる。

### D．運動ニューロンプール

1つの筋肉を支配するのは、1つの運動ニューロンではなく、50〜100個といった複数の運動ニューロンの集団である。これを運動ニューロンプールという。筋収縮の強さは運動ニューロンプールの何個のニューロンが興奮するか、1つのニューロンがどのくらい強く活動するかによって決まる。

### E．速い運動と遅い運動

哺乳類の骨格筋には速い収縮を示す速筋と、ややゆったりした収縮を示す遅筋の2種類がある。速筋は筋肉の色がやや薄いので白筋、遅筋は色が濃いので赤筋といわれる。赤筋と白筋は呼吸系や解糖系の酵素が異なるため、組織化学的な染色で染め分けることができる。速筋と遅筋を支配する運動ニューロンの性質も異なっている。外科的に手術をして速筋・遅筋と運動ニューロンの支配関係を変えると筋の性質も変化する（第2章参照）。

### F．筋電図

生体内の筋の活動電位を記録したものを筋電図（electromyogram, EMG）という。ある筋の直上の皮膚に電極をあてて導出したものを表面筋電図といい、電極直下の筋の集合的活動電位が記録できる。

細い針電極を筋に刺入すると筋の単位活動電位を記録することができる。これを単位筋電図という。この電位は、厳密に1つの脊髄運動ニューロンの発火、すなわち1つの運動単位の活動に対応しているから、これにより脊髄運動ニューロンの活動状態を調べることができ、脊髄の神経生理の研究や神経筋疾患の診断などに利用されている。

中枢神経系の疾患、または筋の疾患によって単位筋電図の波形に異常が現れる。たとえば、筋が神経の支配を断たれるか、あるいは筋自体に変性があると筋電図の振幅が異常に小さくなる。神経が再生し、筋の再支配が完成すると多相化や過大振幅の筋電図が記録される。一方、運動ニューロンあるいは上位中枢に疾患があれば、筋電図の発射パターンあるいはリズムに異常がみられる。これらを異常筋電図といい、診断および治療効果の判定に利用される。

### G．誘発筋電図

神経または筋に刺激を与えて得られる筋の活動電位を誘発筋電図という。誘発筋電図を得るには、①神経を電気刺激する方法と、②腱を叩打する方法とがある。

### H．筋紡錘

骨格筋のなかには、通常の筋線維と平行に筋紡錘が存在する（図4−1）。これは伸展されると興奮する感覚受容器である。筋紡錘中には核袋線維と核鎖線維の2種の錘内筋線維（通常の骨格筋筋線維は錘外筋線維）がある。核袋線維、核鎖線維いずれも中央部にはIa神経線維の末端である環ラセン状

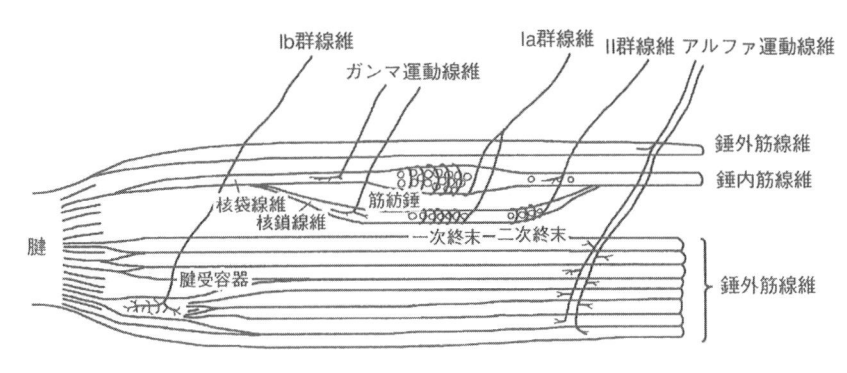

の神経終末があり、鋭敏な長さ検知能力をもつ。

図4-1 筋紡錘と腱受容器の神経支配

## 3. 脊髄反射

脊髄を中枢とする反射には、体性反射と自律性反射がある。反射の効果器は前者では骨格筋、後者では平滑筋および腺である。一般に単に脊髄反射といえば前者を意味する。ここでは主として体性脊髄反射について述べる。

### A. 髄節性反射
(1) 伸張反射

反射弓に含まれるシナプスが1つなので単シナプス反射ともいう。筋が伸張されることによって起こるので伸張反射とよばれる。筋が伸張されると筋紡錘が興奮し、発生した求心性インパルスは、筋知覚神経（Ia線維）を伝導し、同じ脊髄分節の前柱内にある当該筋を支配する運動ニューロンに興奮性シナプス後電位EPSPを発生させる。運動ニューロンの興奮が起こるとその活動電位は運動神経を遠心性に伝導し、支配する骨格筋の収縮を起こさせ反射が完了する（図4-2）。反射のもととなる感覚受容器が存在する筋自身に反射性収縮が起こるので、これを固有受容反射ともいう。この反射はすべての筋にみられ、筋性反射とよばれることもある。

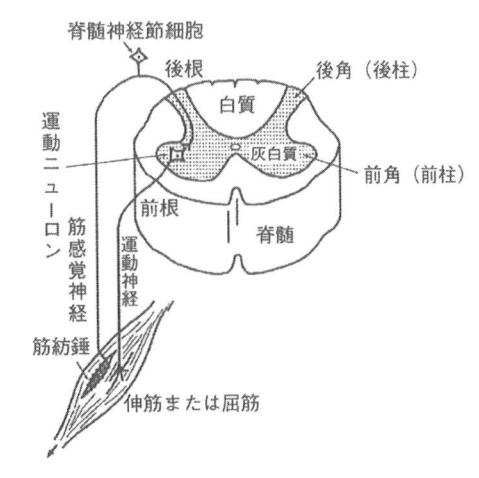

図4-2 伸張反射の経路

(2) 腱反射

ある骨格筋の腱を叩くとその筋に単収縮が起こる。腱が叩かれると筋が受動的に引き伸ばされて

筋紡錘が興奮するためで、腱反射とよばれる。反射回路は前述の伸張反射とまったく同じである。

膝蓋の下を叩くと大腿四頭筋が反射的に収縮し（膝蓋腱反射）、アキレス腱を叩くと下腿三頭筋が反射的に収縮する（アキレス腱反射）。脊髄反射中枢の興奮性が高まり腱を1回叩いただけで、筋収縮が何回か律動的に反復する場合がある。これをクローヌスという。

(3) 伸張反射と筋緊張の維持

伸張反射の主な役割は、筋にはたらく外力に抗する力を発生して関節を固定し、姿勢を保つことにある。四肢筋、なかでもヒトではとくに下肢筋で発達している。直立姿勢に関与している筋を抗重力筋とよぶ。抗重力筋では伸張反射の回路が常にある一定の興奮レベルに維持されている。これを骨格筋の緊張（トーヌス）という。筋肉は一定の緊張を保つことで姿勢を維持し、しかもその際発生する熱は体温保持のために役立っている。

(4) 屈曲反射

ある肢の皮膚や筋そのほかの深部組織が傷害されるような刺激（侵害刺激）は、反射性にその肢を屈曲させる。これを屈曲反射という（図4-3）。肢の屈曲は屈筋の収縮によるから屈筋反射ともいう。この機構は侵害刺激から四肢ひいては個体を守るためのもので、その応答様式から引っ込め反射ともよばれる。

皮膚に加えられた侵害刺激は、脊髄後角の介在ニューロンを介して屈筋の運動ニューロンに伝えられ、屈曲反射を起こす。シナプス伝達の回数が2回またはそれ以上となるので、多シナプス反射である。多シナプス反射では介在ニューロンの数に応じて反射の潜時は長くなる。

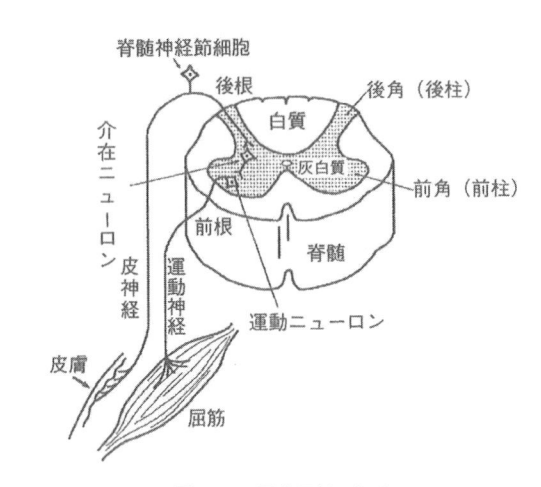

図4-3 屈曲反射の経路

(5) 交叉性伸展反射

皮膚に痛み刺激などを与えると、その側の肢に屈曲反射が現れるが、このときやや遅れて反対側の肢は逆に伸張する。すなわち対側肢の伸筋へは興奮性の、屈筋には抑制性の影響が及ぶ。この反射を交叉性伸展反射とよぶ。この反射は、屈曲反射が現れている間、体幹を支えるのに役立つ。

B. 反射性抑制

円滑な運動のためには興奮性の反射だけでなく、抑制が必要である。

(1) 相反抑制（図4-4A）

関節には、これをある方向に動かすときにはたらく主働筋と、反対方向に動かす拮抗筋がある。2つの筋群を支配する脊髄のニューロン群の間には、互いに他を抑制する機構がある。このような抑制を相反抑制または拮抗抑制とよび、このような神経支配の相互関係を相反性神経支配という。この抑制を引き起こす入力は筋紡錘からの情報を運ぶIa線維なので、Ia抑制ともよばれる。

(2) 自原性抑制と腱紡錘（図4-4B）

　筋紡錘が骨格筋線維と並列であるのに対し、腱に存在する張力受容器である腱紡錘（腱受容器、ゴルジの腱器官）は骨格筋に直列につながっている。筋肉を軽く伸張すると伸張反射が起こって筋の張力は増大するが、さらに強く伸張すると筋の緊張はかえって低下する。これは腱紡錘が興奮しIb神経線維群および介在性抑制ニューロンを介して、その筋の運動ニューロンを抑制するためである。腱紡錘の張力閾値は筋紡錘のそれよりも100倍も大きいので、腱に大きな力がはたらいたときだけしか機能しない。この抑制を自原性抑制またはIb抑制という。

(3) 反回抑制（図4-4C）

　運動ニューロンの軸索は脊髄の前柱内で側枝を出し、レンショウ細胞とよばれる介在ニューロンにシナプスを作る。レンショウ細胞の軸索はその運動ニューロン自身および近くの運動ニューロンを抑制する。つまり運動ニューロンの興奮は2シナプス性に自らを抑制する（反回抑制）。反回抑制の効用は運動ニューロンの過度の興奮を抑え、筋肉または腱の離断を防ぐことにある。

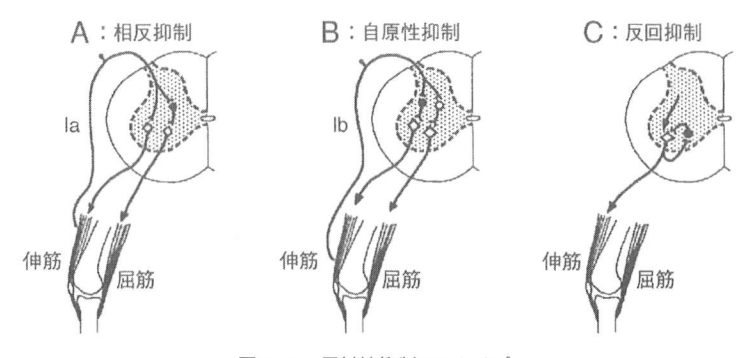

図4-4　反射性抑制の3タイプ。
A：相反抑制、B：自原性抑制、C：反回抑制

### C．髄節間反射

　求心性入力のあった髄節の上方、または下方の髄節に反射が及ぶものを髄節間反射、あるいは長経路反射（長脊髄反射）という。主として同側性であるが頚髄や腰髄の膨大部を介する反射では他側にも及ぶことがある。以下のものが知られている。

(1) 引っ掻き反射：この反射はイヌでよく発達している。脊髄切断イヌで、ある皮膚の範囲内のどの点を刺激しても、その刺激部位を強く引っ掻く運動が同側の後肢に律動的にみられ、シェリントンはこれを引っ掻き反射とよんだ。これは刺激部位から後肢運動ニューロンに及ぶ長経路反射で、ノミなどを取り除くのに好都合な反射である。

(2) 前肢後肢反射：脊髄動物で、痛み刺激が左前肢に加えられると、同側前肢は屈曲、反対側では伸張が起こり、両側の後肢では前肢と逆の運動が現れる。痛み刺激を左後肢に加えた場合には、左後肢は屈曲、右後肢は伸張し両側前肢ではこれと逆のことが起こる。この繰り返しは歩行運動に似る。

### D．脊髄の損傷

あるレベルで脊髄が横断されると、その髄節以下に、①随意運動完全消失、②感覚の完全消失、③体性反射および自律性反射の消失が起こる。このような症候群をまとめて脊髄ショックとよぶ。①と②は回復することはないが、③はやがて回復する。回復に要する時間は高等動物ほど遅い。まず屈曲反射が少しずつ回復し、続いて過敏となり、わずかな侵害刺激で反射が起こる。このような状態を反射亢進という。足底の皮膚を強くこすると、その足の母指が背屈するバビンスキー反射がみられる。

屈曲反射の回復に続いて、伸張反射（腱反射）も弱いながら回復する。しかし、上位からの支配を欠くので、筋の緊張はなく関節は弛緩し、いわゆる軟麻痺の状態となる。さらに日数がたつと、軽く足底を触れても両下肢は強く伸張する。この段階の麻痺を痙性麻痺という。

### E．アルファ系とガンマ系

(1) アルファ線維とガンマ線維

筋紡錘のなかの錘内筋線維の両端部は通常の骨格筋線維と同様の収縮性があり、運動ニューロンの遠心性支配を受けている。通常の骨格筋線維（錘外筋線維）を支配する運動ニューロンと神経はそれぞれアルファ（$\alpha$）運動ニューロン、アルファ（$\alpha$）線維とよばれるのに対し、錘内筋線維を支配するのはガンマ（$\gamma$）運動ニューロンあるいはガンマ（$\gamma$）線維とよばれる（図4－1）。錘内筋線維の両端が収縮すれば、中央の神経終末部が伸張され、筋紡錘の感度が増す。こうして筋紡錘の感度がガンマ線維によって調節される。

$\alpha$運動ニューロンはガンマ運動ニューロンより細胞体も大きく、その軸索も太く、伝導速度も速い。

(2) ガンマ経路によるサーボ機構

随意運動時に、中枢からの指令はまずガンマ経路によって筋紡錘の錘内筋に伝えられ、筋紡錘からの求心発射が増大し、反射性にアルファ運動ニューロンが興奮し、骨格筋は収縮する。その結果筋紡錘がゆるみ、筋紡錘発射が止むレベルで筋の収縮（すなわち長さ）は平衡状態に達する。骨格筋の長さが、ガンマ運動ニューロンや筋紡錘の興奮の頻度に追従する。姿勢の保持のような持続的筋収縮では、ガンマ経路によるサーボ機構がとくに重要であり、速い運動では、筋紡錘を介さず直接アルファ運動ニューロンに終わる経路が関与する。

(3) アルファ系とガンマ系の連関

アルファ運動ニューロンおよびその支配下の錘外筋線維を機能的にまとめてアルファ系といい、ガンマ運動ニューロンとその支配下の錘内筋をまとめてガンマ系という。ガンマ系の興奮性が高まることをガンマバイアスがかかっているという。ガンマバイアスがかかると筋紡錘発射が増加して単シナプス性にアルファ運動ニューロンの興奮性が高まる。この際のガンマ運動ニューロン→錘内筋→筋紡錘発射→アルファ運動ニューロンの経路をガンマ環という。ガンマ環が存在するため、ガンマ系の活動レベルをわずかに高めることで、アルファ系の興奮性を著しく高めることができ、またその逆も可能である。脳から発せられる随意運動指令は、アルファ運動ニューロンのみならず、ガンマ運動ニューロンにもきていると考えられる。

### G．自律性反射

脊髄側角の自律神経細胞には自律系あるいは体性系からの求心性インパルスが到達し、平滑筋や腺に自律性反射を起こす（第6章参照）。

### H．自律神経系の緊張と脊髄

脊髄を頸髄上部で切断した脊髄動物では、骨格筋の緊張が消失するばかりではなく血圧も著しく低下する。これは上位から脊髄の交感神経中枢への促通が消失するためである。これに加えて脊髄の灰白質をも破壊すると、血圧はさらに低下する。このことから脊髄自体にも、血管壁平滑筋の緊張（したがって血圧）を維持するための持続的交感神経活動があることがわかる。

## 4．脳　幹

脊髄の上部は次第に膨大し、延髄・橋・中脳からなる、いわゆる脳幹を形成する。

脳幹には、嗅、視神経を除く脳神経（p.47参照）の起点となる脳神経核がある。中脳の背側部には上丘（視蓋）・下丘があり、腹側の被蓋には赤核・黒質が、そして中脳水道をとりまく中心灰白質などがある。そのほかの重要な構造として延髄にはオリーブ核が、橋には橋核があり、ヒトでよく発達している。またこれらの核群の周囲には、延髄から中脳にかけて、いわゆる脳幹網様体がある。

脳幹は感覚、運動に関わる伝導路の通路であり、中継点であり、運動の調節、意識の維持に重要な部位である。ここでは脳幹の諸機能のうち、主として運動と姿勢の調節に関わるものをとりあげる。自律系については第6章参照。

### A．中脳動物

中脳と間脳の境界で脳を切断された動物を中脳動物とよぶ。中脳動物では脊髄動物と異なり、基本的な生命活動が維持され、姿勢反射がみられる。

### B．立ち直り反射

中脳動物を側臥位にすると自力で立ち直る。あるいはこれを板にのせて傾けると、重力の方向に対して正しく頭部や体幹を立てる立ち直り反射がみられる。

立ち直り反射を起こす原因としては、種々の求心性インパルスに起こる左右差が考えられる。たとえば、両側の耳石器からの入力の不平衡による反射は、迷路性立ち直り反射である。体幹皮膚の圧迫の左右差による立ち直り反射もある。また、支持面の傾斜は左右の頸筋の緊張を変えるので、頸椎立ち直り反射を起こす。

正常なネコを仰向けの位置からそのまま落とすと、空中で巧みに立ち直るのも、主として迷路性の立ち直り反射による。正常な動物の立位姿勢維持には視覚入力もはたらくが、これには大脳皮質が必要である。

C．除脳動物
(1) 除脳固縮

下丘の前端と延髄間の種々のレベルで脳幹を切断した動物を除脳動物という（図4-5）。切断レベルは中脳動物の場合よりも下位なので、前述した立ち直り反射は消失する。切断を上丘の下縁から前庭神経核のレベルで行うと、体幹を支えている関節の筋、とくに伸筋群（抗重力筋）の緊張が著しく高まる。四肢は固く伸張し、横に倒れないように身体を左右から支えてやれば動物を立たせることが可能である。除脳によって現れる持続的な伸筋および屈筋の同時かつ持続的収縮を除脳固縮という。

図4-5　除脳固縮

(2) 除脳固縮の機序

除脳のレベルを変えると固縮の強さも変わる。マグンMagounら（1947）は、上位脳には、脊髄の伸張反射に対する促進性または、抑制性の部位があり、除脳手術によって上位からの抑制回路が切断されると、強い促進作用が解発されると考えた（図4-6）。筋緊張に対する抑制系は、①大脳皮質、②尾状核、③小脳（皮質および室頂核）、④延髄網様系、また促進系は⑤中脳網様体、および⑥前庭核などである。①～④の系の一部、または全部が失われると、⑤、⑥の機能が解発されるという。

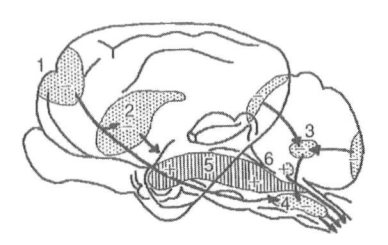

図4-6　伸張反射に対する促進系と抑制系
（Magoun　1949）

(3) 伸張反射の亢進

除脳固縮の状態では、体肢の伸筋・屈筋ともに緊張が亢進しているため関節が固く、曲げるとき強い抵抗感があるが、これは伸張反射亢進のためである。ある角度をすぎると急激に抵抗が減る。ちょうど、ジャックナイフを折りたたむときに似ていることから、折りたたみナイフ現象とよばれている。これは腱受容器の興奮によるIb抑制（図4-4参照）のためである。

D．姿勢反射

脳幹の運動反射で最も重要なものは、前庭を受容器とする反射である。前庭器官からの一次感覚ニューロンは両側の前庭神経を介して、多シナプス性に、①外眼筋、②頚筋、③体肢筋の運動ニューロンと結合する。これらは視線（眼球方向）の維持、頭部の水平維持、姿勢維持などに欠くことのできないものである。

(1) 前庭動眼反射

我々がある対象を注視しているとき頭部を回転しても、視線はその対象に固定できる。これは頭部の回転と反対の向きに、前庭動眼反射が起こるためである。

(2) 前庭脊髄反射

頭部の前後・上下・左右の動きの回転加速度を各半規管が検知すると、これが前庭脊髄路を介し

て頸筋、体肢筋の運動ニューロンに伝えられ、筋の緊張が変化する。これを前庭脊髄反射といい、姿勢の維持に役立っている。

(3) 緊張性頸反射

頸筋が引き伸ばされると、その固有受容器の興奮が頸髄から脳幹に至り発現する反射である（図4-7、8）。たとえば、首を右回転すると右上下肢が伸展し、左上下肢が屈曲する。また頭を背屈すると前肢が伸展、後肢が屈曲、頭を腹屈すると逆になる。両側迷路を破壊した除脳動物で典型が見

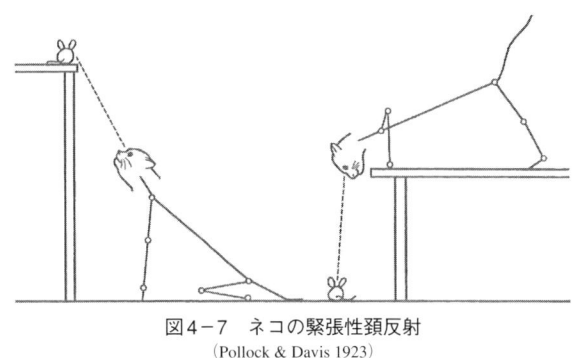

図4-7　ネコの緊張性頸反射
(Pollock & Davis 1923)

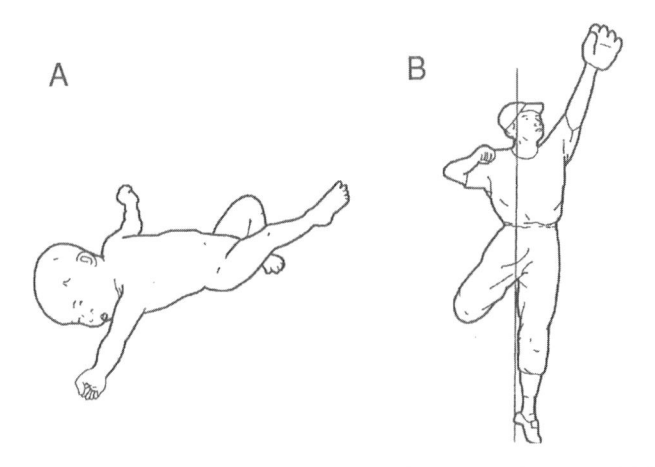

図4-8　ヒトの緊張性頸反射　a：脳性まひの小児、b：運動時の頸反射姿勢

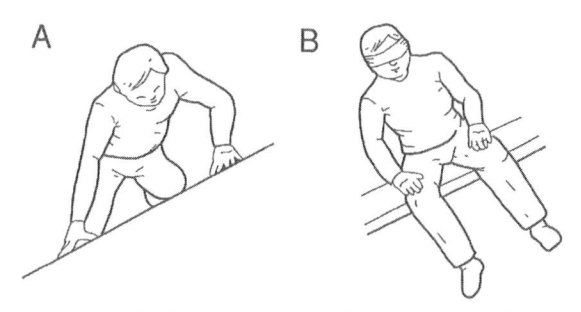

図4-9　緊張性迷路反射　a：正常人、b：迷路障害患者

られ、刺激が続く限り持続するので緊張性という。
（4）緊張性迷路反射
　　内耳の耳石が重力により刺激されると四肢の伸筋が緊張する反射である（図4-9）。第1-第3頸髄後根を切断した除脳動物で典型が観察できる。

### E. 歩行運動
歩行運動は自動性の強い運動で、四肢の交代運動は元来脊髄だけでも可能である。歩行運動の開始や停止、リズムの調節は大脳や間脳がなくても可能であり、中脳にその中枢がある。

### F. 眼球運動
眼球運動（眼球の回転）はほぼ直交する3対の外眼筋（外直筋と内直筋、上直筋と下直筋、上斜筋と下斜筋）によって行われる。対をなす筋は互いにほぼ拮抗的に働く。水平方向の回転は外直筋と内直筋の、上方への回転は上直筋と下斜筋の、下方への回転は下直筋と上斜筋も協調により行われる。脳幹にある脳神経核から発する12の神経のうち、3つが外眼筋を支配する。動眼神経（III）は上直筋、下直筋、内直筋、下斜筋を滑車神経（IV）は上斜筋を、外転神経（VI）は外直筋をそれぞれ支配する。

### G. 顎の運動
顎（下顎）の運動は閉口筋群と開口筋群の協調により営まれる。前者は咬筋、側頭筋、内側翼突筋、後者は顎二腹筋、顎舌骨筋、外側翼突筋であり、いずれも三叉神経（V）に支配されている。舌、口内粘膜の刺激は開口反射を惹き起こす。一方閉口筋の筋紡錘の興奮は咬筋反射を惹き起こす。

咀嚼運動は、もっとも重要な顎運動のひとつで、開口筋、閉口筋の収縮、舌の突出と後退が繰り返されるリズム運動である。咀嚼リズムの発生は脳幹に内在する機構によっていて、末梢からの求心性情報を必要としない。食物摂取には、開口反射、咬筋反射、嚥下反射などのメカニズムも関与する。

### H. 脳幹網様体賦活系
脳幹には、その中心部の全域にわたって、小型のニューロンとその軸索、通過線維などが複雑な網状の回路網、すなわち脳幹網様体を作っている。脳幹網様体は大脳・小脳・脳神経核・脊髄などと線維結合があり、生命の維持に欠くことのできない構造である（図4-6）。

（1）反射、筋緊張の調節
　　伸張反射に対して促進作用や抑制作用をもつ領域があり、筋の緊張、姿勢・運動などの脳幹レベルでの統合を行う（図4-6）。

（2）生命維持機能
　　個体の生存にとって不可欠な自発性の呼吸運動を発現させる呼吸中枢や、血圧を維持する血管運動中枢が網様体の中に存在している（第6章参照）。

（3）意識の維持
　　脳幹網様体は上行する感覚インパルスを受け、その出力は大脳皮質の活動を高め、意識活動すな

わち覚醒を維持する。この系は上行性網様体賦活系とよばれている（第5章参照）。

## 5. 小　脳

小脳は身体の平衡や姿勢、体肢の協同運動をつかさどる器官であり、大脳とともに随意運動の執行に関わる重要な脳部位である。

### A．小脳の構造と機能的区分
(1) 小脳の区分

小脳は前庭神経核の上位中枢としての延髄の一部が隆起発達したものである。表面は皮質で、横に走る多数の細かい溝があり、深い溝によってI－Xの小葉に区分される。前から大きく前葉、後葉、片葉小節葉に分ける（図4－10）。

系統発生的に小脳を古い順に、原小脳、古小脳、新小脳に分けるが、片葉小節葉、前葉、後葉がそれぞれ、ほぼこれらに相当する。

小脳への入力をみると、片葉小節葉へは前庭から、前葉へは脊髄から、そして後葉へは大脳皮質から入力が来るので、それぞれ前庭小脳、脊髄小脳、大脳小脳とよばれる。

一方、小脳皮質は縦方向に、左右の半球と中央部の虫部そして両者の間の中間部に分けられる（図4－11）。小脳は皮質と小脳核からなり、小脳核には外側核（歯状核）、中位核（栓状核と球状核）、内側核（室頂核）がある。小脳核は皮質からの出力線維の出先である。小脳皮質から小脳核への投射線維の起始領野をみると、小脳皮質の縦方向の区分にほぼ対応して、半球部は外側核へ、

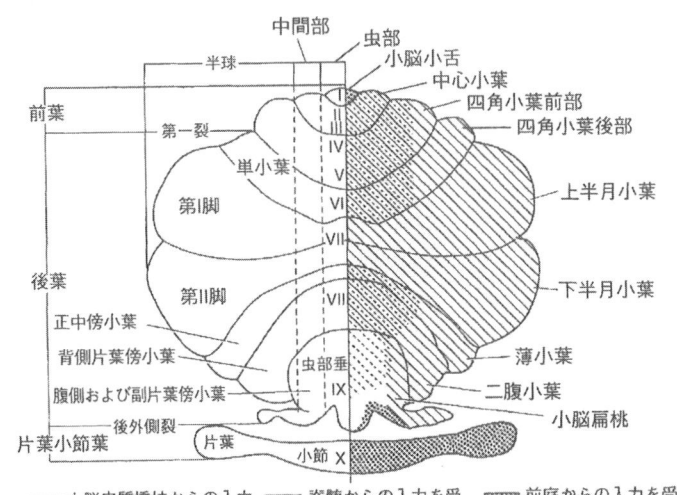

図4－10　小脳皮質の名称と入力による機能区分

中間部は中位核へ、虫部は内側核へそれぞれ投射する。なお、片葉小節葉の一部は前庭核に投射する。

(2) 脳幹との連絡と線維結合

小脳は脳幹が特異に発達した部分であり、上・中・下の3対の小脳脚で脳幹と連絡している。上小脳脚は主として小脳から視床核・赤核への遠心性線維、中小脳脚は橋核から小脳への求心性線維、下小脳脚は脊髄からの求心性投射線維である。

(3) 小脳皮質の構造

皮質の微細構造はどの部分も一様で、表層の分子層、プルキンエ細胞層、顆粒層の3層からなる（図4-12）。

①プルキンエ細胞は大型で、その軸索は小脳皮質からの唯一の遠心路であり、小脳核や前庭神経核などを抑制的に支配する。

②顆粒細胞は小脳内のニューロン間の連絡を行う興奮性の介在ニューロンである。その軸索はまず表層へ向かい、次にT字状に分岐して、横方向すなわち小脳回の長軸方向に走る平行線維となり、プルキンエ細胞の樹状突起と興奮性のシナプス結合をもつ。前庭や脊髄からの重要な入力である苔状線維はこの顆粒細胞を興奮させ、間接的にプルキンエ細胞を興奮性に支配している。

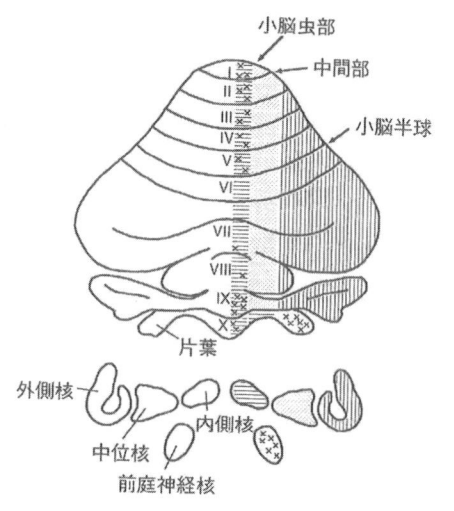

図4-11 小脳皮質の縦割り区分と小脳核への出力

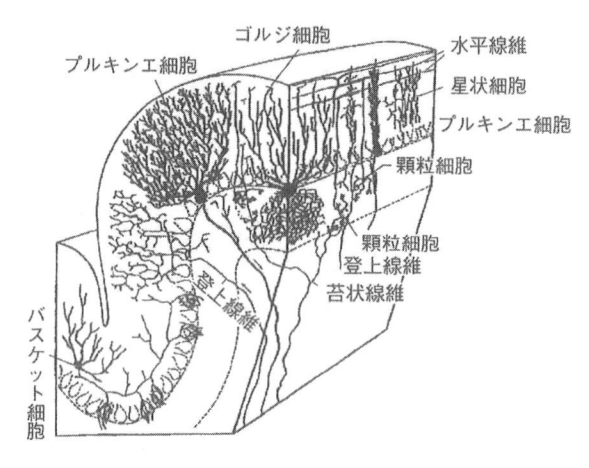

図4-12 小脳皮質の微細構造

③バスケット細胞は近傍のプルキンエ細胞を抑制する。

④ゴルジ細胞は顆粒細胞と混在して近傍の顆粒細胞を抑制する。

B．小脳皮質内回路

小脳皮質への入力系は登上線維と苔状線維であり、出力系はプルキンエ細胞の軸索のみである。入力系は直接または、間接的に上記の皮質細胞と興奮性に結合する一方で、バスケット細胞→プルキンエ細胞、ゴルジ細胞→顆粒細胞のように抑制性にも結合する。小脳皮質からの唯一の出力としてのプルキンエ細胞の軸索は小脳核、および前庭神経核を抑制性に支配する。

### C．小脳皮質から小脳核への抑制

プルキンエ細胞の抑制性支配を受ける小脳核のニューロンは、求心性線維の側枝によって常時50〜100回／secの頻度で興奮している。ここでプルキンエ細胞の活動が増大すると、小脳核ニューロンの活動は低下し、その支配下にある脳幹のニューロン（たとえば赤核ニューロン）の活動は減少する。つまり赤核ニューロンの活動の減少は、抑制によるのではなく、小脳核ニューロンの活動により、小脳核からの持続的促通作用が中断されるためである（脱促通）。

### D．小脳の伝達物質

プルキンエ細胞の軸索終末からの伝達物質はガンマアミノ酪酸GABAである。

### E．小脳症状

小脳は、全身の平衡や協同運動に欠くことのできない制御中枢なので、小脳を除去すると種々の強い運動障害が現れる。これを小脳症状という。動物の小脳を完全に摘出すると、四肢筋とくに伸筋の緊張が増す、いわゆる固縮が起こる。固縮は約1週間ほどで消失し始めるが、著しい運動障害は持続し、いわゆる運動失調または協調不能とよばれる状態におちいる。ヒトでみられる小脳症状はこの状態であり、小脳切除直後にみられる緊張は消失している。病状には以下のものがある。

①推尺異常：対象に向かって手をのばすと、手先が目的を越えたり、逆にその前で止まったりする。
②振戦"ふるえ"：随意運動時に現れる企図振戦で、小脳性振戦はその典型である。
③拮抗運動反復困難：たとえば前腕の回外と回内の急速反復テストが困難になる。
④筋緊張低下：ヒトの小脳障害にみられ、関節の固定が弱く動作が困難となる。症状が進むと無力（症）となる。

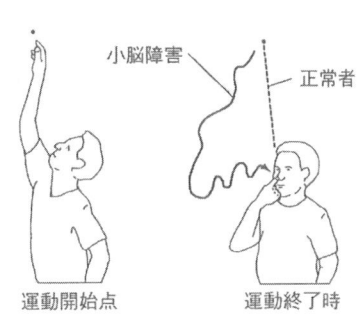

図4-13 指鼻試験による推尺異常と企図振戦

## 6．視　床

間脳は視床と視床下部に分けられる。ともに多数の核からなる。視床の役割は中継であり、核の機能は投射する先の大脳皮質によってちがう。

### A．視床の区分

(1) 視床の解剖学的区分

視床は第3脳室の両側壁を構成する2個の楕円体状の大きな神経核群である。その部位により次の6群に分けられる（図4-14）。

①正中核群（中心核CMなど）

②前核群
③内側核群（背内側核（MD）、髄板内核など）
④外側核群（背外側核（LD）、後外側核（LP）など）
⑤腹側核群（前腹側核（VA）、後腹側核（VL）、後外側腹側核（VPL）、後内側腹側核（VPM）など）
⑥後核群（視床枕、外側膝状体（LG）、内側膝状体（MG）など）

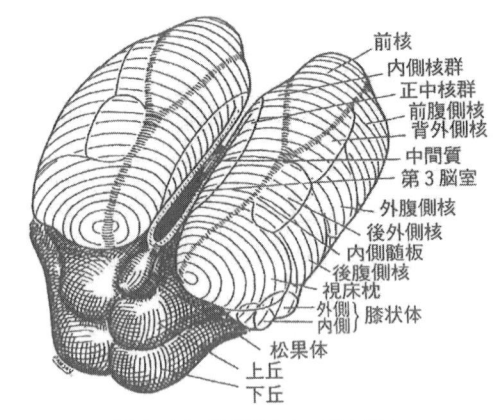

図4-14　背側後方より見た視床
(House & Pansky, 1967)

(2) 視床の機能的区分

視床核は、その機能から、①感覚、運動、連合情報中継を行う特殊核群と、②非特殊核群に大別される。

(3) 感覚情報を中継する核群

感覚を中継する核には次のようなものがある。

①後外側腹側核（VPL核）、および後内側腹側核（VPM核）：触・圧覚や深部感覚、そのほかの体性感覚を大脳の体性感覚野へ伝える。これらの視床中継核には体部位局在性の配列がある。

②外側膝状体（LG）：視覚情報を後頭葉の視覚野（17野）へ伝える。

③内側膝状体（MG）：聴覚情報を側頭葉の聴覚野に伝える。

(4) 皮質運動野・連合野と連絡する核群

連合核ともよばれる核群である。そのうち前腹側核（VA）は大脳基底核と皮質運動野を連絡し、また外腹側核（VL）は小脳核と皮質運動野を連絡している。背内側核（MD）からは前頭葉へ、背外側核（LD）・後外側核（LP）は頭頂葉へ、視床枕は前頭葉、頭頂葉、および側頭葉へ投射している。

(5) 非特殊核群

特殊系以外という意味で「非特殊」とよばれる。視床の内側核群の正中中心核（CM核）と髄板内核は、脳幹網様体を介して流入する上行インパルスを受け取り、広く大脳皮質へ送るいわゆる上行性網様体賦活系の一部で、覚醒や注意を維持する。

B．視床の病態生理

一側の視床の特殊核群が侵されると、反射側の身体感覚が侵されるとともに、激しい痛みを主訴とする、いわゆる視床症候群が起こることがある。意識活動に必要な入力を伝える内側核群が侵されれば、ただちに意識は失われ昏睡といわれる重篤な症状におちいる。

CM核はまた尾状核、被殻、淡蒼球などいわゆる大脳基底核と線維連絡があり、姿勢や運動の協調連合を行うと考えられる。VL核、CM核と大脳基底核との連絡路が侵されると、骨格筋の緊張が増大し固縮や振戦などが現れる。パーキンソン病の運動障害がVL核の破壊で軽減することが知られている。

## 7. 視床下部

視床下部は視床の前下方にあるやや狭い領域であるが、その生理機能は非常に重要で、栄養・水代謝・体温・内分泌などの調節のほか、摂食、生殖などの本能行動を制御している。

### A．視床下部の区分

視床下部は、第3脳室の両側壁の下部と底部を作る部分に当たる。前方は視神経交叉のやや吻側で始まり、後上方に広がり乳頭体の高さで終わる。各部の機能的な観点も含めて、これを前部、内側部、外側部、および後部の4部分に大きく分ける。十数個の重要な神経核が存在する。

### B．視床下部の機能

(1) 体温の調節

中脳動物には体温維持能力がないが、視床下部動物にはあるので、体温調節中枢が視床下部にあると考えられた。前視床下部の視索前野を加温すると発汗・血管拡張・あえぎなどの熱放散の現象が現れる。視索前野の領域は温熱環境に応答する熱放散中枢で、同領域には温度のわずかな上昇で発射頻度が著しく高まる温感受細胞や、わずかな温度の下降に敏感に応ずる冷感受細胞がある。

一方、後視床下部を刺激すると、動物に立毛・血管収縮・ふるえなどの体温保持および熱産生促進の現象が起こるので、後部視床下部には熱産生保持中枢があると考えられる。後視床下部の内側部を限局性に壊すと、体熱の産生や体温の維持機能が失われ、室温が下がれば体温も下がる変温性の状態が起こる。

(2) 食物摂取の調節

食物を飲み込む運動は中脳動物でもみられるが、摂取行動のためには視床下部が必要である。ネズミの視床下部の腹内側核を両側で破壊すると摂取亢進となり、肥満が起こる。また、両側の外側核を破壊するとネズミはえさを食べず、初め低摂食症、ついで無摂食症となり、ついには死亡する。

これらの事実から、内側視床下部には食物量を制限するための満腹中枢があり、外側視床下部には食物摂取を起こさせる空腹中枢があると考えられる。この両中枢は空腹、および満腹に際して大脳皮質の辺縁系に信号を送って行動を制御する。また、両中枢は互いに相反性の機能連絡がある。すなわち満腹中枢の興奮が空腹中枢を抑制して過食を防ぐ。腹内側核を破壊すると、この抑制が起こらなくなるので過食、ついで肥満がみられることになる。両中枢をまとめて摂食中枢という。

摂食中枢の制御は、血糖値そのものにではなく、摂食中枢の細胞のブドウ糖利用によっている。たとえばブドウ糖利用度が高まると満腹中枢のニューロン発射は増大する。反対に空腹で血糖値が低いとき、また島性糖尿病のため血中インスリン濃度が低下しているときなどでは、同ニューロンのブドウ糖利用度が低く、発射頻度も低下する。そのため空腹中枢に対する抑制が減って摂食行動を発現させる。

(3) 飲水の調節

　体内の水の総量は、水分の摂取と尿量、および発汗によって調節される。視床下部はこれらのいずれにも関与して高位制御を行っている。ここでは水代謝について述べる（尿量の調節に関しては第12章参照）。

　イヌの視床下部で室傍核およびその周辺を破壊すると飲水行動がみられず、無飲水症におちいる。またこの部位を電気刺激するか、微量の高張食塩水を注入すると、多量の水を飲む多飲がみられることから、この部位には飲水中枢があると考えられる。飲水中枢のニューロンは血漿の浸透圧の変動に鋭敏に応ずる浸透圧受容器としてのはたらきがある。

　浸透圧受容器としての視床下部ニューロンは、一般に浸透圧の上昇によって活動が高まり、渇きの感覚を起こし、飲水行動を発現させると考えられる。また、大出血のあと渇きの感覚が起こるのは、腎血流の減少でレニンが血行に放出されるために生ずるアンギオテンシンが、飲水中枢を刺激するためと説明されている。

(4) 情動の制御

　恐れ、怒り、悲しみ、喜び、愛情、憎悪などの行動を喚起する感情を情動という。情動行動は、それぞれ異なる外的状況によって誘発される一過性の行動であって、食欲や性欲などによる摂食、性行動など本能的な行動とは多少異なる。怒りや恐れの際には心拍・血圧・呼吸・瞳孔など種々の自律系の変化と、攻撃や防御などの行動的変化が同時に現れる。これらの情動行動が完全に行われるためには、視床下部による統合が重要である。

　動物の後視床下部を電気刺激すると怒りの情動行動が現れる。これは外的には怒りを誘発する原因なしの怒りであるので、見掛けの怒りとよばれる。後視床下部を破壊すると見掛けの怒りは起こらなくなる。正常状態では前脳による抑制を受けているので怒りは起こらず、その発現のためにはこの抑制の解除と辺縁系の関与が必要とされる。

(5) 内分泌の調節

　視床下部のニューロンの一部は、その末端でホルモンを分泌する特異な作用をもっている。たとえば、視索上核や室傍核のニューロンの軸索は下垂体後葉まで伸び、その終末から、バソプレッシン・オキシトシンなどのホルモンを直接血中に分泌している。このほかにも視床下部のニューロンには下垂体門脈に終わって、そこの血流に下垂体前葉の各種ホルモンの分泌を促進させる放出ホルモンや分泌を抑制する抑制ホルモンを分泌する。

　成長ホルモン（GH）に対しては、その分泌を促す成長ホルモン放出ホルモン（GRH）と、それを抑制する成長ホルモン抑制ホルモン（GIH）の分泌が視床下部ニューロンによることが知られている。プロラクチンに関しても同様に促進、抑制の作用をもつ放出ホルモン（PRH）と抑制ホルモン（PIH）が分泌される。

　視床下部ニューロンによるホルモンの分泌量は、血中のホルモン濃度が高まれば抑制されるという負のフィードバック機構により一定に保たれている。内分泌の生理の詳細については、第14章を参照。

## 8．大脳基底核

　大脳基底核は大脳の基底部にあり、内包により視床とへだてられた大きな神経核群で、尾状核、被殻、および淡蒼球からなる。尾状核と被殻の2つを合わせて線条体といい、また、被殻と淡蒼球の2つを合わせてレンズ核ともいう（図4-15）。また視床下核またはルイス体、黒質も大脳基底核に含めてその機能が論じられる。大脳基底核は、大脳皮質運動関連領野や連合野にやどる運動行為のプランを実行し、あるいは書き換えるために重要な役割を果たすと考えられる。

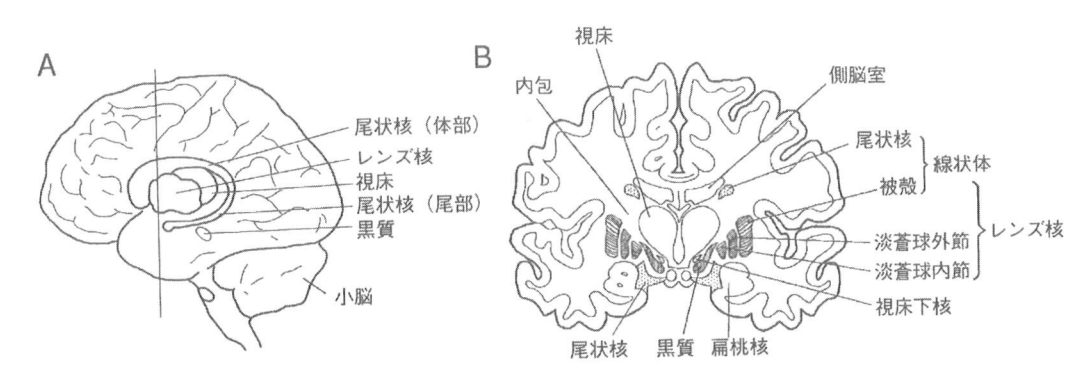

**図4-15　大脳基底核の構造**
A：外側面からの概観、B：前額断面でみた各部分の配置

### Ａ．大脳基底核の入力部（図4-16）

　大脳基底核の入力部は線条体（尾状核と被殻）で、大脳皮質の広い範囲すなわち前頭、頭頂、側頭の各領野から入力がある。また視床の髄板内核群や前核群など広い範囲から投射を受ける。これらの核はもともと大脳基底核の出力部である淡蒼球、黒質などが投射する先であり、全体としてループを形成する。

### Ｂ．大脳基底核の出力部（図4-16）

　大脳基底核の出力部は淡蒼球内節と黒質網様部である。これらの部位は線条体から投射を受け、視床前核、腹外側核、髄板内核などに出力を出す。黒質網様部はこのほかに上丘や中脳網様体に出力を出す。

### Ｃ．大脳基底核の調節部（図4-16）

　黒質緻密部は線条体へ投射して、そのはたらきを調節する。これはドーパミンによって伝達される。

### Ｄ．大脳基底核と伝達物質

　大脳皮質から線条体への伝達は興奮性であり、グルタミン酸が関与している。一方線条体から淡蒼

球、黒質への伝達、さらに淡蒼球、黒質網様部から視床への伝達は抑制性であり、伝達物質はガンマアミノ酪酸（GABA）である。さらに黒質緻密部より線条体への投射はドーパミンにより伝達される（図4-16）。

### E．大脳基底核の臨床

ヒトの大脳基底核、およびその周辺に障害があると、以下のような種々の症状を呈する。

(1) 舞踏病

全身、ことに四肢、顔面に比較的速い大小不同、不規則な不随意運動がみられる。主として線条体、ことに尾状核の障害によると考えられている。言語障害を伴うことが多く、アテトーゼ運動を伴うこともある。

(2) アテトーゼ

四肢の遠位筋（指、手首など）が、拮抗筋と同時に緩慢な収縮をきたし、曲がりくねった不規則な遅い持続的な運動を行うもので、線条体、淡蒼球あるいは視床に及ぶ障害によると考えられている。

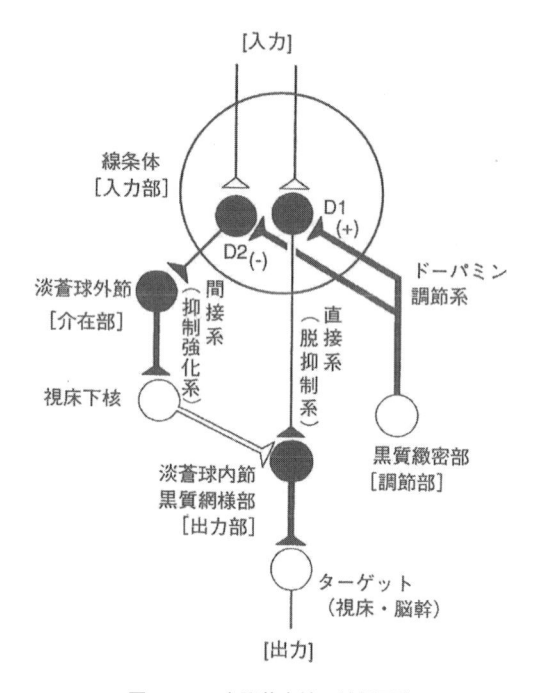

**図4-16　大脳基底核の神経回路**
出力部（淡蒼球内節と黒質網様部）に対し線条体から間接系を介して抑制の促進が、また直接系を介して脱抑制が作用する。また黒質（緻密部）は線条体へ投射して、間接系には抑制的に、直接系には促進的にはたらき、これを調節する。これはドーパミンによって伝達される。

(3) ヘミバリスムス

四肢を強く、遠く外側へ投げ打つように振りまわす不随意の律動的な運動をバリスムスといい、これが一側のみに現れたものがヘミバリスムスである。両側あるいは反対側の視床下核（ルイス体）の障害によると考えられている。

(4) ねじり-筋異常緊張

四肢の近位関節（肩、肘など）あるいは体幹のゆっくりした、ねじるような運動である。主として線条体の障害によるもので、黒質、視床などが関与することがある。

(5) パーキンソン病

筋の固縮、運動減少、協同運動障害、安静時振戦、仮面様顔貌、そのほか、自律神経症状などを呈する。随意運動が障害され、動作が緩慢となり無動症におちいることも多い。大きな関節の周囲にある筋に固縮のみられることが多く、他動的に動かすと抵抗を示し、筋電図をとると常時放電がみられる。この原因として$\gamma$環活動の亢進があげられる。安静状態で手足の遠位、ことに指先に細かい振戦がみられ、随意運動時に消失する。

パーキンソン病では黒質内のメラニン細胞の脱落、線条体、淡蒼球、黒質などのドーパミン含有量の低下がみられ、黒質から淡蒼球へのドーパミン作動性神経による調節の障害が示唆されている。ドーパミンの前駆物質であるL-dopa（L-ジヒドロキシフェニルアラニン）を投与すると無動症の軽

快がみられる。

### F．大脳基底核の動作原理

大脳基底核は大脳皮質の運動関連領野や連合野の広い範囲から入力を受け、介在部を経て、出力部から脳幹や視床へ出力する。出力は運動に対する持続的抑制と、脱抑制による瞬時に起こる抑制からの解放である。上に述べた諸症状のうちのあるものは、このしくみの障害として理解できる。

## 9．大脳皮質

大脳皮質は中枢神経系の最上位に位置し、新皮質（同種皮質又は等皮質）、古皮質ならびに原皮質（異種皮質又は不等皮質）よりなる。感覚、運動の中枢があるほか、意志、思考、言語、学習、記憶などの高次機能をつかさどる。新皮質はヒトで最もよく発達している。

### A．大脳皮質の構造

(1) 細胞構築

大脳皮質の表面の厚さ約2.5mmの層は灰白質であり、約140億のニューロンとその数倍のグリア細胞とがある。新皮質は原則的に6層の細胞層よりなる（図4-17）。

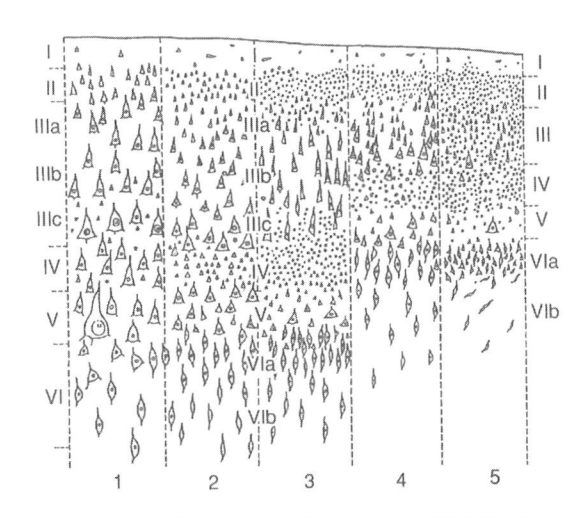

図4-17 大脳皮質の6層構造と5つの細胞構築基本型
1：無顆粒型、2：前頭型、3：頭頂型、4：極型、5：顆粒型（von Economo 1929）

神経細胞あるいは神経線維の配列や構成をそれぞれ細胞構築、髄鞘構築という。細胞層の構築は系統発生学的な発達段階によって異なり、また、皮質の領域によっても異なる。

運動野は無顆粒皮質で、II層やIV層を欠き、V層が発達しているのに対し、第一次感覚野は顆粒

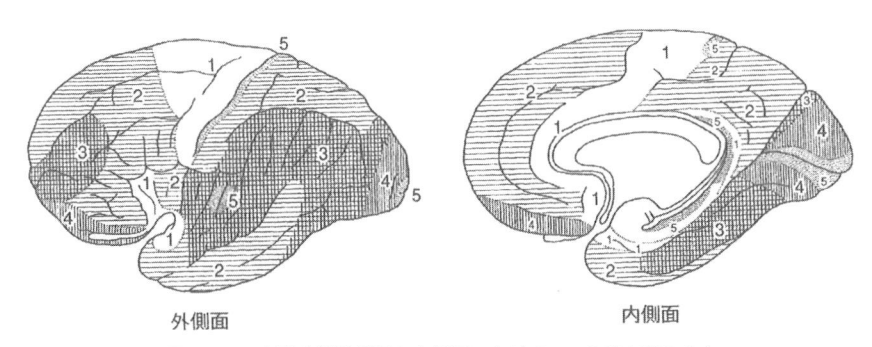

外側面　　　内側面

図4-18 大脳皮質外側面と内側面における5つの基本型の分布
1：無顆粒型、2：前頭型、3：頭頂型、4：極型、5：顆粒型（von Economo 1929）

皮質で、II、IV層（顆粒層）が広く、III、V層の発達が悪い。連合野は両者の中間型である（図4-18）。

(2) ブロードマンBrodmannの領野

ブロードマンは細胞構築に基づいて大脳皮質を52の領野に分けた（図4-19）。これらの領野区分は機能の局在にかなりよく対応している。

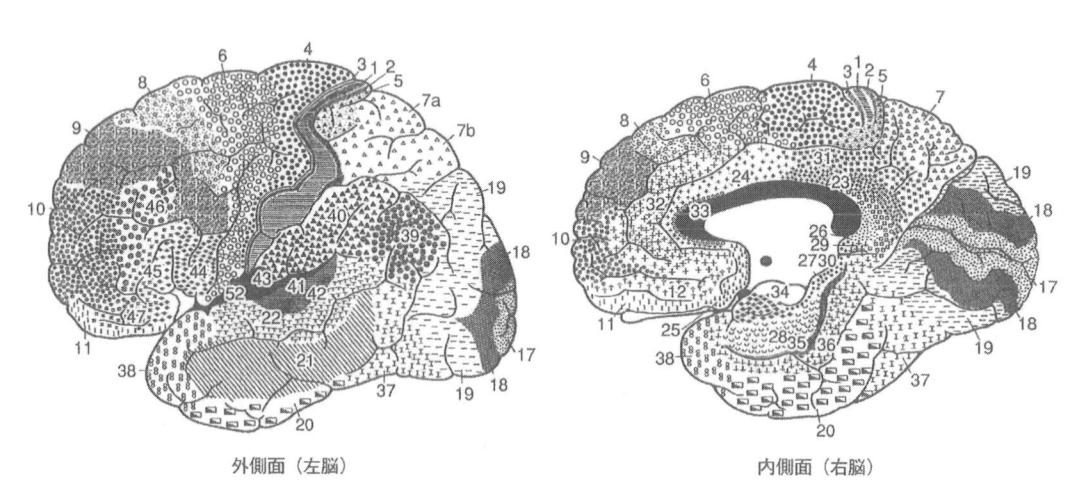

外側面（左脳）　　　　　内側面（右脳）

図4-19　ヒト大脳皮質の細胞構築による区分
(Brodmann 1907)

## B．大脳皮質の区分と機能局在

大脳皮質は部位により機能が異なる。おおまかには感覚野、運動野、連合野に分けられる。感覚野には、体性感覚、視覚、聴覚の各一次感覚野と感覚連合野があり、運動野には一次運動野ならびに高次運動野があり、そしていわゆる連合野がある。

## C．運動関連領野

本章では運動野と運動関連の連合野について述べる。

(1) 一次運動野

一次運動野は、前頭葉の最後方、中心溝のすぐ前方に帯状に広がる領域で、ブロードマンの4野に相当する。

①一次運動野の体部位再現

一次運動野の皮質表面の電気刺激によって誘発される筋収縮や動きを調べると、内側から外側に向かって、下肢、体幹、上肢、顔を支配する領域が順に並ぶ（図4-20）。発声に関与する筋や手指の筋に対応する領域が広いのが特徴的である。

②一次運動野の破壊

この領域の破壊により、著しい弛緩性筋麻痺が反対側に起こる。とくに手指の麻痺が強く随意

運動が障害される。

③一次運動野への入力

一次運動野への主要な入力は、1）同側の大脳皮質領野から、2）対側の運動野から、および3）同側の視床からの投射である。皮質からの入力では、まず補足運動野、運動前野、帯状回運動野から強い入力がある。次に、第一体性感覚野と第二体性感覚野から、さらに頭頂連合野の5野から強い入力がある。視覚野や聴覚野からの直接の入力はない。視床では、主に小脳から入力を受ける領域が一次運動野へ投射する。

④一次運動野の出力

一次運動野は脳の多くの部位や脊髄に出力を送る。その主な先は、①体性感覚野や高次運動野など他の大脳皮質領域、②大脳基底核や視床、③脳幹、④小脳、⑤脊髄である。

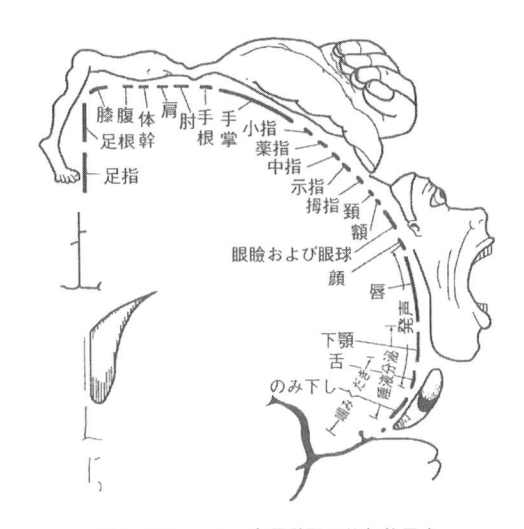

**図4-20 ヒト一次運動野の体部位局在**
皮質の直接電気刺激により起こる筋や体部位の動きをもとに描いた図（Penfield & Rasmussen 1950）

⑤一次運動野の神経細胞活動

一次運動野には、明らかに運動に先行して活動を開始する細胞が多数存在する（図4-21）。また、運動野の出力細胞の大部分は、運動を行う力の発生に直接関係する活動を示す。

⑥一次運動野の機能単位

一般に、大脳皮質は表面に垂直な円柱構造が機能単位であると考えられている。かつては、皮質内微小電流刺激法を用いた実験結果で、一次運動野では、個々の筋を支配する小領域が円柱構造になっていると考えられた。しかし、最近ではある動作遂行に必要な基本的な筋活動の組み合わせが機能単位として運動野に再現されていると考えられている。

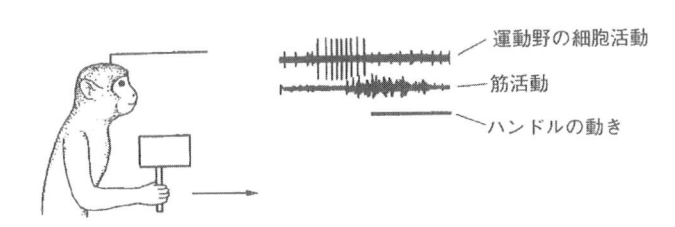

**図4-21 筋活動と手首の動きに先行して発火する一次運動野のニューロン**
（Evarts 1964）

(2) 高次運動野

運動野のすぐ前方に位置する高次運動野は、さらに機能の異なるいくつかの領域に分けられる（図4-22）。

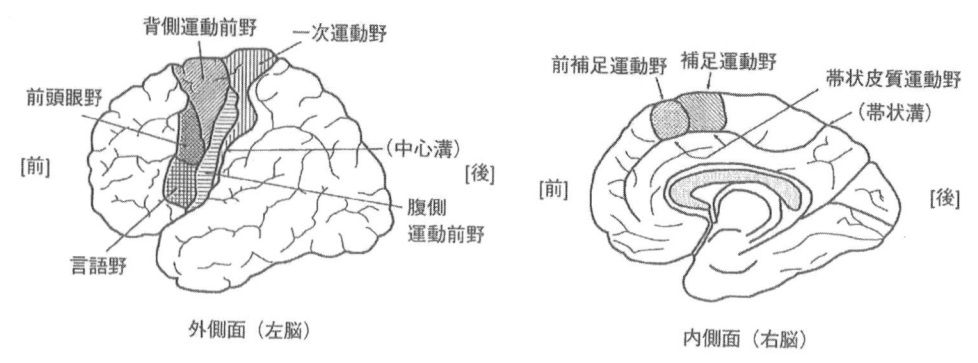

図4-22 運動関連領野
(丹治 1999)

　運動前野は一次運動野のすぐ前方に位置する領域で、ブロードマンの6野に相当し、さらに背側と腹側の2部位に分けられる。大脳皮質内側面には補足運動野があり、その前方に前補足運動野がある。これらとは別に帯状周囲領域（主に帯状溝の下壁および上壁の一部）に帯状皮質運動野がある。

①高次運動野の入出力
　高次運動野は前頭連合野や各種の感覚連合野から情報を受け、それを基にした出力を一次運動野へ送る。各種連合野から高次連合野への入力は一様ではなく、帯状皮質運動野は大脳辺縁系からの情報も受ける。高次運動野はまた、視床を介して大脳基底核や小脳からの皮質下入力を受ける。すなわち補足運動野へは大脳基底核から、運動前野へは小脳からの強い入力がある。なお、大脳皮質からの運動指令の最終的な出力部位は一次運動野と考えられているが、実は脳幹・脊髄への出力は高次運動野からも出る。

②高次運動野の破壊症状
　高次運動野を切除しても、一次運動野と異なり明らかな麻痺は起こらない。しかし、一側の補足運動野を切除されたサルでは、左右両手を協調的に行う動作に障害がみられ、また、外部からの（視覚性および聴覚性）手がかりなしに、短期的な記憶を基に、あるいは体性感覚を手がかりにして運動を選択することが著しく困難になる。一方、運動前野の破壊では、視覚情報を基に動作を選択する能力が欠けてしまう。

③高次運動野のニューロン活動
　高次運動野には、複雑な動作の遂行時に、一次運動野ではみられない種々の細胞活動が存在する。まず、補足運動野には、右手、左手、および両手の使い分けの意図を反映した活動を示すニューロンがある。また、要素的な動作よりも連続動作の順序の情報に関わる細胞活動がみられる。一方、運動前野腹側部では、サルに、摘む、拾う、握る、ボタンを押すなどの動作のそれぞれに特異的に活動する細胞がみつかり、また、運動前野背側部や補足運動野では、運動の準備状態での活動が顕著にみられる。
　補足運動野と運動前野の細胞活動を比べると、複合的な運動が視覚情報によって誘導される場合には主に運動前野が使われ、いったん取り込まれた脳内情報に基づいて運動する場合には補足

運動野が主に使われるという違いがみられる。
(3) 前頭眼野
　運動前野のさらに前方の8野は、眼球運動の発現と調節に関係し、前頭眼野とよばれる。

## D．錐体路
　随意運動の実行に関わる最も重要な遠心路は錐体路である。主として大脳皮質4野Ⅴ層にある多数のベッツBetz細胞の長い軸索が下行する経路で、その先端は脳幹や脊髄にある運動ニューロンを支配している。この経路は下行の途中、延髄の錐体を通っているので錐体路と名づけられた（図4-24）。錐体路のうち、脊髄まで下行するものを皮質脊髄路といい、脳幹の運動核に終わるものを皮質核路という。
(1) 皮質脊髄路
　皮質運動野から出て、頚髄以下の脊髄全域に下行分布する遠心路で、体幹・上肢・下肢の骨格筋を支配する重要な経路である。主として大脳皮質4野を発し内包を通り、大部分は錐体で交叉したのち反対側の脊髄側索を下行する。また錐体で交叉しなかった少数の線維は同側の脊髄前索を下行するが、頚・胸髄で次々に交叉してそれぞれ反対側の前角に終わる。
(2) 皮質核路
　皮質運動野に発して内包を通り、脳幹の両側の脳神経核に終わる下行路で、外眼筋・顔面筋の運動神経核のほか、顎・舌・咽頭・喉頭などの筋を支配する。
(3) 錐体路の生理
　錐体路線維の最大伝導速度は60〜65m／secである。サルの4野を破壊したあとの錐体を調べると、錐体の30〜40％にしか変性がみられない。変性しないものは6野、体性感覚野（3、1、2野）、7野などからの線維である。
　頭部・手・足の細かい運動に関与する筋に対しては、直接その運動ニューロンにシナプス結合する。そのほかの筋に対しては、介在ニューロンを介して運動ニューロンに影響を与える。
(4) 錐体路の病態生理
　錐体路のいずれかの部分に障害があれば、支配筋の麻痺が起こる。ヒトの脳出血はしばしば内包付近で起こるが、その際、出血部位と反対側の体肢の随意運動が不能となり、いわゆる片麻痺の症状が起こる。発作直後は、筋の緊張や伸張反射も消失するので弛緩麻痺の状態となる。
　いくつかの姿勢反射が消える一方で、足底を強く擦ると足の母趾が背屈するバビンスキー反射などの病的反射がみられる。錐体路障害は日時がたつと、初め消失してい

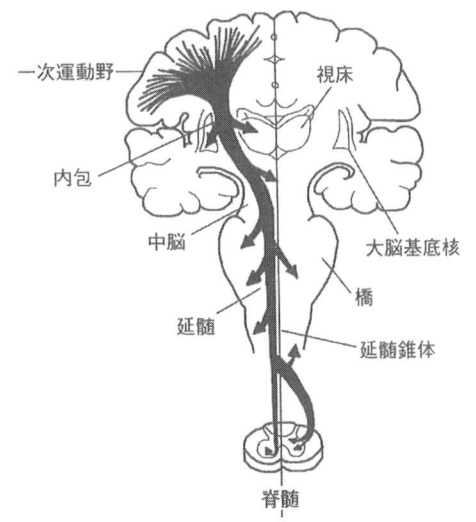

図4-23　大脳皮質運動関連領野から出て下行する線維の経路

た伸張反射が再び現れ、さらに進んで遂には反射亢進にいたることが多い。これは中枢の支配を断たれた脊髄運動ニューロンが過敏になること、筋知覚神経終末の発芽により反射が強化されることによるなどと説明されている。

### E．錐体外路

大脳皮質、大脳基底核や脳幹の諸核に発し、脊髄前柱の運動ニューロンに終わる錐体路以外の下行路を錐体外路と総称している。

すでに述べたように大脳基底核の傷害により不随意運動や筋緊張の異常が現れる。すなわち黒質、赤核などが侵されると筋緊張亢進となり、かつ運動減少、振戦などが現れる。一方、尾状核、淡蒼球などが侵されると筋緊張低下と不随意運動を伴う異常（舞踏病、アテトーゼなど）をきたす。大脳基底核や錐体外路の障害により起こる症状を総称して錐体外路症候群という。錐体路の傷害により起こる症状（麻痺）以外のものという意味でもある。

# 第5章　脳の高次機能

　脳の高次機能とは、認知、記憶、学習、言語、感情、意識、注意などをいい、大脳皮質連合野、大脳辺縁系が重要な役割を果たす。

## 1. 連合野

　連合とは、異なった感覚同士あるいは感覚と運動とを結びつけることを意味する。一次運動野と一次感覚野を除いた残りの皮質部分が連合野である。連合野は後頭葉、側頭葉、頭頂葉、前頭葉のそれぞれにあり、後頭、側頭、頭頂、前頭連合野という。また感覚野、運動野に隣接した領域たとえば視覚前野や運動前野を視覚連合野、運動連合野などという（図5-1）。

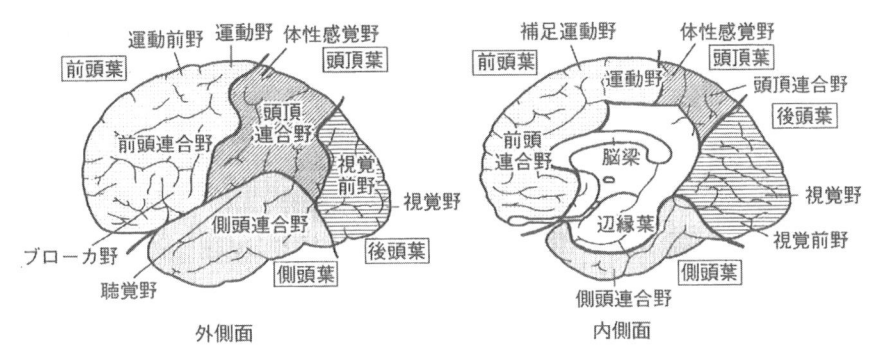

図5-1　大脳皮質の機能区分

### A. 後頭連合野

　およそ頭頂後頭溝のあたりから後方が後頭葉で、その最後方にあるのが第一次視覚野（ブロードマンの17野）である。後頭連合野は第一次視覚野の前方にあり、視覚だけに関与する視覚連合野で、視覚前野（18, 19野）あるいは高次視覚野ともいう（第7章参照）。

### B. 側頭連合野

　側頭葉は後頭葉の前方、頭頂葉の外側にある。側頭葉の最背側、横側頭回には第一次聴覚野があるが、ここは外側溝の中に隠れている。
　側頭連合野は機能的に2つの部分に分けられる。第一次聴覚野に隣接して聴覚連合野（高次聴覚野）がある。ここはブロードマンの41, 42野である。さらに外側には上側頭回（22野）があり、聴覚に

関連した高次の機能をもつと考えられる。特にその後部はWernicke野で、言語野として重要である。
　上側頭回のさらに外側には、中、下側頭回（21、20野）がある。ここは主として視覚認識にかかわる連合野で、いろいろな物の形の識別、顔の識別、さらに個体の識別などの機能がある。また、物の形や顔の記憶にも関係している。
　側頭連合野の障害で起る症状として次のものが知られている。
(1) 感覚性失語症：側頭葉の22野は聴覚連合野で、この部位が損傷を受けると感覚性失語症または、精神聾が起こる。音や言語を聞くことはできるが、その意味を理解することができなくなる。ウエルニッケWernickeの言語中枢はこの部位を含む。
(2) 視覚性失認症：下側頭回（21野）は、18野や19野の視覚連合野との間に相互の連絡があり、視覚による形状の識別に関与する。この部位が損傷を受けると、視力や視閾値は変わらないが物体が認識できなくなる。また、文字をみてもその意味がわからなくなる。これを視覚性失認症という。

### C. 頭頂連合野

　中心溝の後方、頭頂後頭溝までを頭頂葉という。頭頂葉の最前方、中心後回には第一次体性感覚野（3野）があり、その後方が体性感覚連合野（1、2、5野）である。そのさらに後方は上頭頂小葉（5、7野）と下頭頂小葉（ブロードマンの39、40野）であり、ここがいわゆる頭頂連合野である。上頭頂小葉のうち7野には体性感覚と視覚情報が到達し、両者の統合により身体イメージ、自己中心的空間認知が成立し、さらに視覚空間の認知、空間内の複数物体の位置関係、動きなどの認知が行われる。下頭頂小葉は縁状回、角回と呼ばれ、体性感覚、視覚、聴覚、前庭感覚の統合が行われる。
　頭頂葉の障害による症状として次のものが知られている。
(1) 立体認知不能：触覚による物体の形状や滑らかさの識別、さらに物体そのものの認知ができなくなる。
(2) 半側空間無視：脳の障害と反対側の空間ならびにその中の事物の認知ができない。
(3) 身体失認、手指失認：自己の身体部位の認知が障害される。
(4) 失行：運動麻痺や知覚障害はないのに、日常的な習熟行為に誤りを犯す。

### D. 前頭連合野（前頭前野）

　中心溝の前方が前頭葉である。前頭葉の最後方は第一次運動野（4野）で、その直前には、高次運動野（運動連合野）である、運動前野、補足運動野がある（6野）。運動前野の直前には前頭眼野（8野）があり、そのさらに外側の44野、45野はブローカの言語野である。なお補足運動野の前には前補足運動野があり、その腹側には帯状回運動野などがあるが、これらはいずれも高次運動野であると考えられている。
　前頭眼野から前が前頭前野あるいはいわゆる前頭連合野である。前頭前野は他の連合野との間に密接な相互の線維連絡がある。また、辺縁系や大脳基底核、視床下部とも線維連絡があり、他の連合野で統合された情報をもとにより高次の統合機能にかかわると考えられる。
　前頭前野のうち、背外側部と腹内側部では線維連絡の様式が違い、機能も違うと考えられている。背外側部の中心は46野で、ここには主として空間にかかわる記憶と意思決定のしくみがある。腹内

側部の中心は前頭眼窩回で情動にかかわるいろいろな機能がある。

前頭前野の破壊や障害で起る症状として次のようなものが知られている。

(1) ヒト前頭連合野の損傷：前頭葉の前方は古くから知性の座と考えられていた。この部が障害されると、計画性に欠けて行動に一貫性がなくなり、無意志、無感動となり、責任感が欠如し社会生活の適正さが失われ、そのため仲間から疎外されるなど社会的な人格が欠如するようになる。

(2) サル前頭連合野の除去実験：次のような変化が現れる
　①行動過多：おりの中で、トラやライオンのように、絶えず目的もなく同じ調子で歩きまわる。
　②遅延反応：サルに、2個のコップをふせて、その一方にえさをかくすところを見せる。よく見せてから窓を閉じ、一定時間後に窓を開く。正常サルは90秒間遮閉しておいても、えさのあるほうのコップを選ぶことができるが、前頭連合野を除いたサルでは5秒間遮閉しただけで、えさを選ぶことができない。短時間の記憶（作業記憶、p.80参照）が不能になっただけでなく、将来えさを得るために、そのありかを覚えておこうとする意思が欠如したとする解釈もある。
　③保続反応：ある課題をこなしたら、えさが与えられるように訓練したあとに、その課題の内容を変えてみる。正常サルはえさの与えられる新しい課題を容易に学びとるが、障害のサルはいつまでも古い課題に固執する。
　④情緒および社会的行動の障害：過度に攻撃的に、逆に極端に服従的になる。群れの中の階級を意識しなくなる。社会的コミュニケーションをつくる動作（身づくろいする、群がる、そばのものに触れる、声を出す、顔つきを変えるなど）が少なくなる。

## 2. 言語中枢

### A. 失語症

ヒトの大脳における言語機能の研究は失語症の記述から始まった。失語症は"発声され、書かれた言語、あるいは身振りによって表現された抽象的考えの失調"と定義される。

(1) 運動性失語

ブロカ Broca が1861年、前頭葉（ブロードマンの44、45野に相当）の障害によって起こる症状を報告した。ブロカ失語ともいわれ、次の症状がある。①自発的な話し言葉が少ない、②速度が遅い、③リズムと抑揚構音に障害、④句の長さが短い、⑤前置詞、助詞、語尾変化を欠いて文体は電報文のようになる。

(2) 感覚性失語

ウエルニッケ Wernicke により1874年に記述されたので、ウエルニッケ失語ともいわれ、次の症状がある。①自発発語の量は正常、②速度正常、③リズムと構音抑揚は変化なし、④句の長さ正常、⑤錯語、新造語が多い。病巣はブロードマンの22野に限局あるいは隣接する角回を含む。

失語症は、脳出血により中大脳動脈の流域が侵されて起こることが多く、両中枢が同時に傷害されることが多いので、感覚性、運動性と単純に区別できるものが発生することはまれである。また

ブロカ、ウエルニッケの両中枢は密接に結合して機能していると思われる。

### B．言語の発達

通常、子供は生後18か月から28か月の間に言葉を話し始める。言語学習の臨界期は生後20か月〜30か月の間にあり、直立姿勢、歩行、利き手使用が出現して、それらが出そろうと、哺語から成人の言語学習の段階に移る。この時期（臨界期）に大脳は成人重量の60％となり、ブロカ野のニューロンの樹状突起は著しく増加する。大脳の言語機能は、初め両半球にあるが、生後やがて左半球の一側に固定化して、可塑性は減少する。大脳の一側化が確立する時期（思春期前後）までに起きた失語症が比較的回復がよいのは、右半球による代償が可能なためである。精神遅滞者または重症の聾者に言語学習をさせるには、臨界期の始まりまでに訓練による聴音体験が是非必要である。

### C．半球優位性

大脳の両半球のうち、言語については左側が優位であるといわれている。ヒトのウエルニッケ野は形態学的に左右差が明らかで、左側が大きく発達していることが多い（たとえばある調査では、正常人100人中大きいのは65人、等しいのが24人、右側が大きいのが11人であった）。この変化は胎児の時期にすでに現れているという。

右半球脳は左半球脳に常に劣っているわけではない。空間認知については右半球が左半球よりも優位であるとされている。左右の脳半球が機能を分担する理由はわからない。

## 3．皮質の電気活動と脳波

### A．脳波（脳電図）electroencephalogram, EEG

ベルガーBerger（1929）は人間の頭皮上に電極をあてて数十μVの小さい律動的な電位変動を導出し、その電位変動が感覚刺激や精神活動によって影響されることを見いだした。これを脳波または脳電図という。

### B．脳波の波形（図5−2）

(1) 安静時：静かな環境で眼を閉じ精神の安定を保つとき、周波数が8〜13Hz、振幅が100μV以下の波が著明に現れる。これをアルファ（α）波という。
(2) 覚醒時：感覚刺激とくに視覚刺激時や、暗算などの精神活動時には、振幅の小さい17〜30Hzの成分を含む波が出現す

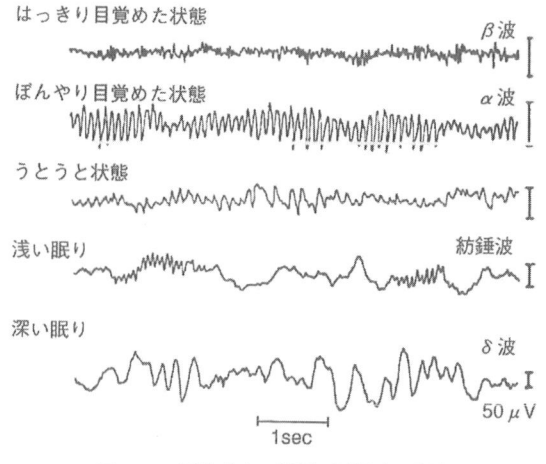

図5−2　正常成人の覚醒、睡眠時の脳波

る。これをベータ（β）波という。皮質細胞の活動が非同期的になっていることを示す。β波の著明である脳波を覚醒脳波とよんでいる。

(3) 入眠時：うとうとしているときには4〜7Hzの波が出現する。これをシータ（θ）波という。新生児では覚醒の状態でしばしば出現し、とくに前頭葉-側頭葉導出によくみられる。

(4) 睡眠時：睡眠の初期には、10〜14Hzの紡錘波が周期的に群発する。この波が出たら入眠したと判断される。睡眠がさらに深くなると、0.5〜3Hzの振幅の大きい不規則な徐波だけになる。この徐波はデルタ（δ）波といわれ、脳腫瘍あるいは麻酔に際しても出現する。紡錘波やδ波の出現する脳波を睡眠脳波という。

上に述べた正常脳波の振幅と周波数との間には反比例の関係があり、速いリズムの波は振幅が小さい。

(5) てんかんの脳波：てんかんの大発作時には振幅の大きいスパイクが現れる。小発作に際しては、速波と徐波とが3/secの周期で繰り返される棘徐波群発という特有の波が見られる。

### C．脳波の成因と脱同期化

アルファ波やデルタ波などの振幅の大きい緩徐な波が周期的に出現するのは、中枢神経系のどこかで周期的な興奮が繰り返され、それに皮質細胞が同期して活動するためと考えられる。他方、覚醒時の脳波は振幅が小さく速いベータ波が主で、これは、皮質に対し非同期化の作用がはたらいて細胞活動の同期性が失われていると考えられる。

動物に睡眠脳波が現れているとき、脳幹網様体を刺激するとベータ波が出現する。ネコの脳の循環を保ったまま、頸髄で横切断すると紡錘波（睡眠脳波）と速波（覚醒脳波）とが交代で出現する。中脳の高さで横切断すると徐波成分（睡眠脳波）のみが続くようになる。これらの事実から、脳波の非同期化に、中脳の脳幹網様体の活動が大切であることがわかる。

体性感覚受容器からのインパルスは、視床を経て皮質の一次体性感覚野に投射するが、一部は側副路によって脳幹網様体に入り、大脳皮質の広汎な領域を賦活する（上行性網様体賦活系）。すなわち上行性網様体賦活系が皮質細胞の活動を非同期化し、覚醒脳波を起こす。皮質の興奮によっても脳波の賦活が起こるので、網様体は皮質からの入力も受けているとされる。

### D．大脳皮質誘発電位

一次体性感覚野の皮質表面に電極をおき、手指皮膚に単一電気刺激を与えると約10msecの潜伏時間のあとに、最初陽性で後に持続時間の長い陰性の電位を記録できる。これを体性感覚誘発電位という（図5-3）。聴覚野からは聴覚刺激に対する誘発電位が、視覚野からは視覚刺激に対する誘発電位が記録される。

細い電極を皮質の深部に刺入すると、0.3〜0.5mmの深さで第Ⅲ層付近に到達する。すると誘発電位は、陽性-陰性波から陰性-陽性波に逆転する。電位変化の速い成

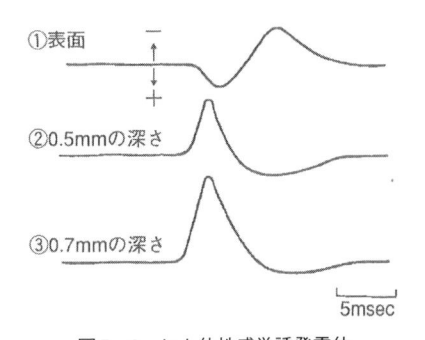

図5-3 ヒト体性感覚誘発電位
①皮質表面、②0.5mmの深さ、③0.7mmの深さで記録したもの

分（表面では陽性、刺入した場合は陰性）は0.5～0.7mmの深さの点が吸い込み（そこが興奮している）になり、表面がわき出しとなる。表面で得られる後続の陰性波については、樹状突起を伝導する活動電位が表面に到達することによって起こると考えられるが明らかでない。

## 4. 睡　眠

　動物は覚醒と睡眠を繰り返す。目覚めは意識のある状態であり、脳の活動水準が高いと考えられるが、睡眠は単なる脳の活動低下状態ではない。

### A．脳幹網様体賦活系
　エコノモ Economo（1917）は嗜眠性脳炎の患者の脳解剖所見から、中脳と視床下部を含む領域に睡眠中枢と覚醒中枢とが存在するとした。マグン Magoun は脳幹網様体の賦活系が活動すると覚醒し、活動が低下すると睡眠になるとした。下位脳幹には、賦活系に対する抑制系があり、抑制系の活動によって睡眠が起こり、賦活系および抑制系を活動させる主な要因は感覚入力であるとした。しかしその後レム睡眠が発見され、賦活系の概念は修正された。

### B．レム睡眠
　睡眠中に速やかな眼球運動が起こる時期がある。この時期をレム睡眠（REM：rapid eye movement）、あるいは逆説睡眠という。これに対してふつうの睡眠をノンレム睡眠あるいは正常睡眠という。
(1) 睡眠のリズム：成人の睡眠では、一晩に1.5～2時間の正常睡眠と10～30分のレム睡眠とが数回繰り返される。最初のレム睡眠の持続は約10分であるが、明け方に近づくと長くなる。夢をみるのはレム睡眠期に多い。
(2) 脳波：レム睡眠の特徴は、ヒトでは浅い睡眠パターンであるシータ波が現れることである。ネコでは、脳波は覚醒型となる。
(3) 身体活動の変化：筋緊張の低下、交感神経の活動低下、副交感神経の活動亢進がレム睡眠の基礎になっている。そのうえに重なって、特徴的な速い不規則な眼球運動や、顔面や手指のピクピクした動きが起こる。血圧や心拍数の変化、呼吸数の変化やリズムの乱れ、など自律系の変化も現れる。
(4) レム睡眠のアミン仮説：ジュヴェ Jouvet らはネコの脳を橋の下で切断すると、約1時間の間隔でレム睡眠が繰り返し起こることを見いだした。橋の縫線核と青斑核とが主役で、青斑核から縫線核にいたる抑制支配が除かれると縫線核の活動が高まってノンレム睡眠が起こり、縫線核から青斑核への抑制が強まると青斑核の活動が低下してレム睡眠が起こるとした。伝達物質はそれぞれセロトニン（5-HT）およびノルアドレナリンであり、前項に述べた脳幹網様体賦活系のはたらきのうえに青斑核と縫線核のはたらきが加わって、睡眠のリズムが形成されると考えた。

## 5. 学習と記憶

　過去の経験により、生体機能や行動におこる変化を学習という。学習は持続的な環境への適応であり、行動の変化に対応して中枢神経系に持続する変化が生じることが期待される。記憶とは、学習したことを保持し、これを必要に応じて再生する過程である。記銘という語は学習と同じ意味で用いられる。

### A．非連合学習
非連合学習とは、同じ刺激が繰り返される結果、生体の反応性が変わることをいう。
（1）慣れ：刺激が反復されると反応が次第に弱くなることで、例として、音に対する驚愕反応、定位反応などがあり、これらは心拍数減少、発汗、血管収縮などを伴う。
（2）感作、過敏：刺激が反復されると反応が次第に強くなることで、例としては痛みの過程がある。

### B．連合学習
連合学習とは同時におこる二つの刺激あるいは事象の関係の学習である。
　（1）古典的条件付け（条件反射）、（2）道具的（オペラント）条件付け、（3）遅延反応学習などがある。
（1）古典的条件づけ
　パヴロフPavlovは次のような実験を行った（図5-4）。イヌの唾液腺にあらかじめ管を入れて唾液分泌量を測定できるようにしておく。イヌはえさを見ると唾液を分泌する。ベルを鳴らしたあとにえさを与える操作を何回も繰り返すと、ベルの音だけで唾液分泌が起こるようになる。えさは必ず唾液分泌を起こすので、無条件刺激という。これに対しベルの音は、上述の操作によって有効な刺激となったのでこれを条件刺激という。また、ベルの音によって唾液分泌が起こるようになることを"条件づけられる"といい、ベルの音によって起こる唾液分泌のように条件づけられて生じる反射を条件反射という。

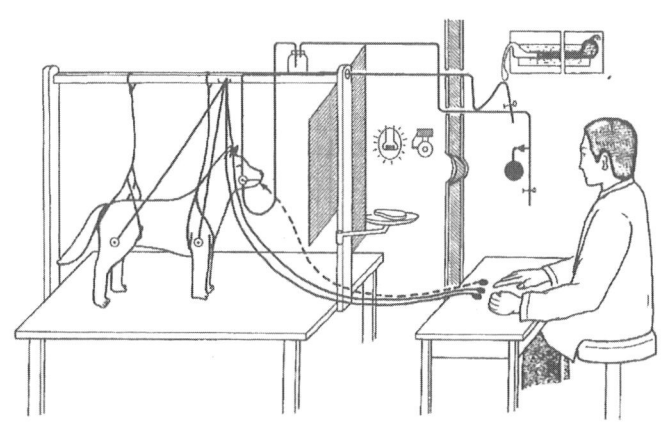

図5-4　条件反射の研究法

条件反射にはいくつかの性質がある。
①ベルとえさの順序を逆にして先にえさを与えてからベルを鳴らすときは、ベルは条件刺激にはならない。
②条件刺激と無条件刺激を組み合わせて繰り返し与えると、反射が強固になる（強化）。
③条件反射が形成された後では、条件刺激に似た刺激によっても反射がおこる（汎化）。
④条件反射が形成された後、条件刺激ではえさを与え、これによく似た刺激では与えないようにすると、後者では反射がおこらなくなる（分化）。
⑤条件刺激を無条件刺激と組み合わせずに与えていると条件反射が消失する（消去）。
形成された条件反射がおこらないこと、あるいはおこらなくなることを抑制という。次の2つがある。
　1）外抑制：外部の刺激によって条件反射が抑制されること。
　2）内抑制：消去、分化の過程に含まれる抑制。
（2）道具（オペラント）条件づけ
　自らの意志によって環境に働きかける能動的な行動をオペラント行動といい、能動的な行動に対応した条件づけを道具的（オペラント）条件付けという。道具的条件付けには動物の行動（たとえばテコ押し）に対応して、えさなどの報酬が与えられる報酬学習、電撃などの罰を逃れられる回避(逃避)学習などがある。このほかに、報酬を用いて、刺激を弁別させる弁別学習、迷路学習などがある。
（3）遅延反応
　ある刺激に対する反応を、その刺激消失後しばらく時間が経過してから行うことを遅延反応といい、その経過時間を遅延期間という。遅延反応の課題には次のような種類がある。
①遅延反応課題、②遅延交代反応課題、③Ｇｏ／ＮｏＧｏ反応課題、④遅延見本合わせ課題、
⑤遅延非見本合わせ課題。

## C. 記　憶

　記憶とは、知覚され、意識に上った事項や事象を記銘（学習）し、学習したことを保持し、これを必要に応じて再生する過程である。記憶を持続時間により次のように分類する。
(1)　感覚記憶(残像)：感覚器が受容した情報で、持続は0.1—0.5秒と短い。
(2)　短期記憶：知覚された情報を数秒〜数分保持するもので、たとえば電話番号など、必要に応じて短時間記憶するもので、作業記憶とも呼ばれる。
(3)　長期記憶：数十年にもわたって保持される記憶である。

## D. 長期記憶

長期記憶は、陳述記憶と手続き記憶に分けられる（スクワイヤーによる）。
(1)　陳述記憶：陳述記憶は意識的に思い出すことができ、言葉で記述できる記憶のことである。これはさらに次の2つに分類される。①エピソード記憶：出来事、風景など時間的、空間的に定位できる記憶、②意味記憶：学校で学ぶような知識の記憶。
(2)　手続き記憶：意識に上らない記憶、意識せずに行動に表れる記憶であり、①条件反射、②自転車

に乗るなどの身体で覚えた技能、③プライミング（潜在的記憶）がこれに含まれる。

## 6. 大脳辺縁系

### A. 構 成

哺乳類の脳で大脳半球の内側縁を取り囲む弓状の皮質領域すなわち、帯状回、海馬傍回、海馬からなる部位を、ブローカは大辺縁葉とよんだ（ブローカ Broca 1878）。このブローカの大辺縁葉と直接間接に連絡をもち、生命維持・調整機能に関与すると考えられる脳部位を総称してマクリーン（McLean 1952）は（大脳）辺縁系となづけた。辺縁系は元来機能的な広がりを示す言葉で解剖学的範囲は明確でなく、大辺縁葉のほか、皮質下の扁桃体、視床下部、視床上部、視床前核群なども含まれる。中脳中心灰白質や脊髄の一部をもこれに含めることがある。これらの脳部位は、感情、欲求などに関わることから情動脳（emotional brain）と、また内分泌、呼吸、循環など自律神経機能の中枢である視床下部を含むことから内臓脳（visceral brain）とも呼ばれる。

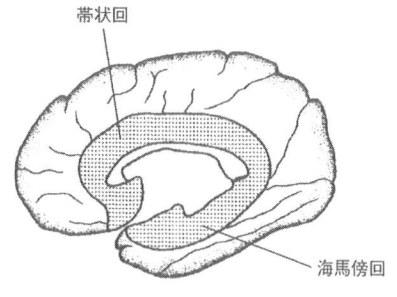

図5-5 ヒト大脳辺縁系（大脳内側面）

辺縁系の皮質領域は系統発生的に古く、原皮質（海馬、歯状回）、古皮質（梨状葉、扁桃周囲野）と中間皮質（帯状回、海馬傍回、鉤）に区分される。構築学的には原皮質も旧皮質も6層構造を示さず、両者を合わせて異皮質という。中間皮質は組織学的には新皮質への移行型である。

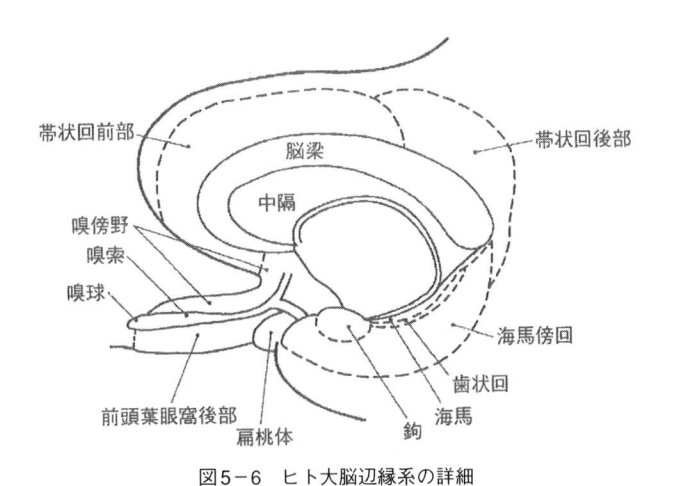

図5-6 ヒト大脳辺縁系の詳細

## B. 機　能
辺縁系の機能は情動、動機付け、記憶に大別される。
(1) 情動行動
　扁桃核を刺激すると、逃避行動や攻撃行動、摂食行動、性行動が起こる。また、前帯状回を刺激すると、発声や緊張の亢進など、怒りの行動が起こる。いずれも情動や本能にかかわる行動である。
(2) 自律系への情動の表出
　梨状葉や扁桃核の刺激によって、呼吸数や呼吸の振幅、血圧や心拍数、唾液分泌や胃腸運動などが促進あるいは抑制される。また、立毛や瞳孔散大、排尿および排便運動など多彩な反応が出現する。これらの反応は前述の本能行動に伴う自律系の活動である。視床下部は自律神経系の高次中枢であるが、辺縁系はさらに上位にあって視床下部のはたらきを調節する役割を果している。
(3) 動機づけ
　ネズミの中脳や視床下部に電極を埋め込み、ネズミがテコを押すと電流が流れてその部位が刺激されるようにしておくと、ネズミは休みなくテコを押し続ける。これを自己刺激という。電流が流れるとネズミは快感を覚え、その結果テコを押す動機が強化されるためと考えられる。テコ押しにより快感という報酬が与えられるわけで、これに関与する部位を報酬系とよぶ。電極を脳の別の部位に刺入すると、テコを押すことを拒む。ここが刺激されると不快感を覚えるので、テコを押そうとする動機が弱まった、あるいは負に強化されたと考える。不快感という罰が与えられるわけで、このような部位を罰系という。本能的欲求が満たされるときに快感が生まれ、満たされないと不快感が持続すると考えられる。
(4) 知覚刺激の生物学的意味づけ
　海馬や扁桃核は嗅球からの神経線維の投射を受けている。しかし、これらの部位のニューロンは嗅覚以外の感覚、たとえば聴覚、体性感覚や視覚刺激にも応じる。視覚刺激の場合、明るさとか物体の形状とか物理的な要素よりも、えさか危険物か、味方か敵かなど、動物にとって意味のある要素に対して反応が出現する。下側頭回において識別され、選別された視覚情報が扁桃核で意味づけされていると考えられる。
(5) 記憶と学習
　海馬や扁桃核が傷害されると、健忘症の症状が現れる。記憶の固定だけでなく想起も障害される。健忘症は側頭葉性と間脳性に分類される。海馬、扁桃核、海馬傍回など側頭葉内側部の切除手術を受け、健忘症にかかった症例（H.M.）は有名である。一方間脳性の記憶障害は、アルコール中毒とヴィタミンB1欠乏によっておこる、コルサコフ症候群が古くから知られている。視床内側部や視床下部乳頭体に病変がある。
　ペイペッツ（Papez 1937）は、海馬-脳弓-乳頭体-視床前核-帯状回-海馬の閉じた回路を情動回路としたが、今日ではこの回路は情動より記憶に関係すると考えられている。

# 第6章　自律神経系

　末梢神経系は機能的に体性神経系と自律神経系の2つに分けられる。体性神経系は皮膚や骨格筋などからの感覚や、随意運動の調節に関与するのに対し、自律神経系は内臓などの機能の無意識的調節に関与している。

## 1．自律神経系の構成と機能

### A．自律神経系の特徴
　自律神経系の支配様式や活動には、次に挙げるような特徴がある。
（1）自律性支配
　自律神経の活動は無意識的に調節されており、随意的に調節することはできない。
（2）二重支配
　自律神経系には交感神経系と副交感神経系の2つの系があり、両者が1つの器官を支配している。副腎髄質、腎臓、脾臓、種々の血管、汗腺など、交感神経のみが支配している器官もある。
（3）拮抗性支配
　交感神経系と副交感神経系が二重支配する同一器官においては、基本的に両者は相反する作用を及ぼし、両者の活動のバランスによる機能調節を行っている。
　これは単に、促進と抑制という逆反応だけを示すのではない。たとえば、膵内分泌腺を支配する交感神経がはたらけばグルカゴン、副交感神経がはたらけばインスリンという異なったホルモンが分泌される。ともにホルモンの分泌という点では同様だが、両者のホルモンは、それぞれエネルギーの放出と蓄積という逆方向の生体反応を誘発し、機能的には拮抗作用をもたらすといえる。

（4）節前線維と節後線維
　交感神経系も副交感神経系も、中枢神経系内に細胞体をもつ節前線維と、節前線維から入力を受け、それを末梢の効果器に伝える節後線維の、2つのニューロンによって構成されている。節前線維と節後線維の間のシナプス部位を自律神経節とよぶ。
　例外として、副腎髄質は交感神経節前線維に直接支配されているが、これは副腎髄質の細胞自体が節後線維由来だからと考えられている。また、消化管支配の交感神経節後線維の多くは、直接平滑筋を支配せず、副交感神経節後線維にはたらきかけてその活動を抑制している。

### B．交感神経系の構成と機能
（1）交感神経系の構成（図6-1）
　交感神経系の節前ニューロンの細胞体は第1胸髄から第3腰髄の側角（図3-2）に存在し、その

軸索は前根から出て交感神経幹に至る。

　①血管、汗腺、立毛筋、および瞳孔、唾液腺、気管支、肺、心臓などを支配する交感神経はここでニューロンを交代し、節後線維となる。

　②腹部消化管や腎臓、膀胱、生殖器など腹部臓器を支配する交感神経の節前線維は交感神経幹を素通りし、より末梢の腹腔神経節や上、下腸間膜動脈神経節などで節後線維へシナプスする。

　副腎髄質は節前線維に直接支配されている。

(2) 交感神経系の機能

　交感神経系は精神的興奮や緊張状態、たとえば運動するときや、攻撃、逃避するときなどに活動が高まり、エネルギーを消費して身体を動かすのに適した状態になるようにはたらく。

　具体的には、心拍数と心拍出量の増加、腹部臓器や皮膚の血管収縮を引き起こして血圧が上昇する一方、筋の血管は拡張して筋血流は増加する。気管支は拡張して酸素を多く取り入れ、瞳孔の散大や発汗を起こす。緊急時に必要の少ない消化管の運動や消化液の分泌は逆に抑制する。また、交感神経

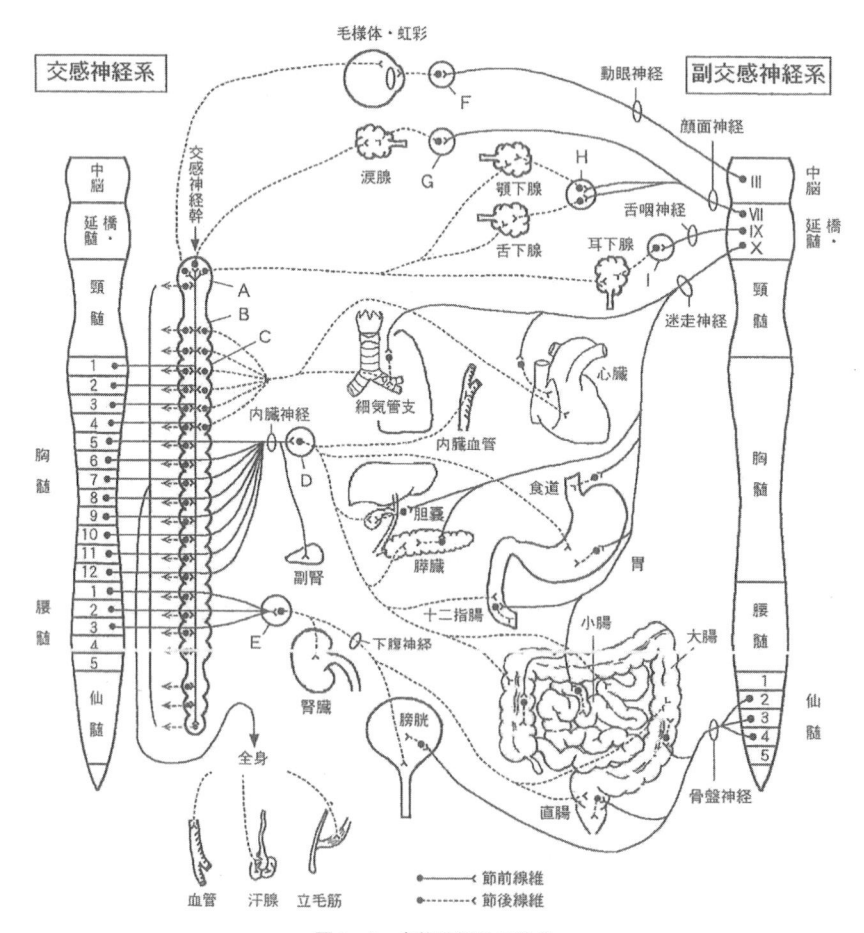

図6-1　自律神経系の構成

活動の上昇は副腎髄質からのアドレナリンなどの血中放出を促し、心機能や代謝を高める。

上述の交感神経の個々の機能を一つ一つ覚えるのは大変であるが、大まかには、自分が非常に緊張、興奮したときのことを思い起こせば覚えやすい。すなわち、心臓はドキドキ（心拍数増加）して血圧がカーッと上がり（心拍出量増加、内臓血管収縮）、息は荒くなって（気管支拡張）、食欲はなくなり（消化管抑制）、手に汗を握るかヒヤ汗をかく（発汗）。また、鳥肌が立ったり、ネコやイヌなどでは毛が逆立つ（立毛筋収縮）。なお、非常に緊張したときに口の中が乾いた感じがするのは、唾液の分泌量が減少するからではなく、粘稠な唾液が少量分泌されるからである。

### C．副交感神経系の構成と機能
(1) 副交感神経系の構成（図6-1）

副交感神経系の節前線維は延髄から中脳の下位脳幹部と脊髄の仙髄から発する。脳幹部から出てくる12対の脳神経のうち動眼神経（Ⅲ）、顔面神経（Ⅶ）、舌咽神経（Ⅸ）、迷走神経（Ⅹ）には副交感神経が含まれる。それぞれの支配臓器は次のようである。

・動眼神経：眼の瞳孔や毛様体筋
・顔面神経：唾液腺の顎下腺と舌下腺、および涙腺
・舌咽神経：唾液腺の耳下腺
・迷走神経：胸部、腹部内臓の大部分

一方、仙髄から出てくる骨盤神経にも副交感神経が含まれ、横行結腸の後半から直腸にかけての消化管、膀胱、生殖器などの器官を支配している。

副交感神経の節前線維は長く、標的器官のすぐ直前、あるいは器官内の神経叢で節後線維とシナプスする。

(2) 副交感神経系の機能

副交感神経系は主として落ち着いて安静にしているときに活動が高まり、エネルギーを蓄える方向、すなわち交感神経と相反的にはたらく。つまり、循環系には主として抑制的にはたらいて血圧を下げる一方、消化管運動や消化液の分泌を盛んにして消化を進める。瞳孔は縮小し、気管支は収縮する。就寝前の落ち着いたときに咳が出やすいのはこのためと考えられる。

## 2．自律神経系の神経伝達物質と受容体

### A．自律神経系の神経伝達物質
(1) 一般的神経伝達物質（図6-2）

交感神経、副交感神経ともに節前線維からはアセチルコリンが放出され、副交感神経の節後線維末端からは主としてアセチルコリン、交感神経節後線維末端からは主としてノルアドレナリンが放出される。

すなわち基本的には、交感、副交感神経のそれぞれの節前、節後線維の末端4か所のうち、「交感神経節後線維の末端がノルアドレナリン」であることだけ覚えておけばよく、「他はすべてアセチルコリン」である。

神経伝達物質としてアセチルコリンを放出する神経線維のことをコリン作動性線維といい、ノル

アドレナリンを放出する神経線維のことをアドレナリン作動性線維という。

(2) 交感性コリン作動性線維（図6-2）

　交感神経の節後線維は多くの場合アドレナリン作動性であるが、汗腺や骨格筋の血管の一部を支配する交感神経の節後線維は、末端からアセチルコリンを放出するので、交感性コリン作動性線維とよばれる。

(3) そのほかの神経伝達物質

　消化管や分泌腺を支配する副交感神経節後線維の中には、アセチルコリンやノルアドレナリン以外の神経伝達物質を放出するものがある。その神経伝達物質には様々なものがあるが、特に消化管において、コリン作動性線維と逆に消化管平滑筋の弛緩を引き起こす線維のことを、非アドレナリン性非コリン性抑制線維（NANC抑制線維）という。VIP（血管作動性小腸ペプチド）とかATP、

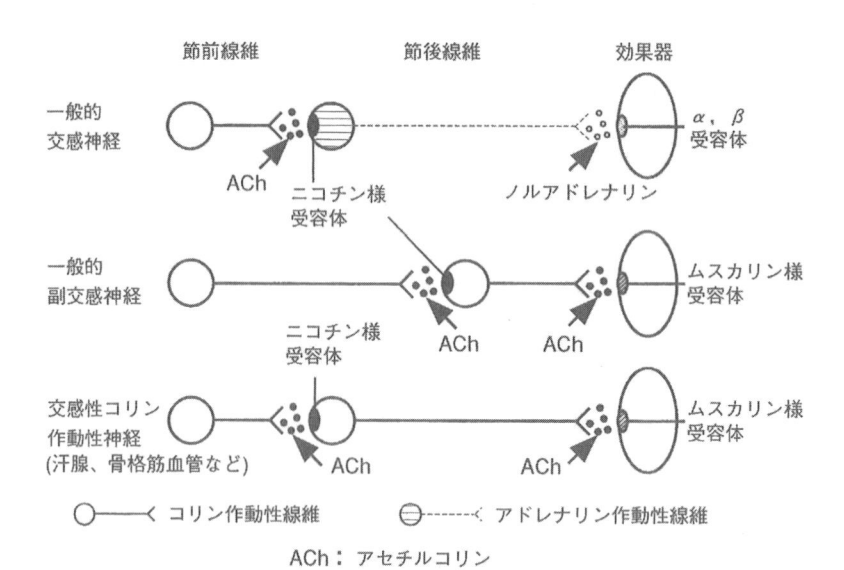

**図6-2　代表的な自律神経系の伝達物質**
消化管の副交感神経にみられるNANC線維は略した。

NO（一酸化窒素）などが関与していると考えられている。

### B．自律神経系における受容体

(1) アセチルコリン受容体

　自律神経節でも副交感神経節後線維の末端でも、同じアセチルコリンが神経伝達物質として放出されるが、それに結合する受容体は、自律神経節と、末梢の効果器との接合部では種類が異なっている。自律神経節での伝達を仲介するアセチルコリン受容体をニコチン受容体といい、効果器への伝達を仲介する受容体をムスカリン受容体という（図6-2）。

　ヘキサメトニウムなどのニコチン受容体の遮断薬は、自律神経節での伝達を遮断するため、交感、副交感神経の両者のはたらきを阻害するのに対し、アトロピンなどのムスカリン受容体遮断薬は、副交感神経のはたらきを選択的に阻害する（表6-1）。

(2) アドレナリン受容体

交感神経節後線維の末端からのノルアドレナリンと結合する受容体をアドレナリン受容体という（図6-2）。アドレナリン受容体には大きく分けて α 受容体と β 受容体の2種があり、ノルアドレナリンは α 受容体を刺激しやすく、アドレナリンは β 受容体を刺激しやすい。

それぞれの受容体は効果器により分布状態が異なり、たとえば、α 受容体は内臓血管収縮を誘発するのに対し、β 受容体は心機能の亢進や気管支平滑筋の弛緩を引き起こす（表6-1）。

(3) 受容体サブタイプ

アドレナリン受容体にはさらに $\alpha_1$ と $\alpha_2$、$\beta_1 \sim \beta_3$、ムスカリン受容体についても $M_1 \sim M_4$ などのサブタイプがあり、効果器のみならず、シナプス前線維の末端に存在する受容体もある。

同じ神経伝達物質でも効果器によりその受容体のサブタイプが異なることから、そのサブタイプに特異的に作用する薬物を使えば、ほかへの影響の少ない、より選択的な機能調節効果が得られる。

表6-1 自律神経系の受容体と自律神経作用薬

| 受容体 | 存在部位・作用 | 刺激薬 | 遮断薬 |
|---|---|---|---|
| ACh受容体 ニコチン受容体 | 自律神経節伝達 （神経筋接合部伝達 | ACh、ニコチン など ACh、ニコチン など | ヘキサメトニウム など クラーレ、ガラミン など） |
| ムスカリン受容体 | 心臓抑制、消化管収縮、縮瞳、消化液分泌、気管支収縮 など | ACh、ムスカリン、ピロカルピン など | アトロピン、スコポラミン など |
| Ad受容体 α受容体 | 血管、括約筋収縮、瞳孔散大筋収縮 など | NA＞Ad、フェニレフリン（$\alpha_1$）など | フェントラミン、プラゾシン（$\alpha_1$）など |
| β受容体 | 心機能亢進、気管支拡張、消化管弛緩 など | Ad＞NA、イソプロテレノール など | プロプラノロール、ブトキサミン（$\beta_2$）など |

ACh：アセチルコリン、Ad：アドレナリン、NA：ノルアドレナリン　これら受容体はさらにいくつかのサブタイプに分類される。

## C. 神経伝達物質の分解と吸収

神経伝達物質の作用は、必要なときだけ発現すればよい。一度受容体に結合した神経伝達物質は、効果を発揮したあとに、シナプス後膜（効果器の膜）に存在する分解酵素やシナプス前線維への再吸収により速やかに取り除かれる（図6-3）。

(1) アセチルコリンの分解

受容体に結合したアセチルコリンは、シナプス後膜に存在するアセチルコリンエステラーゼという酵素により直ちにコリンと酢酸に分解される。コリンは再びシナプス前線維末端に取り込まれてアセチルコリンの再合成に利用される。

サリンなど、アセチルコリンエステラーゼを減少させる毒物は、持続的で強い副交感神経の機能亢進の症状を誘発する。

(2) ノルアドレナリンの分解

受容体に結合したノルアドレナリンの一部は、シナプス後膜に存在するCOMT（カテコール-$O$-メチル基転移酵素）という酵素により不活性化される。また一部は、ノルアドレナリンのままシナプス前線維末端に取り込まれて、そのまま神経伝達物質として利用されたり、シナプス前線維末端

内のMAO（モノアミン酸化酵素）という酵素により分解される。

A. アセチルコリンの合成と分解　　B. ノルアドレナリンの合成と分解

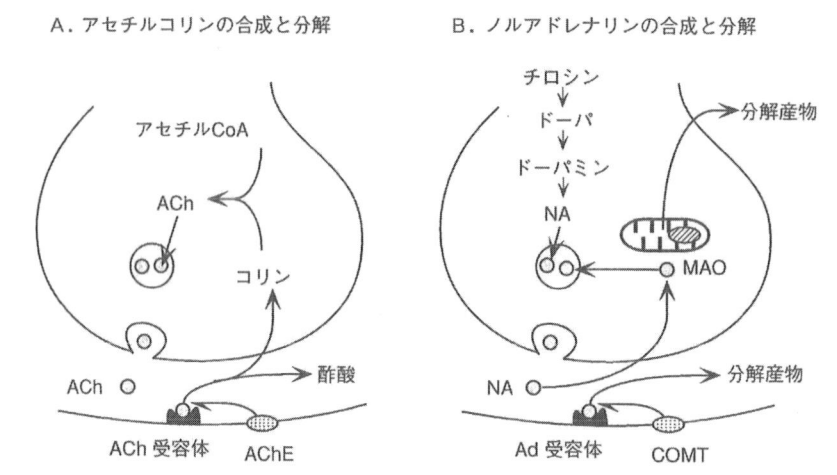

図6-3　アセチルコリンとノルアドレナリンの合成と分解
ACh:アセチルコリン、AChE:アセチルコリンエステラーゼ、NA:ノルアドレナリン、Ad:アドレナリン

# 第7章　感覚と脳

## 1．感覚とは

感覚の役割は、外界や、自己身体の状況を知ることである。

### A．感覚の分類

古くギリシャ時代から、感覚は特殊感覚（視、聴、平衡、味、嗅）と一般感覚（体性感覚、内臓感覚）に分けられた。視、聴、平衡、味、嗅、体性、内臓の各感覚は、互いに移行しない独立した感覚と考えられ、これらを感覚の種類（モダリテイ）という。

### B．適刺激

ある感覚器は、それに適した様式（エネルギー形態）の刺激にしか応答しない。上記の感覚の分類は、感覚器の適刺激の様式にほぼ対応している。

### C．感覚の質

たとえば視覚では赤、青、緑の感覚、聴覚では音の高低、味覚では4つの基本味、体性感覚では触、痛、温などは同じ種類の感覚のなかでも、質が違うと考える。

### D．感覚の閾値

つぎの3つがよく使われる。
検出閾：刺激の存在を検出することのできる最小の強さ。
認知閾：刺激の存在をはっきり認知できる最小の強さ。
差閾（弁別閾）：2つの刺激を違うと認知できる最小の差。

### E．感覚の順応

同じ強さの刺激が持続するとき、主観的感覚の強さが次第に減少しやがて一定になることを順応という。刺激開始後一定になるまでの時間を順応時間という。

### F．感覚の心理物理学

刺激の強さと、それによって生じる感覚の強さとの関係を定量化する試みが行われた。次の3つの法則がよく知られている。
(1) ウエーバーの法則、ウエーバー比

$\Delta S / S = C$

(2) ウエーバー・フエヒナーの法則

$E = k \cdot \log S + a$

(3) ベキ関数の法則（スチーブンスの法則）

$E = k S^n$

S：刺激の強さ、E：感覚の強さ、C，k，aは定数。

## 2. 感覚受容

### A. 受容器の分類

感覚受容器は刺激の発生源によって、外受容器と内受容器に分類される。外受容器は外界からの刺激を、内受容器は生体内に発生した刺激をそれぞれ受容する。

感覚受容器は適刺激の種類によって次のように分類される。すなわち、(1) 光受容器、(2) 化学受容器、(3) 機械受容器、(4) 温度受容器、(5) 侵害受容器である。

### B. 受容器電位

感覚受容器は感覚刺激を受容器電位に変換する。受容器電位はアナログ的な緩電位で、刺激の強度に応じて振幅が連続的に変化する。

### C. 求心性インパルスの発生

受容器電位は電気緊張的に発生源の近傍に伝播するのみで伝導しない。感覚情報を中枢に伝達する役割は活動電位が担う。活動電位は、受容器電位の時間経過と振幅を活動電位の発射パターンに符号化して中枢へ伝える。受容器自身が神経軸索をもつ場合には、脱分極性の受容器電位がその神経の活動電位をトリガーする。軸索をもたない受容器は、二次ニューロン（p.93参照）とシナプス結合し、受容器電位によって放出が制御されるシナプス伝達物質の量に応じて二次ニューロンに活動電位を発生させる。

## 3. 感覚と脳

### A. 特殊エネルギーの法則

ミューラー（Müller 1837）は、各感覚系は受容器から大脳皮質まで、それぞれの感覚系に固有の感覚を生じさせる力をもっているとした。

### B. 投射の法則

感覚系には次の三つの性質があり、これを投射の法則という。

(1) 神経系のどこが刺激されても受容器のある末梢に感覚が意識される。

（2）末梢と中枢とが解剖学的につながっている。
（3）中枢に末梢の忠実な再現がある。

### C．伝導路
各感覚系にはそれぞれに固有の伝導路がある。伝導路はニューロンの連鎖であり、末梢側から中枢に向かって、一次，二次，三次ニューロンなどとよぶ。ニューロンが交代するところを中継核という。

### D．側方抑制
ある受容器が興奮するときその周囲の受容器の活動が抑制されること。この抑制により興奮が周囲に伝播することが防がれ、中心部位の興奮を周囲から際立たせる効果がある。伝導路途中の中継ニューロンや大脳皮質のニューロンに見られる重要な作用である。

### E．遠心性調節
伝導路途中にある中継ニューロンに対して、大脳皮質から抑制あるいは興奮性の作用がおよび、伝導路を上行する情報の取捨選択が行われる。

## 4．体性感覚

### A．体性感覚とは
体性とは身体を意味する。体性感覚は、皮膚、粘膜、筋、腱、骨膜、関節囊、靱帯などにある受容器の興奮による感覚である。皮膚（表在）感覚と深部感覚に分ける。視、聴、味、嗅、平衡覚などの特殊感覚受容器と内臓感覚は含まない。

### B．皮膚感覚
皮膚感覚は、刺激を単純化して調べると、触、圧覚、温覚、冷覚、痛覚の要素的感覚が区別され、それぞれの感覚について、周囲より感覚感受性のとくに高い部位（感覚点）がある。繰り返し頻度の高い刺激により振動感覚が生じる。振動感覚は触覚や圧覚と違い局在性が悪い。くすぐったさはゆっくりと動く触刺激により引き起こされる。かゆみは痛みに近いが独立の受容機構による。

(1) 触、圧覚の感覚点と受容器
　触、圧覚の感覚点は、指先や鼻で1cm$^2$に100以上存在するが、体幹部、四肢近位たとえば大腿部では11〜13程度である。
　触、圧覚にはマイスナー小体、パチニ小体、メルケル盤、ルフィニ終末、毛包受容体、ピンカス小体などが、振動感覚には、マイスナー小体とパチニ小体が関与する（図7-1）。
(2) 順　応
　同じ刺激が続いていると、受容器からの神経応答が減ってくる。これを順応という。皮膚の触圧

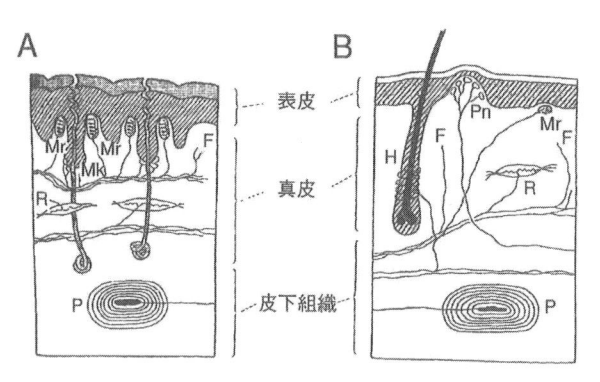

図7-1 皮膚断面と皮膚感覚受容器
(A) 無毛部、(B) 有毛部。Mr:マイスナー小体、Mk:メルケル盤、P:パチニ小体、R:ルフィニ終末、H:毛包受容体、Pn:ピンカス小体、F:自由神経終末。

覚受容器は刺激に対する神経応答の順応の速さにより、①速い、②遅いの2型に分類される。図7-2は、ヒトの手掌にある4種類の受容器を、神経応答の順応の速さと受容野の大きさによって分類したものである。

(3) 2点弁別閾

触、圧覚の正確さは、皮膚の2点に与えた刺激を2点と識別する最小の距離、2点弁別閾で表す。指先、舌で2〜3mm、体幹、四肢近位では40〜60mmである。2点弁別閾は、末梢神経支配密度と、中枢での体部位再現の大きさの両方と相関がある（図7-3）。

(4) 温度感覚

感覚点には温点と冷点があり、1cm$^2$当たり、冷点は、3〜15個、温点は1〜4個程度である。温度受容器は、組織局所の温度とその変化をとらえる。温受容器、冷受容器があり、ともに自由神経終末である。それぞれ最適温度が異なる（図7-4）。

皮膚温、約32℃で外界温を感じなくなる。この付近の温度を不感温度という。

10℃以下の低温、あるいは45℃以上の高温では痛覚が起こる。こ

図7-2 ヒト無毛部皮膚の4種の機械受容ユニット
4種のユニット（FAI、FAII、SAI、SAII）の反応特性（順応の速さ）と受容野の大きさの比較、ならびにその割合と対応する受容器。FAI、SAIは手掌より指先にいくほど分布密度が高くなる。FAII、SAIIは変わらない。
(Johansson & Westling 1989)

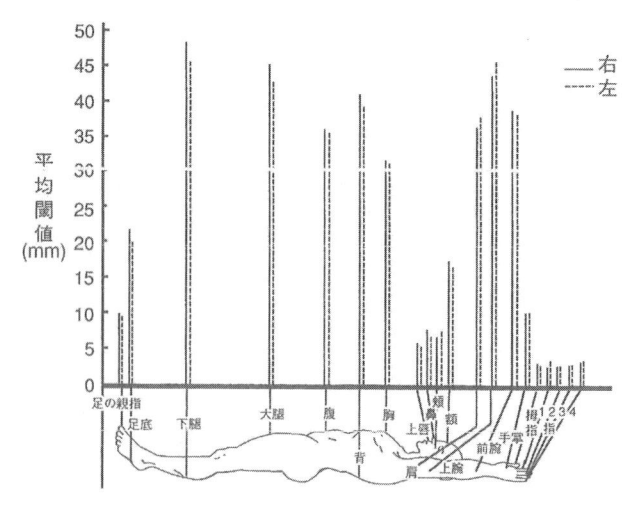

図7-3 2点弁別閾（男性）
(Weinstein 1968)

れはそれぞれの温度では、冷、温受容器は興奮せず、痛覚受容器が興奮するためである。熱いものに触れたとき、かえって冷たく感じることがある。これを矛盾冷覚という。実際、冷受容器のなかに、45℃以上の温度で興奮するものがある。

(5) 痛 覚

痛点は1cm$^2$当たり50〜350個と感覚点のなかで最も多い。触圧点と違い、手指や鼻におとらず、四肢近位や体幹でも密度が高い。痛覚には、自由神経終末が関与する。

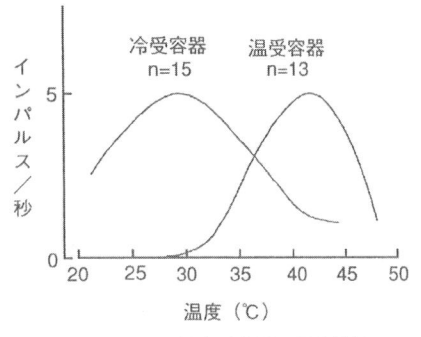

図7-4 サル温度受容器の反応特性
（Kenshalo 1976）

## C．深部感覚

深部感覚は筋、関節など深部組織に起こる感覚すなわち、筋覚、関節覚などである。同義の言葉に自己受容感覚あるいは固有感覚がある。深部組織が自分の起こす身体の動きによって刺激されるからである。深部受容器には

(1) 筋紡錘、腱器官、（第4章、図4-1参照）
(2) 靱帯や関節嚢などにある、ルフィニ終末、ゴルジ終末、パチニ小体などの機械受容器
(3) 自由神経終末

などがある。

筋紡錘、腱器官は筋あるいは腱が伸張されると興奮する。筋紡錘は筋の伸展の度合いを伝え筋張力調節に役立ち、また関節の位置の感覚や動きの感覚に貢献する。筋紡錘は振動刺激によく応答する。

筋の血管の周囲や、関節嚢には数多くの無髄の自由神経終末がある。これらの線維は約半数が交感神経で、残りは痛みに関係する。

関節の無髄線維のなかには、正常では機械刺激には応答しないのに、関節が炎症を起こすと痛覚線維となるものが多く存在する。

## D．運動感覚

運動感覚とは、(1) 関節の動き、(2) 位置の感覚、(3) 筋の努力感などをいう。これには、深部感覚受容器だけでなく、一部は皮膚受容器も関与している。四肢を動かしたり、手で物をもったりするときには、皮膚や深部の異なった複数の受容器が同時に刺激され、これらの複合的な情報が脳で処理されて運動感覚が生じると考えられる。手にもった物の重さの感覚や努力感は、中枢からの運動指令の量と、筋受容器からのインパルスのかねあいで決まる。

## E．神経の伝導速度

体性感覚受容器の興奮を伝える末梢神経は、後根神経節に細胞体のある一次ニューロン（偽単極型神経細胞）の軸索である。有髄と無髄とがある（第1章、表1-2）。前者では太い神経ほど伝導速度が速い。動物で測定した触覚、振動覚、深部覚の各受容器からの神経は太い有髄線維（Aα、Aβ、

直径10〜20μm、伝導速度60〜120m／sec)であり、温度覚、痛覚受容器からの神経は細い有髄線維(Aδ、直径5μm以下、伝導速度30m／sec以下)、または無髄線維(C、直径1.5μm以下、伝導速度2m／sec以下)である。表面電極を用いて測定したヒトの正中神経では、A線維の伝導速度は動物より遅く、40〜70m／secである。年齢により異なり、測定時、神経周囲組織の温度の影響を受ける。

#### F．体性感覚の伝導路

末梢神経は後根となって脊髄に入り、大脳皮質へ向かって上行する。伝導路の途中の中継核でニューロンが交代するたびに神経要素の数が増える。また中継核では、入力同士の干渉、あるいは皮質からの下行性干渉による信号の修飾や選択が行われる。

(1) 後索－内側毛帯系

触、圧覚、振動覚、深部感覚を伝える。脊髄に入ったあとそのまま同側の後索を上行し、延髄の後索核にてニューロンを換え(二次ニューロン)、交差して内側毛帯となり、視床腹側後外側核に終わる(図7-5)。そこで再びニューロンを換え(三次ニューロン)、大脳皮質体性感覚野に投射する。

(2) 脊髄視床路

温度覚、痛覚、一部の触覚を伝える。脊髄に入ったあと、後角でニューロンを換え(二次ニューロン)、そのあと交差して反対側の前側索を上行し、①視床腹側後外側核、②後核群、③髄板内核群などに終わる(図7-6)。視床からの投射先は、①は体性感覚野、②は体性感覚野と頭頂連合野の一部、③は体性感覚野、運動野、前帯状回、他の視床核などである。

(3) 三叉神経伝導路

顔面、口腔、舌の感覚は三叉神経により伝えられる。三叉神経核は、中脳路核、主知覚核、脊髄路核に分かれる。中脳路核は筋紡錘そのほかの深部感覚を伝え、主知覚核は後索核に相当し判別性のよい触覚を伝え、ともに視床腹側後内側核に投射する。脊髄路核は脊髄後角に相当し、温度覚、痛覚を伝え、視床腹側後内側核や髄板内核群などに投射する。

(4) そのほかの体性感覚伝導路

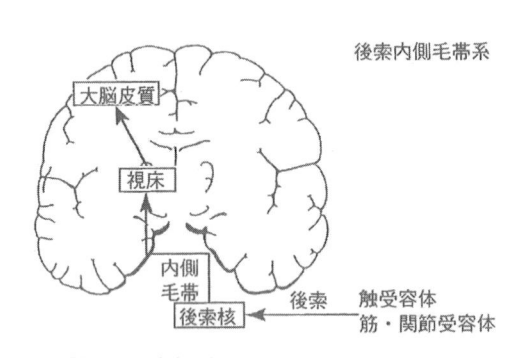

図7-5　後索－内側毛帯：触、圧覚、振動覚、深部感覚の伝導路

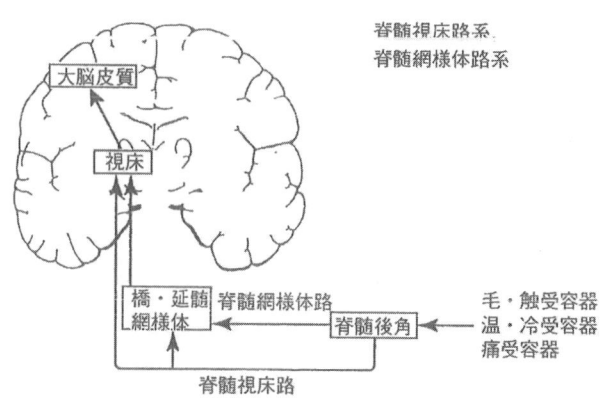

図7-6　脊髄視床路：温度覚、痛覚と一部の触覚を伝える伝導路

体性感覚情報は大脳皮質以外にも脳のいろいろな部位に投射する。脊髄小脳路は深部感覚を脊髄から直接小脳に伝え、姿勢や運動の調節に役立つ。脊髄網様体路は、触覚、痛覚、温度覚などを脳幹網様体に送り、睡眠や覚醒など意識水準の維持・調節、姿勢の維持や歩行など自動運動の調節に関わる。痛覚は脳幹から視床下部へ、あるいは視床を経て辺縁皮質に到達する。これらの部位は意識や情動に深く関わっていて、怒り、恐れなど情動行動の引き金となり、自律系の活動に大きな影響を及ぼす。

### G．体性感覚中枢

大脳皮質の体性感覚中枢は2つあり、第一、第二体性感覚野とよばれる。第一体性感覚野SIは中心後回にあり、ブロードマンの3（3a、3b）、1、2野からなる。SIの前方には運動野（4野）、後方には頭頂連合野（5、7野）がある。第二体性感覚野SIIは頭頂弁蓋の内壁にあり、7野、島、島後部などに囲まれている。

(1) 体部位局在的再現

第一体性感覚野には、体部位の局在的再現が見られる（図7-7）。前頭断面で外側から内側に向かって、顔面、手、腕、胴、脚、足、の順に各体部位が投射している。なかでも顔面や手足の部位が広い。

(2) 機能円柱仮説

体性感覚野では、垂直方向に並んだニューロンの受容野が同じか、類似していることが多い。これは入力線維が垂直方向に分布するからである。大脳皮質表面に垂直方向に機能単位の存在を仮定することを円柱またはコラム仮説という。

(3) 階層的ならびに並列的情報処理

無麻酔サルの手指領域の単一ニューロン活動記録によると、3a野へは関節や筋など深部受容器から、3b野へは皮膚受容器からの投射がそれ

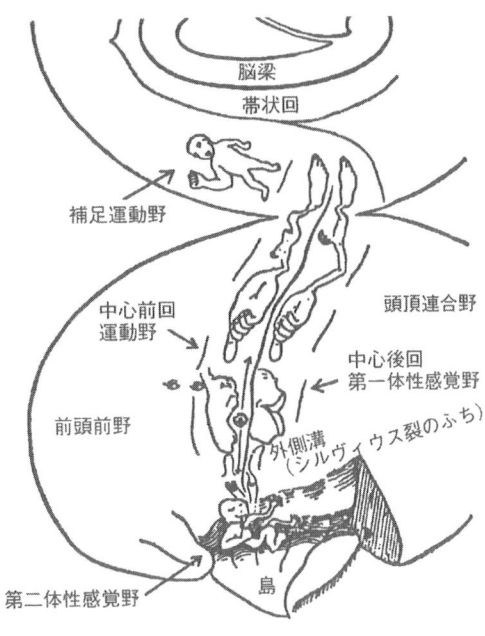

図7-7 中心前回と中心後回における体部位局在的再現
(Penfield & Jasper 1954)

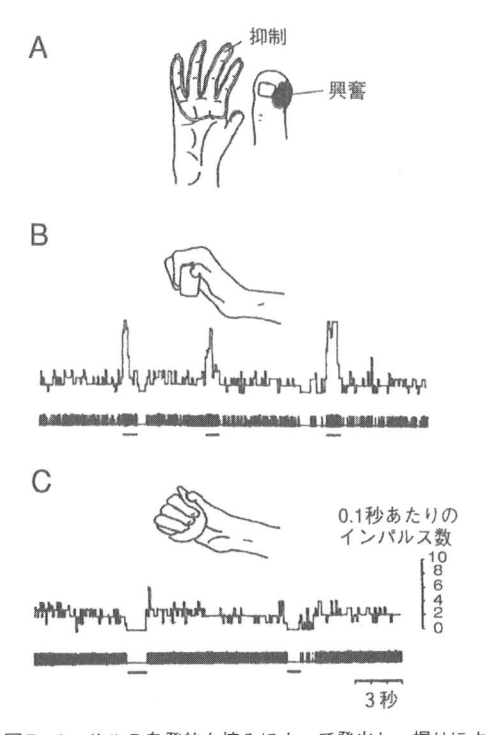

図7-8 サルの自発的な摘みによって発火し、握りによって抑制される体性感覚野ニューロン
(Iwamura et al, 1985)

ぞれ主である。個々のニューロンは皮膚または深部刺激のいずれかのみに応答し、その受容野は1本の指に限局している。

　1野や2野では受容野が2本以上の指や、手全体をおおう大きなものの数が増える。皮膚と深部の両方の刺激に応答するニューロンも存在する。大きい受容野にはいろいろな形のものがある。これらは手指皮膚と触対象の接触の場を表すと考えられる。

(4) 特徴抽出ニューロン

　2野やその後方の5野には、触刺激の動きの有無、その方向、あるいは接触した物体の静的な性質たとえば角の存在、形態、材質などの特徴によりよく応答するニューロン、あるいはサルが自ら手で握った物体の形の識別に関係する特徴抽出ニューロンなどがある（図7-8、9）。

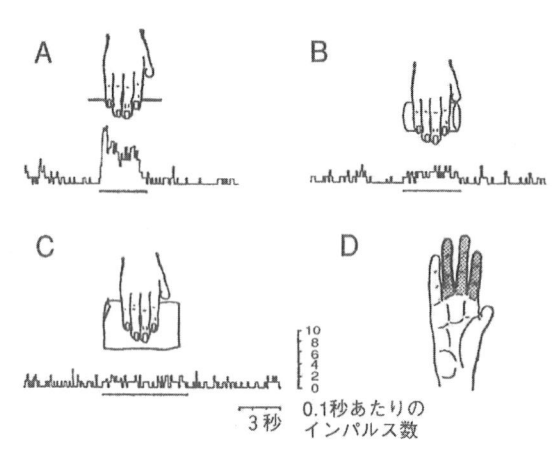

図7-9　サルの指に対するエッジの接触によって発火する体性感覚野ニューロン
Aは細い針金、Bは円筒、Cはフェルト布の接触によるニューロン活動の変化を示すヒストグラム、Dはこのニューロンの受容野（Iwamura & Tanaka 1987）

## 5. 痛　覚

### A. 痛みとは何か

痛みは生体にとって有害なすなわち、組織を侵害する刺激によって起こるので、痛み受容器は侵害受容器とよばれる。痛みには感覚的な面と苦しみの情動的な面とがある。とくに慢性痛の場合、後者が強い。

### B. 痛みの分類

痛みはその発生部位によって、次のように分類される。
(1) 体性痛
　①体表痛：皮膚や粘膜の痛み
　②深部痛：筋、骨、関節の痛み
(2) 内臓痛

①体壁痛：腹膜、胸膜の痛み
②内臓自身の痛み：心臓、腸などの痛み

体表痛には2種類ある。第1の痛みは、刺す痛みまたは速痛ともいわれ、比較的速い速度（15〜45m／sec）で伝導する。この痛みの受容器は有髄Aδ線維の自由終末であり、皮膚表層にある。第2の痛みは、鈍い痛み、または遅い痛みともよばれる。伝導速度は2m／sec以下と遅く、受容器は無髄のC線維の自由終末である。

深部痛と内臓痛はうずく痛みである。主として血行障害の生じた骨格筋、炎症のある腹膜、管状器官（腸管、尿管など）の強い収縮による痛みである。

痛みは刺激に対して順応しない。刺激を繰り返すと刺激の閾値が下がる。すなわち、痛覚過敏になる。閾値と最大の痛みを起こす刺激の強さとの差は小さい。すなわち、傷害の警告として安定した信号である。

### C．痛みの受容器

侵害受容器には強い機械的刺激にのみ応ずるものと、温度刺激、化学的刺激にも応ずる多重（ポリモーダル）侵害受容器とがある。ともに自由神経終末である。前者は有髄Aδ線維、後者は無髄のC線維により伝導される。

### D．発痛物質と痛覚過敏

皮膚に強い熱刺激を与えると直接作用により痛みが起こり、一度消失する。その20秒ぐらいあとに、長期持続する痛みが起こる。遅れて起こる痛みは、組織から生産された内因性物質（発痛物質）により引き起こされたものである。すなわち破壊された組織細胞から遊離された酵素のはたらきで、血漿中のプラズマカリクレインが活性化され、その結果ブラジキニンが産生される。炎症によってつくられるプロスタグランジンE2はブラジキニンの発痛作用を増強する。これらの内因性物質が発痛を起こし、さらに同一物質が血管拡張と血管透過性を亢進させる。その結果中心部が発赤して腫れ、その周辺部にフレアが生ずる（図7-10）。これを一次痛覚過敏という。フレアは傷害部の神経の軸索反射により生じる。伝達物質としてサブスタンスPが関与していることが示唆される。さらにその周辺部に二次痛覚過敏帯が生じる。これは中枢性の神経機構によって起こる。アスピリンはプロスタグランジン類の産生を抑制することにより鎮痛作用をもたらす。

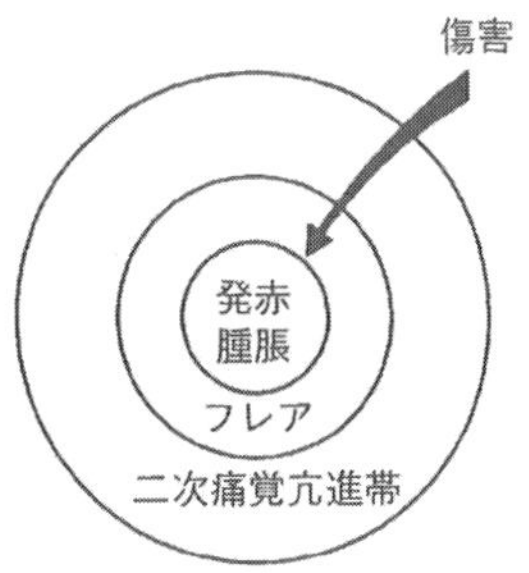

図7-10　痛覚過敏（フレアの発生）

### E．痛覚の内因性抑制系

中脳中心灰白質を電気刺激すると長期に持続する鎮痛効果がある。この効果は脊髄の背外側索を通り脊髄後角に終わる径路、下行性疼痛抑制系による。

アヘン様物質であるオピエートにはとくに鈍痛に対して鎮痛効果があるが、大脳辺縁系、脳幹、脊髄後角（膠様質）には、これに特異的に対応するオピエート受容体がある。下行性疼痛抑制系にもオピ

エート受容体が存在している。オピエート類似の物質が中枢神経内で生産されているのである。これらの物質(エンケフアリン関連ペプチド)を総称してエンドルフィンと呼ぶ。エンドルフィンニューロンは常時エンドルフィンを生産し、痛覚インパルスを抑制していると考えられる。

### F．関連痛

内臓に異常がある場合、内臓の求心性線維と同じ分節に属する皮膚に痛みを感ずることがある。これを関連痛といい、その部位を知ることは臨床的に重要である。たとえば虫垂炎の初期におこる上腹部の痛みは虫垂自身の関連痛であるが、遅れて起こる下腹部の痛みは腹壁の関連痛であり、炎症が虫垂から腹壁に拡大したことを意味する。狭心症の関連痛は鋭く、ふつう左胸部と上腕内側に放散する。

関連痛は収斂投射説により説明される。すなわち、内臓求心性線維と皮膚求心性線維は同じ脊髄分節の脊髄視床路起始ニューロンに接続するので、内臓の炎症が関連する皮膚分節（脊髄分節に対応した分節）に帯状に痛覚が起こすのである。これをヘッド Head の帯という。骨の病変も皮膚痛覚として現れるので臨床上重要である。

### G．慢性痛

痛みが長く続くときまたは長期にわたり断続的に繰り返されるとき、これを慢性痛という。頭痛、痛風、リウマチ病、がんの末期などの痛みがこれである。慢性痛の患者はしばしばうつ状態となり、不眠、食欲減退、運動減退、痛みに対する耐性低下がみられる。慢性痛は急性痛とちがい有害無益であり、積極的に取り除くべきである。

### H．無痛症

痛みは一般に損傷部位を知らせる信号であり、その損傷部位を安静にして回復を促す働きがある。ところが生まれつき痛みをもたない先天性無痛症の患者は、損傷部位を知覚できないので、体中に傷をもっても気づかず、また治療しないので敗血症のような全身症状が出て初めて気づくこともある。度重なる骨折に気づかず放置するため、骨格の変形が著しいこともある。

### I．カウザルギー、灼熱痛、幻肢痛

肢を切断した場合、神経の末梢部分は変性により消失して中枢端から新たな神経線維が再生する。しかし支配すべき器官(骨,筋,皮膚など)が存在しないので、再生した神経は神経腫を作る。神経腫の神経終末は容易に刺激されやすく、軽い機械的,温度刺激により激しい痛みを生じる。これをカウザルギーまたは灼熱痛という。

四肢切断された患者は四肢がまだあるかのような幻覚を生じる。これを幻肢という。ないはずの肢に感ずる痛みを幻肢痛といい、その説明には末梢説と中枢説とがある。

## 6．内臓感覚

生体内において内臓は大きな容積を占め、その機能（植物性機能といい、消化吸収、排泄、呼吸循環、生殖）と構造は多種多様で、生体の個体維持と種族保存に不可欠である。この内臓のはたらきを中枢に伝える受容器には順応の速いもの（機械的または化学的）と遅いものとがある。前者の例には

腸間膜パチニ小体（機械的）または、頸動脈小体（化学的）があり、後者には消化管内圧や血圧の検知受容器がある。

　求心性信号は一部大脳皮質まで達するが、大部分は脳幹および脊髄の自律反射の入力となる。すなわち多くの場合、内蔵からの求心性信号は内臓への反射を起こす。反射のみで感覚を伴わない例はたとえば肺胞と呼吸中枢間のヘーリングーブロイエル Hering－Breuer 反射などである（第10章参照）。

　内臓感覚は臓器感覚と内臓痛覚に大別される。臓器感覚とは、飢餓、渇き、悪心、尿意、性欲などをいう。臓器感覚の求心性インパルスは主として副交感神経を経て視床下部や大脳辺縁系に達し、情動（快、不快）や欲求（満足、不満足）の感覚を生じ、食行動、性行動などの情動行動を引き起こす。内臓感覚は判別性悪く原始的であるとされるが、その詳細はまだ不明である。

### A．空腹感、飢餓感

　空腹感は規則的に起きる上腹部の不快感である。空になった胃に生ずる収縮、飢餓収縮は必ずしも空腹感の原因ではない。断食を長く続けると空腹感はなくなるが飢餓収縮はある。また飢餓収縮は睡眠によっても止まらない。迷走神経(副交感神経)切断により飢餓収縮は止む。内臓痛覚を伝える交感神経を切断すると空腹感はなくなるから、空腹感はむしろ痛覚に近いといえる。一方、視床下部の摂食中枢が血糖値を制御して空腹感を形成している。

### B．渇き

　この感覚は脱水による咽頭の乾燥感で、舌咽迷走神経が伝える。脱水の程度と渇きの強さは直接相関しているが、不足した水の量を補給して渇きを満足させる場合、適当量の水が咽頭を通過するだけでは効果はなく、胃腸を通じて体内に水を吸収することによりはじめて渇きが癒される。薬物(ピロカルピンによる唾液分泌刺激)により渇きの感覚を止めても、脱水したヒトは飲水の強い欲求をもつ。視床下部の飲水中枢が働くためである。

### C．悪心

　嘔吐に前駆する不快感であるが、必ずしも嘔吐をともなわない。咽頭の刺激、延髄の嘔吐中枢刺激、第4脳室の圧迫による嘔吐では悪心が先行しない。催吐剤(強心配糖体)による嘔吐は悪心をともなう。硫酸銅、芥子、大腸菌性腹膜炎、輸胆管の拡張は悪心および嘔吐をもたらすが、迷走神経切断で軽快する。

### D．尿意

　膀胱内に200〜400mlの尿(内圧15cmH$_2$O)がたまると、膀胱壁が伸展され尿意をもよおす。膀胱内圧の求心路は骨盤神経であり、膀胱底部の痛覚は下腹神経を上行する。膀胱内の尿量がある限度に達すると(400〜500ml)内圧が上昇し、括約筋が弛緩して排尿反射が起こる。反射感覚は下腹部に投射し、尿道を尿が通る感覚(陰部神経)はその付近の皮膚に投射する。

### E．便意

　結腸にある糞の一部が直腸に入ると便意を催す。直腸の糞量が増加すると排便反射が生ずるが、反射感覚は筋の伸張、収縮の感覚と皮膚感覚の複合感覚である。求心路は骨盤神経を経て脊髄後根に入る。

### F．性感覚

　視覚、嗅覚、皮膚感覚からの誘因で性意（性交欲）が引き起こされる。性意を意識すると（大脳辺縁系から視床下部へ興奮信号が流入）、脊髄の性中枢の興奮により陰茎の勃起や性腺の分泌が起こる。この反射感覚が複合して意識され性意がさらに促進される。性交により亀頭、陰核、小陰唇にあるパチニ小体と陰部神経小体が機械的刺激を繰り返し受けることにより、陰部神経を通じて大脳辺縁系にインパルスが到達して性感覚が生じ、これが高まり

射精反射を起こす。女性においては子宮、会陰筋が不随意の収縮反射を起こす。この反射感覚を極快感という。

### G．そのほか
食道,直腸などには体性感覚に似た比較的判別性のよい触感覚がある。食道、胃には鈍い圧覚があり温覚もある。

### H．内臓痛
　内臓痛は、臓器の異常な運動、急激な拡張、痙縮、循環障害などにともなう発痛物質の遊離などで起こる。体腔膜(腹膜、胸膜)が侵害されたときの痛みを漿膜痛、臓器からの痛みを狭義の内臓痛と呼ぶ。後者には胸やけ、胃痛、虫垂炎の痛みなどがある。胸やけは胸骨深部の焼けるような痛みで、胃の内容物の食道への逆流による食道下部筋の活動異常が原因である。胃痛は噴門部の機械的、化学的刺激で起こる。正常胃粘膜では同様な刺激によっても内臓痛覚は起こりにくい。
　食道にバルーンを入れて膨らませると、疼痛感覚が腹部皮膚の正中線にそって放散する。バルーンを下方にずらし、胃・十二指腸に移動させると、痛みは剣状突起、臍部に投射する。空腸では臍の周囲にのみ限局して、位置を判別できない鋭い痛みが起こる。大腸では痛みは広がりをみせ、位置判別はできない。個々の求心性線維が広い範囲を支配しているためである。

### I．内臓痛の径路
　内臓神経を構成する線維のうち、内臓痛覚は主にC線維すなわち無髄の神経自由終末が刺激されて起こると思われる。肺、心臓では交感神経とともに走行し脊髄後根に入り、後角にいたる。食道、気管、直腸、外陰部の痛覚線維は副交感神経とともに走る。

## 7．嗅　覚

嗅覚では空気中の化学分子が刺激源となる。

### A．嗅覚系の構造
　嗅覚受容器は鼻腔上部の嗅粘膜にある。粘膜上皮組織には嗅細胞、基底細胞、粘液を分泌する細胞などがある（図7-11）。

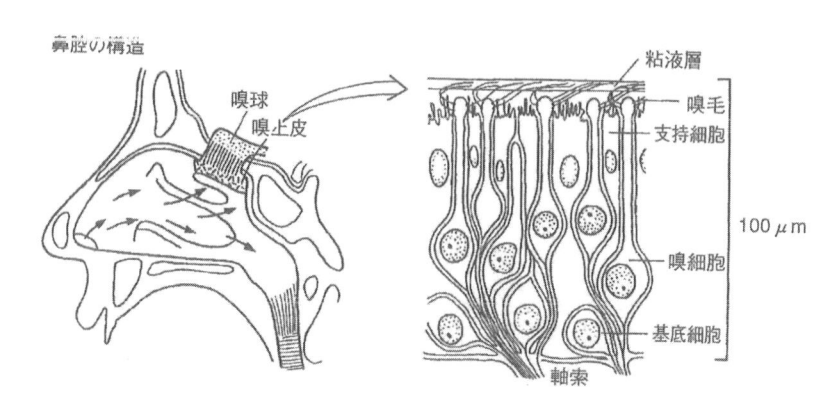

図7-11 嗅覚受容器

嗅細胞はその総数5000万個といわれ、基底膜近くに楕円形の細胞体をもち、そこから太い樹状突起が粘膜表面へ向かって伸びている。樹状突起の先端からは太さ$0.1\mu m$程度の細長い繊毛が出て、粘液の中に伸びている。細胞体からは樹状突起と反対側へ1本の軸索が出て、篩板を通して大脳前部の嗅球に達している。嗅細胞は軸索をもつ受容細胞であり、受容器電位を神経活動電位に変換して中枢へ伝える。

### B．嗅覚受容機構

嗅覚受容は嗅細胞の線毛部で行われる。線毛の形質膜には匂い分子を受容する受容体蛋白（7回貫通G蛋白共役型）がある。匂い分子が受容体に結合するとこのG蛋白が活性化し、それがアデニル酸シクラーゼ（AC）を活性化する。ACはATPからサイクリックAMPを合成し、その結果細胞内のサイクリックAMP濃度が上昇する。サイクリックAMPの働きにより、細胞膜にある陽イオンを非選択的に透過するチャネルが開き、ナトリウムやカルシウムイオンが細胞内に流入するため、細胞は脱分極する。また流入したカルシウムイオンの働きで塩素イオンのチャネルが開き、塩素イオンが流出して、脱分極を増強する。

嗅線毛は鼻腔の粘液中に伸びている。ここは空気に曝されていて、粘液のイオン濃度（陽イオンと陰イオンの双方）は環境によって大きく変化する。細胞内イオン濃度は一定であるから、粘液のイオン濃度が高くなれば、陽イオンの流入が、逆に粘液のイオン濃度が低下すると、塩素イオンの流出が脱分極の主要因になる。

嗅細胞の脱分極は軸索に伝わって活動電位を発生させる。活動電位は嗅球へ達し、僧帽細胞へ収斂する（図7-12）。嗅細胞と僧帽細胞間のシナプスは興奮性である。嗅球において僧帽細胞は顆粒細胞と双方向的なシナプスを構成している。僧帽細胞から顆粒細胞へはグルタミン酸を伝達物質とする興奮性シナプス、顆粒細胞から僧帽細胞へはGABAを伝達物質とする抑制性シナプス結合をもつ。顆粒細胞は近傍の多数の僧帽細胞と結合しているので、1つの僧帽細胞への入力が、顆粒細胞によって周囲に抑制効果を及ぼし、側方抑制を引き起こす。

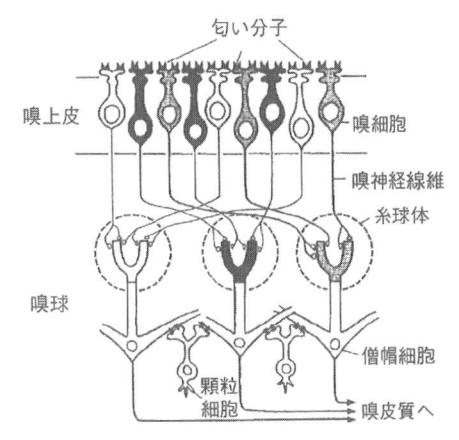

図7-12　嗅細胞の軸索が糸球体に収斂するさまを示す図
（森憲作　1994）

### C．匂いの識別

我々の周囲にはさまざまな匂いがある。匂いのもととなる化学物質は約40万といわれる。嗅覚系はどのようにして匂いを識別しているのだろうか。分子生物学的な実験によると、嗅細胞の線毛形質膜にある匂い分子の受容体タンパクは約1,000種類、また電気生理学的な実験によると、個々の嗅細胞は反応する匂い物質が異なっている。さらに、嗅細胞の投射先を追跡したところ、同じ受容体タンパクを発現している嗅細胞軸索は特定の僧帽細胞へ集まることが観察された。この結果は、僧帽細胞ごとに応答する匂い物質が異なることを示唆する。ある特定の匂いに、ある僧帽細胞が反応すると、

別の匂いに反応する近傍の僧帽細胞から側方抑制がはたらき、匂いの識別がより効率よく行われる。

### D．嗅覚の高次脳中枢

僧帽細胞の軸索は嗅索を経由して嗅皮質に達する。嗅皮質は前嗅核、前梨状皮質、嗅結節、扁桃体から構成される。これらは辺縁系の一部であり、匂い情報が情動に密接に関係していることが理解できる。

## 8．味　覚

味覚は口腔内の水溶性分子をとらえる。従来の甘・酸・苦・塩に、最近ではうま味を加え5基本味としている。

### A．味覚器の構造

味覚の受容器は、味蕾（直径約50μm）の中にある味細胞で、これが支持細胞にはさまれて蕾状に並んでいる。味細胞の先端は微絨毛となって味孔から突出している（図7-13）。味蕾は乳頭の中にある。乳頭はその形によって、茸状乳頭（舌の前2／3の全面に散在）、葉状乳頭（舌の後部側縁）と有郭乳頭（舌後部にV字型に並ぶ）に分類される（図7-14、15）。たとえば有郭乳頭内には約250個の味蕾がある。成人の味蕾の総数は約10,000個であるといわれる。

味蕾の寿命は約10日と短く、絶えず新生を繰り返している。味細胞の底、側面には無髄の神経線維が棍棒状のシナプスを形成する。1本の味神経線維は分岐して平均して2個の味蕾を支配し、その中の多数の味細胞に接する。

舌の前2／3を支配するのは顔面神経（Ⅶ）で、舌神経、鼓索神経、顔面神経を経て膝状神経節に入る。舌後部1／3は舌咽神経（Ⅸ）の支配を受け、下咽頭、喉頭蓋付近は迷走神経（Ⅹ）によって支

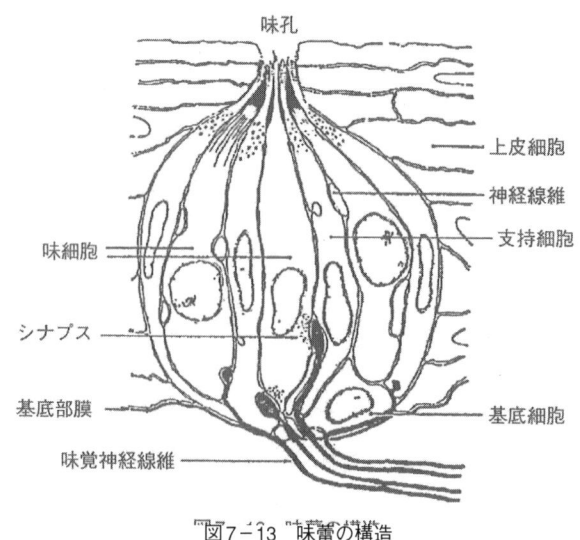

図7-13　味蕾の構造

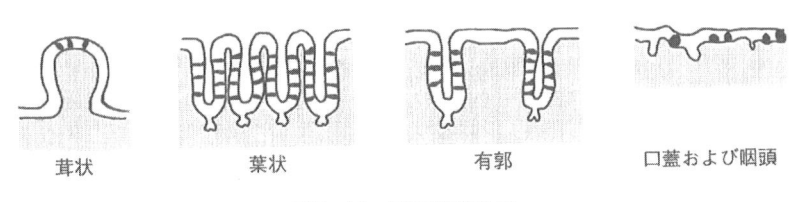

図7-14　4種の味蕾乳頭

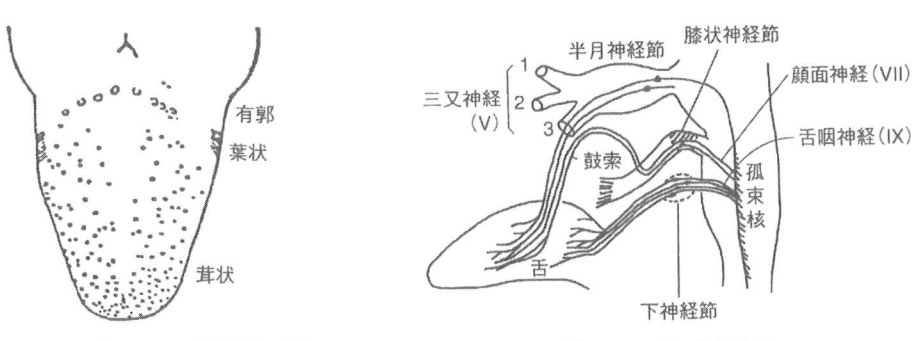

図7-15　ヒト舌における味蕾乳頭の分布

図7-16　舌の神経支配

配されている。これらの神経はいずれも延髄の孤束核に入る（図7-16）。味蕾とその支配神経には密接な関係があり、神経を切断すると味蕾は完全に消失してしまう。味覚神経線維は味蕾の生長、維持に必要な栄養を与えていると考えられる。三叉神経は味蕾ではなく、舌や口腔粘膜から食物の硬軟や舌ざわりの情報を伝える。

### B．味の識別

　舌の味覚閾値には部位差があり、舌尖部は甘味と塩味に、舌縁部は酸味に、舌根部は苦味にそれぞれ鋭敏であるといわれている。舌の前2/3支配の鼓索神経と、後1/3支配の舌咽神経の反応閾値を比較すると、前者は食塩に、後者は苦味、酸味に対してそれぞれ反応しやすい。それぞれの味細胞が味刺激を受容するメカニズムは異なっているが、舌を支配する神経線維の応答を記録してその味刺激に対する応答を記録してみると、必ずしも単一の味に応答せず、複数の味刺激に応答するものがほとんどである。こうした収斂がどのように起こるのかは今のところ明らかでない。しかし、線維相互間には感受性の差があり、たとえば、食塩によく応ずる線維はショ糖には応じにくく、酸には応じやすいという具合である。おそらく基本味に対するある程度の特異性とその組み合わせにより、味覚の識別が可能になるのであろう。

### C．味覚の中枢機構

　鼓索、舌咽、迷走の3神経の中枢への上行路は、延髄の孤束核で中継され二次ニューロンとなる。二次ニューロンは、反対側の内側毛帯を上行し、視床後内側腹側核に入る。ここからの三次ニューロンは、大脳皮質の体性感覚野下部、シルヴィウス裂に近い部位に入る。このほか皮質では弁蓋、島部

と脳幹の結合腕周囲核も味覚受容に関係している。


## 9. 平衡感覚

### A. 平衡感覚と前庭感覚

　平衡感覚は、重力に対して一定の姿勢や運動方向を保持し、身体の釣り合いを保つために特殊化した感覚であるが、実は種々の感覚の複合である。しかし主役を演ずるのは前庭器官である。

　前庭器官は頭部にあり、系統発生的に最も古く発達分化した感覚器で、3次元空間に浮かぶ鳥類、魚類ではとくに前庭器官が平衡感覚に重要な割合を演ずる。哺乳動物では視覚や四肢の深部感覚も平衡感覚に貢献する。前庭器官が関与する感覚をとくに前庭感覚という。

　前庭感覚は、頭部の動きに応じて体幹の筋緊張、眼筋の運動を反射的に調節するのに貢献するが、このはたらきは一般に意識にのぼらない。不慣れなあるいは過大な回転はめまいをおこす。前庭機能の障害は感覚の異常としてよりも、むしろ眼球運動、四肢運動の異常として発見されることが多い。

　このほか前庭感覚入力には、交感神経への抑制、迷走神経への興奮作用があり、過度の刺激は"船酔い"という病的な状態を引き起こす。

　前庭器官は3つの半規管と耳石器（卵形嚢、球形嚢）からなる（図7-17）。これらは、聴覚受容器である蝸牛とともに内耳にある。側頭骨中に複雑な形をした腔所である骨迷路があり、この中に内耳が入っている。内側は嚢状に裏打ちされ、2つの嚢状迷路である蝸牛と前庭はつながっている。その嚢を膜迷路とよび、内リンパ液がつまっていて、その外側にある外リンパ液と接している。

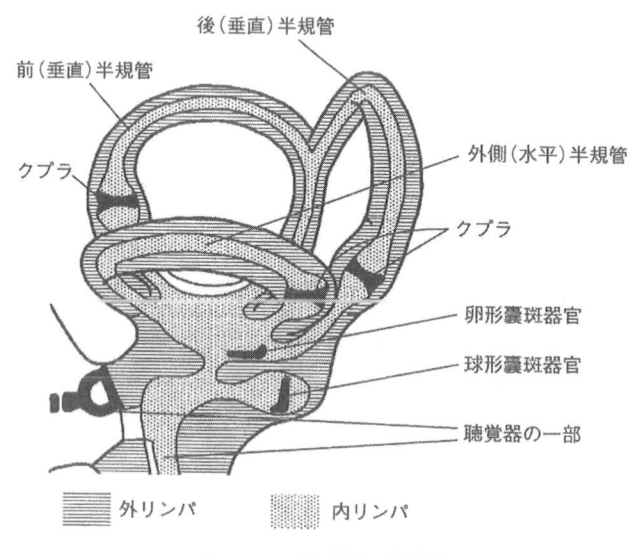

図7-17　前庭迷路の模式図

### B. 半規管と耳石器

　前庭器官は半規管と耳石器の2つに分けられる。半規管は角加速度の検出器で、頭部の回転運動を検出する。耳石器は車やエレベータに乗ったときに経験する直線加速度の受容器で、頭部の直線運動と重力方向に対する傾きを検出する。

　半規管は、3次元（水平、前（垂直）、後（垂直）半規管）の成分からなり、左右一対が対称の位置にある。水平半規管は水平面に対し30度後ろに傾き、垂直半規管は前額面に対して45度傾いている。3平面は互いに直交しているので、一側の前（垂直）半規管と反対側の後（垂直）半規管の存在する面は平行になっている。前方の物体を注視し前かがみになると、水平半規管は水平の位置になる。半規管では膨大部に有毛細胞が集まりクプラとなり、薄いゼラチン膜におおわれて筆先のように固められ、内リンパ液の流れによってゆれ動く。

　耳石器には卵形嚢、球形嚢の2つがある。卵形嚢、球形嚢では半規管の底部の水平面に有毛細胞が並列して平衡斑を形成している（図7−18）。平衡斑をおおったゼラチン質の中に、図に示すような炭酸カルシウムの結石（耳石）が含まれている。この結石が重力などの加速度により変位し、有毛細胞の感覚毛が変形して反応が起こる。

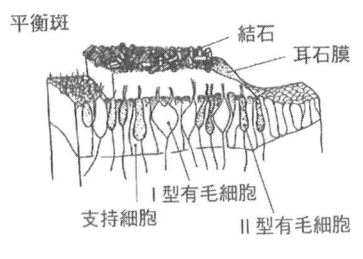

図7−18　平衡斑

### C. 有毛細胞と支配神経

　有毛細胞にはI型とII型がある（図7−19）。I型はフラスコ形、II型は円筒型をしている。I、II型ともその頂上に30〜100本の不動毛と1本の動毛がある。動毛は常に不動毛の外側に位置し、不動毛の長さは動毛に近いほど長く形態的な極性がある。I、II型は混在しているが、その比率は動物によって、また部位によって異なる。

　両者の神経支配様式は著しく異なっている。支配神経には求心性と遠心性がある。I型への求心性線維は接触面が大きくコップ状であるが、II型では棍棒状で小さい。I、II型ともシナプスは化学性である。遠心性線維はI型では有毛細胞には接合せず、大きい求心性線維に接し、II型では直接有毛細胞に接している。ともに抑制性にはたらく（I型に対してはシナプス前抑制、II型にはシナプス後抑制）。

　有毛細胞は自発放電が多い。刺激への反応は極性が明瞭であり、不動毛から動毛の方向に力が加えられると、脱分極性の受容器電位が発生し、求心性線維にインパルスを発生させる。その反対方向では過分極電位が生じて自発性インパルスが抑制される。

　半規管に角加速度が加わると、内リンパ液は慣性でそれと反対方

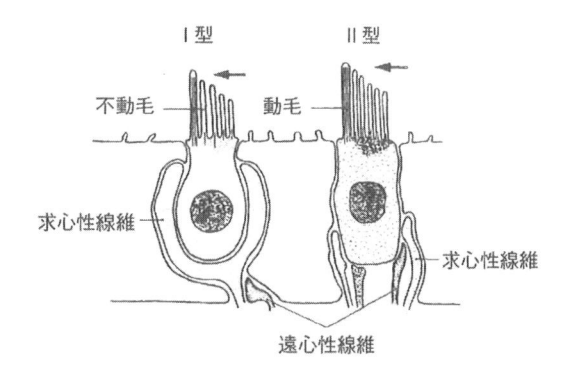

図7−19　前庭迷路における2種の有毛細胞

向に流れる。水平半規管では管→膨大部方向に内リンパ液が動き、クプラの有毛細胞が脱分極する。左右の半規管は極性が逆に位置している。したがってそれぞれの半規管で膨大部の毛の動きは極性が逆になる。同一回転で左右が相反して反応する結果、小さい変化も大きく強調される。

### D．前庭神経とその中枢経路
一次求心性線維は大部分が前庭神経核に終わる。（図7-17）

### E．平衡感覚の中枢
平衡感覚は前庭情報と四肢の関節、筋からの情報とが統合されて起こる感覚であり、しかも運動、姿勢の制御に密接に関わる。したがって前庭感覚が投射する部位は、運動野、体性感覚野あるいは頭頂連合野など数か所にあり、異種感覚に応ずるニューロンがあるなど連合野の性格をもつ。

## 10．聴覚とその中枢

耳は、外耳、中耳、内耳から構成される（図7-20）。外耳は集音、中耳は伝音器官であり、空気の振動をリンパ液の振動へ効率よく伝達する。これに対し内耳は感音器官である。内耳に存在する蝸牛には有毛細胞があり、リンパ液の振動を神経活動へ変換する受容細胞である。

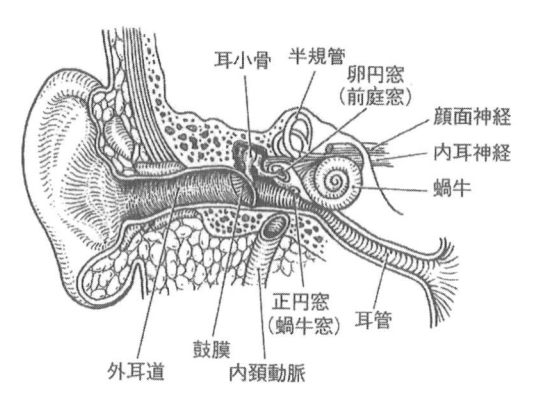

図7-20　外耳、中耳、内耳

### A．可聴周波数範囲と等聴力曲線
ヒトが聞くことができる周波数の範囲は20Hzから20,000Hzである（Hz、ヘルツは1秒間の振動数の単位）。

ある音の強さは、その音の音圧と基準音の音圧の比、音圧レベルで表す。デシベルdecibel（dB）の単位を用いる。音の強さ＝$20\log_{10}P/P_0$。（$P_0$は1,000Hzの音での正常人の感ずる音圧の閾値：$2\times10^{-5}$Pa, Pa：パスカル＝N／m$^2$, N＝ニュートン）である。

ヒトが感ずる音の大きさは周波数によって異なり、音の強さ（音圧）だけでは決まらない。図7-21は正常人の可聴周波数範囲を示す。縦軸は音圧レベル（左）または大きさレベル（右）、横軸は周波数である。各曲線は等聴力曲線といい、いろいろな強さでの音の聴こえ（大きさ）が同じと感じられる音圧を結んだものである。一番下の曲線は周波数によって異なる可聴閾値をつないだものである。最上方の曲線は強すぎて痛みを感ずる音の強さを示す。ヒトの耳は1,000〜3,000Hzの音に感度がよい。ヒトの言語〔会話〕音声はこの範囲を中心に分布している。ヒトに限らず聴覚系はその動物種の音声の伝導に都合よくできている。

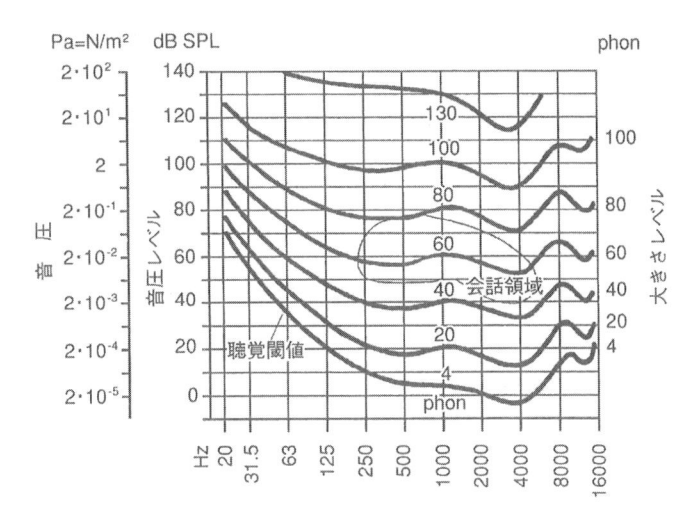

図7-21 正常人の可聴周波数範囲と等聴力曲線

### B．外耳と中耳

耳殻は集音装置であり、高周波音ではかなりの効果がある。外耳道は長さ約3cm直径約0.7cm、断面積0.3～0.5cm$^2$、容積は1cm$^3$程度である。耳殻と外耳道とで2～6kHzの周波数帯域にゆるやかに共鳴し、10dB程度の音圧上昇が得られる。正常人の閾値音圧は鼓膜で10$^{-9}$cmの振幅となる。

中耳は外耳と内耳との間にある、骨に囲まれた鼓室で、耳管を通じて鼻腔と連絡しており、ここがときどき開いて鼓室内圧を大気圧に保ち、鼓膜の両側の気圧を等しくする。

固さ（正確にはコンプライアンス；被圧縮性）の違う物体間を振動が伝わるとき、境界での反射によりエネルギーの伝達効率が悪くなる。外耳（空気）と内耳（液体）との被圧縮性は非常に異なるから、もし中耳がなく、内耳が直接空気に接していると、音のエネルギーは0.1％くらいしか内耳へ伝わらない。

3つの耳小骨（ツチ骨、キヌタ骨、アブミ骨）は、鼓膜の振動を増幅して内耳へ伝える役割をもつ。面積約50mm$^2$の鼓膜が、面積約3mm$^2$の卵円窓と耳小骨によって機械的に結合しているので、この面積比に相当する約17倍の昇圧効果がある。3つの耳小骨は一体となってはたらく。鼓膜の振動を受けて、ツチ骨前突起とキヌタ骨短脚を結ぶ線を軸として回転運動をする。軸（支点）から鼓膜までの距離は、支点から卵円窓までの距離より長く、その比（1.3）が、てこ比として作用するので、全体として17×1.3＝22倍の昇圧比が得られ、空気中の音エネルギーの約60％が内耳へ到達する。

耳小骨の運動を制御するのは鼓膜張筋とアブミ骨筋である。これらの筋により強音圧の低周波振動の伝導が抑制され内耳を音から保護する。70dB以上の大きい音を聴かせると40％の減衰がおこる。しかしこの反射性制御には100msecの潜時があるので、瞬時に起こる爆発音には役立たない。その役割は主として、自分の声の伝導を和らげることにある。

### C．内耳
(1) 蝸牛管

内耳のうち聴覚に関与するのは蝸牛の中心階である（図7-22）。中心階は前庭階と鼓室階には

さまれた、渦巻き状の閉鎖された管であり、内部は内リンパ液で満たされている。

前庭窓（卵円窓）は前庭階に開く。前庭階は蝸牛の頂点で蝸牛孔を経て、下段の鼓室階につながる。鼓室階は正円窓に抜ける。この経路は外リンパに満たされ、半規管のリンパ液と球形囊を通じてつながっている。中心階は、前庭階とは前庭膜（ライスネル膜）で、鼓室階とは基底膜で接している。基底膜上にはコルチ器官があり、受容器細胞である有毛細胞を含む。有毛細胞は柱細胞をはさんで、内側と外側に分かれている。ヒトの内有毛細胞は1～2列に並び、約3,500ある。外有毛細胞は3～5列に並んで約12,000と内有毛細胞に比較して著しく多い。

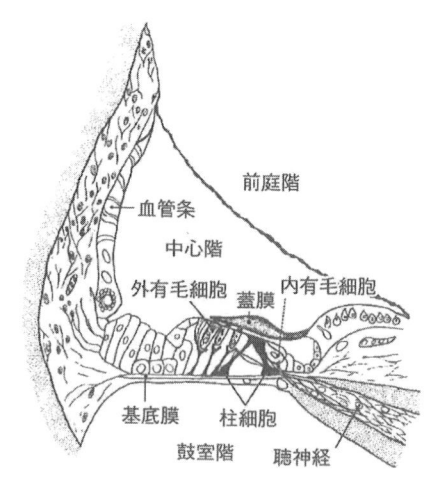

図7-22 蝸牛管の断面図

(2) 基底膜の振動

聴覚閾値の音圧0.0002dyne／cm$^2$に対応する蝸牛基底膜の変位は10$^{-11}$cmで水素分子の径より小さい。鼓膜前面にわずかな陽圧が加わるとアブミ骨が内耳へ押し込まれる。この動きは卵円窓へ伝わり、卵円窓が内側へ、前庭階のリンパ液が奥のほうへそれぞれ押し込まれるが圧縮されず、その圧が順次奥へ伝えられる。蝸牛孔を通って鼓室階へと流れが生じ、鼓室階のリンパ液は正円窓へ向かって押しやられる。結局、正円窓は卵円窓とは逆に外側へ膨らむ。鼓膜前面に陰圧が加わった場合にはこの反対の動きとなる。

蝸牛孔を通る経路ではリンパ液の慣性もあり抵抗が大きいので、鼓膜（アブミ骨）の動きは弾力ある基底膜を介して鼓室階へ抜けていき、その結果基底膜がゆれる（図7-23）。このゆれは卵円窓から蝸牛の奥のほうへ伝わり、逆へは進まない。それは基底膜の弾性が部位によって異なること、各部位での液体質量の慣性が奥へ向かって一定の勾配になっているためである。

基底膜の幅は前庭窓付近で最も狭く（0.1mm）、奥へいくほど広くなり蝸牛孔付近では0.5mmくらいになる。基底膜の振動は、海岸に向かっていく波あるいは、一端が解放されたむちを上下に振ったときにむちを伝わっていく波のような横波の進行波である。

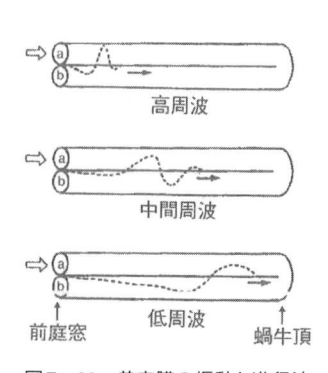

図7-23 基底膜の振動と進行波

進行波の振幅が最大になる位置は音の振動数によって異なる。その結果、振動数の違いが基底膜の場所の違いとしてとらえられる（図7-23）。このような基底膜の振動原理はベケシ von Békésyが顕微鏡下で直接観察してとらえた。彼はヒトの内耳標本に小さな穴を開け、音の周波数と少し違った周波数のストロボ光をあてることで基底膜の動きを観察することに成功した。

(3) コルチ器官

基底膜上にはコルチ器官（図7-22）が乗っている。コルチ器官は音の感覚細胞である有毛細胞

とその支持細胞からなる。有毛細胞はコルチ柱を境にして1列に並んだ内有毛細胞と3～4列になった外有毛細胞とからなる（図7-24）。後者のほうが数が多い。有毛細胞は細胞上端に線毛をもつ。線毛は多数の不動毛からなる。線毛は上部の網状板にはめ込まれ、その上を蓋膜がおおう。

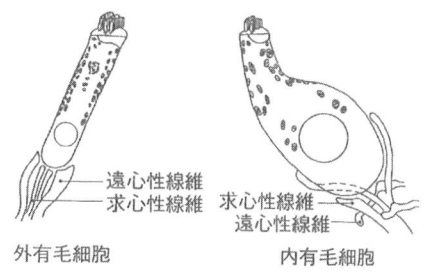

図7-24 内耳の2種の有毛細胞

基底膜の蓋膜が同位相で上下に振動すると、線毛にずれの力がかかり曲げられることになる。線毛が動毛の方向へ曲げられると陽イオンチャネルの開口が起こり、内向き電流が生じて有毛細胞は脱分極する。変形を受けて開口するチャネルは線毛の先のほうにあるらしい。不動毛の先端は先端結合とよばれる細い線維で結ばれており、先端結合が付着する付近にチャネルが存在するものと考えられる。

有毛細胞は細胞基部でシナプスを作り、第VIII神経（聴神経）へ信号を送る。これには主として内有毛細胞が関与しているらしい。このシナプスはグルタミン酸作動性である。

このほかに有毛細胞はコリン作動性の遠心性支配を受けている。これは外有毛細胞に多く、内有毛細胞に少ない。外有毛細胞は電場が加わると伸縮する性質があり、音受容によって発生する電場の変化、あるいは遠心性支配によって変形し、蓋膜を動かすことによって内有毛細胞の感度の調節を行っているのではないかと考えられている。

### D．蝸牛電位

(1) 蝸牛内リンパ電位

リンパ液は体液同様$Na^+$が多く$K^+$が少ないが、中心階を満たしている内リンパ液は血管条から分泌される$K^+$濃度が高く、120～150mMになっている。$Na^+$は吸収されて少なく、$Na^+/K^+$の比が逆転している。中心階内液は鼓室階内液に対して＋60～80mVの電圧が生じている。この電位は酸素欠乏に弱い。血管条のイオン分泌活動（起電性ポンプ）に依存しているためである。

(2) 蝸牛マイクロフォン電位

与えた刺激音を忠実に反映した電位変化が内耳で得られる。これを蝸牛マイクロフォン電位という（図7-25）。有毛細胞で発生する受容器電流によって生じると考えられる。数の多い外有毛細胞が主な発生源であると考えられる。有毛細胞の不動毛のゆがみによって毛の尖端の電気抵抗が変化する。この抵抗に直列にある電位によって有毛細胞内を電流が生じる。蝸牛マイクロフォン電位はこれら個々の有毛細胞が発生する電位の加算されたものとみなされる。

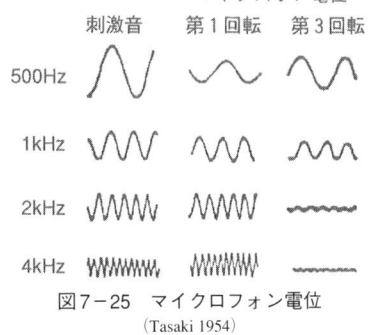

図7-25 マイクロフォン電位
(Tasaki 1954)

### E．聴神経（蝸牛神経）とその応答

求心性一次ニューロンの細胞体はらせん神経節にある。これは双極細胞で、軸索の一方は、らせん神経（樹状突起）となり、有毛細胞（受容器細胞）に、他方（軸索突起）は中枢に向かい蝸牛核に達する。ヒトの求心性神経は約30,000本であるが、そのうち95％は内有毛細胞を支配し、外側有毛細胞にはごく少ない。

求心性一次神径の応答は、周波数同調曲線（周波数－音の強さ曲線）として表される（図7-26）。尖端部で最も

閾値が低く、この周波数を特徴周波数〔CF：characteristic frequency〕という。

### F．聴覚中枢

聴覚伝導路は一次ニューロンのらせん神経節細胞に始まり、大脳皮質の聴覚野に達するまでに4～6個のニューロンを経由する。(図7-27)。

聴神経①は2種類の蝸牛神経核②背側核と腹側核に入る。背側核からは対側の下丘③に長い軸索を直接送り、腹側核からは下位のオリーブ複合核に両側性に投射し、個々を介して両側の下丘に達する。さらに下丘から内側膝状体を経て大脳皮質に投射する。このように同一レベルに次数の異なるニューロンが混在するのが聴覚系の特徴である。

各中継核では、1本の線維が分枝して多くのニューロンにシナプスし、逆に1個のニューロンは多くの線維の分枝を受け、情報の収束および発散が繰り返される。しかし左右の耳にそれぞれ別々に刺激を与えると、交叉して対側皮質に達するしくみになっている。

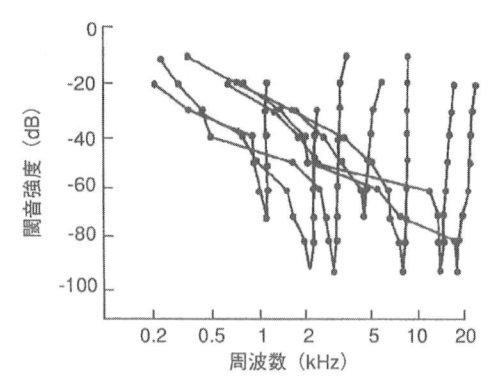

図7-26 聴神経の応答と周波数同調曲線
（Katsuki 1961）

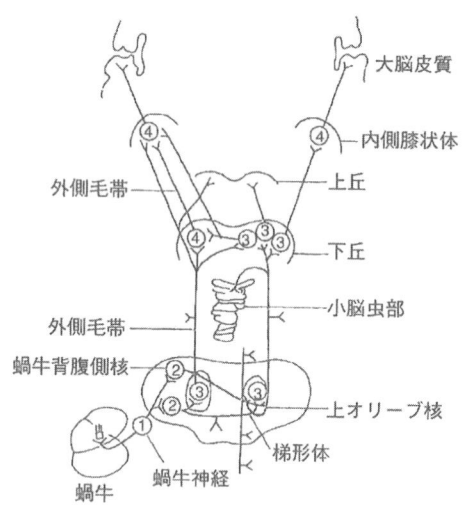

図7-27 聴覚の上行伝導路

### G．遠心性支配

聴覚系においても、他の感覚系と同様に遠心性線維がみられる。

上オリーブ核に発して蝸牛に達する同側性と交叉性のオリーブ蝸牛神経束の周囲を間接的に刺激すると、聴神経の応答が減少する。受容器細胞に分布している遠心性線維を直接電気刺激すると聴神経の反応が抑制される。この抑制現象は音刺激によっても起こる。この抑制線維自身は音刺激により興奮するが弱い音刺激には応じにくい（40dBSPL以上）。

すでに述べたように、外有毛細胞は、外界からの音刺激によって自ら収縮する結果、自らの位置する基底膜を振動させ、入力信号を増幅する。この外有毛細胞に対して、遠心性線維が非常に多く分布していることは、遠心性線維が外有毛細胞の増幅作用を調節していることを示唆する。

### H．音の空間知覚（両耳聴）

耳が両側に存在することで、音源の方向を知ることが可能になる。音源の方向定位の手がかりとして重要なのは、両耳に達する音の大きさ（強さ）の差または時間の差である。

2つの手がかりにはそれぞれ特徴があり、高周波数領域では強さのほうが、低周波数領域では時間

差のほうが有効である。高周波音は直進性がよく、片方の耳が頭で音源から遮閉されやすいので左右の耳で強さの差が生じる。低周波音は波長が長いので音波がまわり込むから、両耳に到達する波の位相差によって両耳の反応に時間差が生じる。波の位相差（両耳の反応時間差）発生には、音源波長が両耳距離の2倍以上なければならない。

時間の遅れの差によって生じた方向知覚は、音の大きさの差による方向知覚と等価とみなされる。この現象を時間−強さ取り引きとよばれ、ヒトの場合両者の関係は20 $\mu$ sec／dB程度である。

両耳からのインパルスが干渉する部位は、上オリーブ核とされている。組織学的に、上オリーブ副核または内側上オリーブ核内には特異な形（両側に長い樹状突起が対称的にある）をした細胞がある。この細胞は両耳から入力を受けていて、長い樹状突起の一方には対側耳から興奮性、他方には同側から抑制性の入力がある。

### I. 難 聴

難聴には伝音性難聴と感音性難聴があり、前者は中耳性の病変により、後者は内耳の受容器である有毛細胞の変化による。感音性難聴では、閾値は上がっているが、閾値を超えた音はかえって著しく大きく感ずるようになる。そのため感音性難聴には補聴器が使いにくい。伝音性難聴では聴力が全域に一様に低下するので、補聴器が有効である。強い騒音に暴露することで難聴になる。多くの場合、成人の職業病であるが、暴露された音の周波数によらず、4,000Hzを中心とした聴力障害となる。有毛細胞もその周波数に対応した部分が変性を起こす。加齢に伴う難聴は3,000Hzの音で調べると50歳では20dB、60歳では30dBの聴力低下がある。低音域ではあまり変化がない。

ヒトでは胎児期（生前4か月）に耳の末梢器官がすでに発達し終わり、母体のなかで中枢神経も刺激を受け始める。このことを考えるとヒトの胎児期および幼児期の聴環境が重要である。乳幼児期に難聴になった場合には、なるべく早期に発見されないと、聴覚と言語習得に支障をきたす。乳幼児期の難聴は、脳幹における電気的な聴反応によって発見することが容易である。

## 11. 視覚とその中枢

### A．眼球の光学系

(1) 光の屈折

成人の眼球は直径24mmのほぼ球形で、その前方は透明な角膜でおおわれる（図7−28）。角膜は前方に凸で、その曲率半径は約8mm、その前面は空気と、後面は眼房水と接している。眼房の後方には、レンズ（水晶体）、硝子体がある。硝子体は透明な物質で、眼球の形状を保つのにも役立つ。最外層の強膜と網膜の間には血管に富む脈絡膜があって、網膜内の血管とともに網膜の栄養をつかさどる。

外界の像は屈折によって網膜上に結像する。屈折に最も寄与するのは角膜である。その理由は角膜の前面が空気と接していて、屈折率の差が最も大きい（屈折率;空気1.0;角

図7−28 ヒト右眼球の水平断を上から見た図

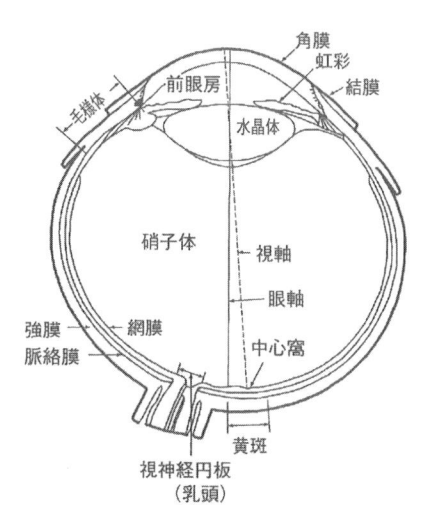

膜1.37;房水1.33)からである。眼球全体の屈折を調節するのは水晶体である。

(2) 屈折異常

　無限遠からくる光は網膜上に焦点を結ぶ。これを正（常）視という。焦点が網膜より前方にくる場合を近視、後方にくる場合を遠視という（図7-29）。近視や遠視は水晶体の厚さよりも眼軸の長さ（眼球の奥行き）に異常がある。幼若期に十分な光が網膜上に到達せず、結像がぼけていると眼軸が伸びることが実験的に示されており、近視の発生原因を考える上で参考になる。

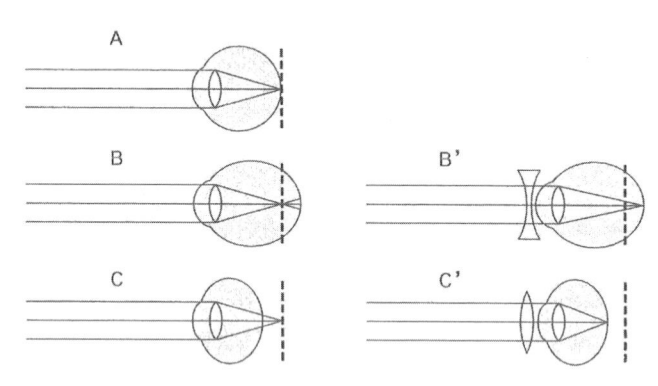

図7-29　正視（A）、近視（B）と遠視（C）とレンズによる矯正（B'、C'）

(3) 調　節

　レンズの屈折力（D：ジオプトリー）は焦点距離 f（単位メートル）で表すことができる。

$$屈折力 = 1/f \ [D]$$

　遠くから近くへ視点を変えるとき、眼は屈折力を増加させて焦点を合わせる。これを近方への調節という。より遠くへ焦点を合わせるときの屈折力の減少は遠方への調節という。近方への調節には毛様体筋の収縮により水晶体の前面の曲率を増大させる。水晶体の弾力は年齢とともに減少するので、加齢により調節力が減少する。10歳では平均10Dの調節力があるが、50歳ではこれが2Dに減少する。

(4) 瞳孔反射

　瞳孔はカメラの絞りと同様、入射光量を決める。明るいとき、あるいは眼に光を照らすと瞳孔が縮小する。これを瞳孔の光反射という。光反射は左右どちらの眼を照らしても両眼におこる。瞳孔の大きさはまた注視する物体の距離によっても変わる。すなわち、遠くから近くの物体に視点を移すと瞳孔は縮小する。これを近距離反応という。近くを見るときには両眼の軸が輻輳するので、この瞳孔反射は輻輳反射ともいわれる。瞳孔の縮小、散大はそれぞれ、虹彩のなかを輪状に走る瞳孔括約筋(副交感神経支配)、放射上に走る瞳孔散大筋(交感神経支配)によって行われる。

B．光受容機構

(1) 網膜の構造

　光は光学系を透過した後、網膜に達する。網膜は3層の細胞層からなる（図7-30）。光を受容す

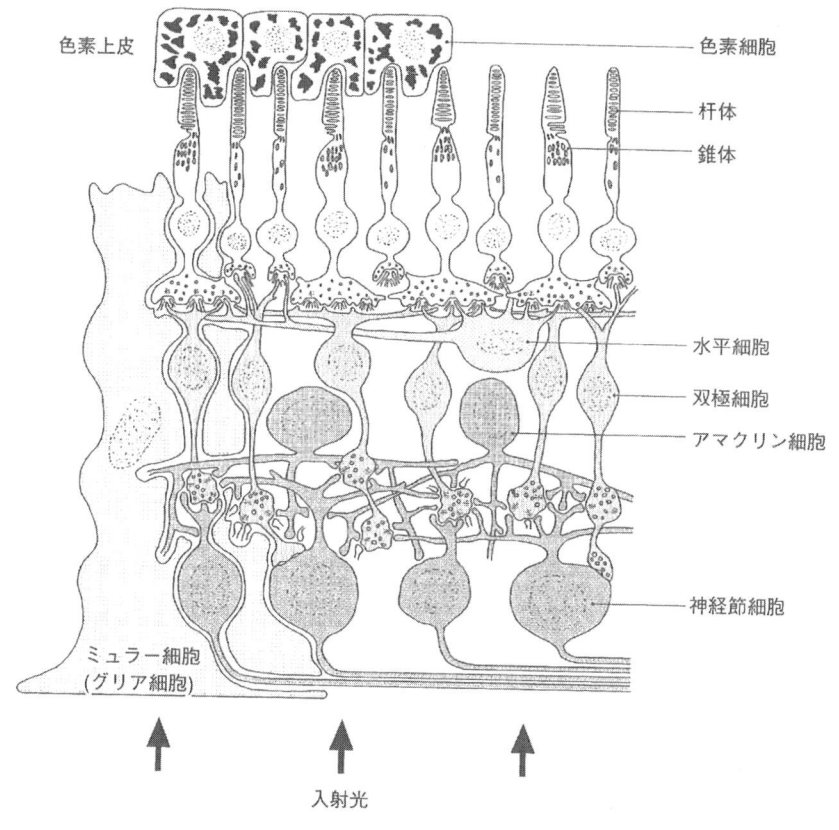

図7-30　サル網膜の構造

るのは視細胞で、視神経となって脳へ投射するのは神経節細胞の軸索である。その中間層には双極細胞があって視細胞と神経節細胞とを結合する。中間層にはさらに、縦の神経連絡を横につなぐ水平細胞とアマクリン細胞とがある。いずれも抑制性のはたらきをする細胞である。

(2) 視　力

視力は視覚における2点弁別閾である。これは視細胞の分布密度と、網膜内の神経回路における収斂の度合いによって決定される。標的を注視するときは中心窩を使うが、ヒトの網膜中心窩には、錐体視細胞が密に存在し、細胞間間隔は約 $1\,\mu m$ である。さらに、中心窩では収斂がなく、視細胞、双極細胞、神経節細胞が1対1対1で結合しているから、分解能はきわめて高い（視力が大きい）。

(3) 視細胞の構造

視細胞には杆体と錐体がある。錐体の密度は中心窩で最も高く、周辺部にいくにしたがって低下する。杆体は中心窩を除いた網膜全体に分布し、その密度は中心窩を5°ほどはずれた部分で最も高い。

視細胞の外節の部分は線毛が分化したもので、形質膜が折れ込んでできたディスクが重なって存在する（図7-31）。杆体ではディスクは形質膜から分離して細胞内に取り込まれているが、錐体では形質膜に連続している。ディスクには光を受容する視物質がある。

外節は1μmほどの細い結合線毛で内節とつながっている。内節には細胞核、ミトコンドリア、ゴルジ装置などがあり、エネルギー代謝、タンパク合成が行われる。内節の近位端はシナプス終末を形成し、双極細胞や水平細胞とシナプス結合をもつ。シナプス終末部は錐体では小足と、杆体では小球とよばれ、伝達物質を含んだシナプス小胞が存在する。

(4) 視物質

視物質の光吸収スペクトルの研究は、杆体視物質ロドプシンについて行われてきた。ロドプシンは網膜に大量に含まれており、生化学的に抽出して分析することができたためである。一方、錐体は杆体に比べると小さくて数も少なく、また、分光感度の異なる3種類が混在するので、錐体視物質を抽出して調べることができなかった。

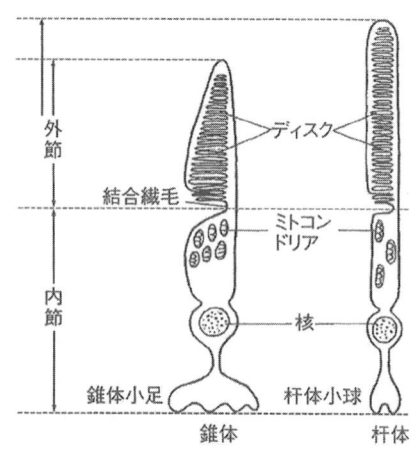

図7-31 杆体と錐体の構造

ロドプシンは348個のアミノ酸から構成されるオプシンとよばれるタンパクと、ビタミンAがアルデヒド型になったレチナールが結合した光感受性分子である。レチナールには多くの立体異性体が存在するが、光照射を受けない前のレチナールは11-cis型をとっている。光を吸収すると11-cis型はall trans型に立体構造が変化し、それに伴ってオプシンの立体構造も変化する。

(5) 光受容機構

外節のディスク膜上には光受容に必要な分子機構が存在する。

光によって活性化したオプシンは、やはりディスク膜上にあるGTP結合タンパク質（Gタンパク質）であるトランスデューシンを活性化する。活性化してサブユニットに分離したトランスデューシンは、今度はホスホジエステラーゼ（PDE）を活性化して形質中に存在するサイクリックGMPを分解する。この一連の反応はディスク膜上で行われる。

(6) 光変換機構

外節の形質膜には、サイクリックGMPが内側から結合すると開くイオンチャネルがある。暗状態では細胞内サイクリックGMP濃度が高いのでこのチャネルが開いており、陽イオン（主として$Na^+$と$Ca^{2+}$）が流入している。流入した$Ca^{2+}$は外節膜状にある$Na^+$-$Ca^{2+}$交換輸送機構によって細胞外へ運ばれ、代わりに$Na^+$がさらに入ってくる。チャネルを通って入った$Na^+$と、$Na^+$-$Ca^{2+}$交換輸送機構によって入った$Na^+$は、内節部でナトリウムポンプによって細胞外へくみ出される。このようなシステムがはたらく結果、暗状態では、視細胞は脱分極状態に保たれている。

光照射を受けるとサイクリックGMP濃度が低下するから、外節の形質膜の陽イオンチャネルが閉じ、視細胞は過分極する。こうして発生した電位変化が視細胞電位である。視細胞電位は外節からシナプス終末まで電気緊張的に伝播し、次に述べる双極細胞や水平細胞との間のシナプスでの伝達物質の放出を制御する。視細胞は活動電位を発生しない。

光変換機構にはこのように複雑な一連の分子活動が関与しているが、各段階の酵素反応において増幅が行われる結果、視細胞の感度はきわめて高い。杆体では1光量子に反応して1pA程の電流応答が発生するが、この応答は1光量子のもつエネルギーの約10万倍のエネルギーである。外節へ流入する$Ca^{2+}$は光変換機構におけるさまざまな部分での酵素活性を制御し、光に対する感度を調節している。

## C．網膜内での情報処理

### （1）双極細胞

　視細胞の過分極性電位応答はシナプスを介して双極細胞と水平細胞へ伝達される。双極細胞の受容野はほぼ円形で、中心部と周辺部に分かれる。中心部の大きさは双極細胞の樹状突起の広がりにほぼ等しい。中心部に光照射すると脱分極応答を示すON型細胞と、過分極応答を示すOFF型細胞とがある。双極細胞は活動電位を発生せず、緩電位のみで情報伝達を行う。双極細胞の軸索終末は神経節細胞やアマクリン細胞と結合している。

　哺乳類では杆体から入力を受ける双極細胞は、錐体から入力を受ける双極細胞とは別の細胞である。

### （2）水平細胞

　水平細胞は非常に大きな受容野を有し、過分極性光応答を示すが活動電位は発生しない。水平細胞は視細胞への負のフィードバックを介し双極細胞の受容野周辺部を形成する役割を担っている。

### （3）双極細胞から神経節細胞へのシナプス

　双極細胞は神経節細胞とシナプス結合をもつ。双極細胞から神経節細胞へのシナプス伝達は基本的には興奮性であり、ON型双極細胞はON型神経節細胞と結合し、OFF型双極細胞はOFF型神経節細胞と結合する。

### （4）アマクリン細胞

　双極細胞の軸索終末は神経節細胞のほかに、アマクリン細胞とも結合している。アマクリン細胞にはON型、OFF型のほかにON－OFF型がある。ON－OFF型は光照射の開始時と終了時の両方で一過性に脱分極性応答を示すものである。大部分のアマクリン細胞はGABAやグリシンを伝達物質とする抑制性ニューロンで、その標的は双極細胞の軸索終末と後述する神経節細胞である。これらのアマクリン細胞の機能は神経節細胞へ側方抑制を及ぼすことではないかと考えられている。

　一部のアマクリン細胞はアセチルコリンを伝達物質とする興奮性ニューロンである。これらのアマクリン細胞は動きの検出機構に寄与しているものと考えられている。

### （5）網膜神経節細胞と視神経の応答

　神経節細胞は網膜の出力細胞である。網膜で行われた情報処理の結果は、神経節細胞の軸索である視神経に現れる。

　哺乳類の視神経の受容野は多くの場合円形に近く、互いに拮抗する中心部と周辺部からなる（図7－32）。中心部の光応答様式によって、ON中心型とOFF中心型に分ける。中心窩付近にある神経節細胞の受容野は小さく、周辺部へいくにつれ大きくなる。中心部の大きさは神経節細胞の樹状突起の広がりにほぼ等しい。この中心－周辺拮抗型の受容野は側方抑制をもたらし、受容した像のコントラストを上げるはたらきをしている。

　ネコの神経節細胞は形態的にアルファ、ベータ、ガンマ細胞に分類される。これらは光に対する応答様式による分類であるY、X、W型に対応する。Y型の細胞は大型で受容野も大きい。網膜周辺部にいくにしたがって数が増える。光刺激に対する応答の時間経過は一過性で、標的の動きを受容するのに都合がよい。X型の細胞は網膜中心部に多く受容野が小さい。光刺激に対し持続性の応答を示すので、静止像を高いコントラストでとらえるのに都合がよく、形態や色の識別に関係する

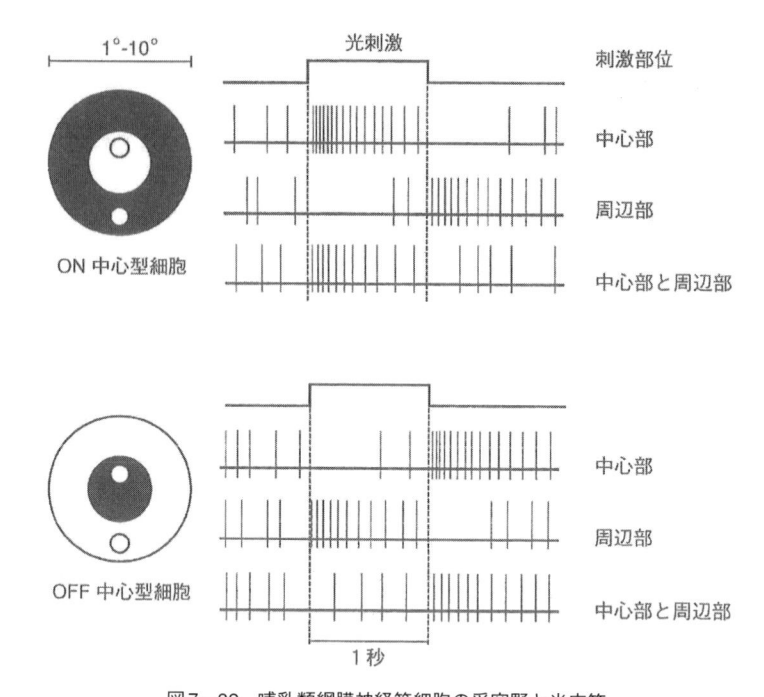

**図7-32 哺乳類網膜神経節細胞の受容野と光応答**
受容野は2重構造で、スポット光を照射して調べると、中心部と周辺部の光応答が逆になる。ON中心型とOFF中心型とがある。

と考えられる。W型の細胞は光応答が弱く、持続型と一過性型とがある。YやX型のような中心、周辺の受容野構造をもたない。瞳孔の光反射や眼球運動に関係すると考えられている。

視神経の伝導速度はY型で最も速くX型がこれに次ぐ。中枢への投射先は、Y型は主として上丘へ、X型は外側膝状体へ、W型は上丘と外側膝状体の両方へ投射する。

サルの網膜には主として2種類の神経節細胞が存在する。すなわちミジェット細胞は小型で、ネコのX型に対応し、パラソル細胞はやや大型で、ネコのY型に対応する。ミジェット細胞もパラソル細胞も主な投射先は外側膝状体であるが、その機能は異なり、ミジェット型は図形の形や色の認識に、パラソル型は物体の動きの認識に関係すると考えられる。

### D．視覚伝導路と外側膝状体

外界の像は左右が逆転して網膜上に結像する。すなわち、右半視野は右眼では中心窩を境にして内側（鼻側）に結像し、左眼では中心窩を境にして外側（耳側）に結像する（図7-33）。

網膜を出た視神経は脳底を進み、視交叉に達する。網膜の内側（鼻側）にある神経節細胞から出た軸索（視神

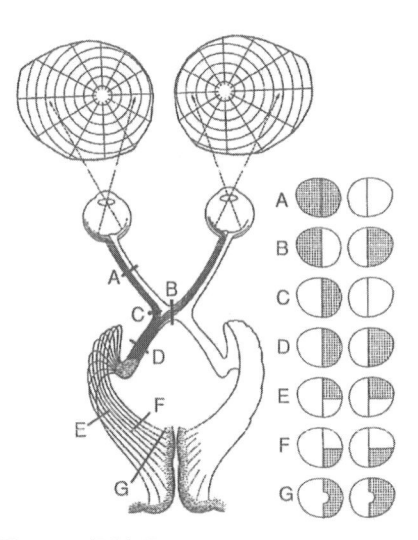

**図7-33 視覚伝導路とその損傷による視野の欠損**

経）は交叉し、対側の中枢へ投射するが、外側（耳側）にある神経節細胞の軸索は交叉せず、同側の中枢へ投射する。その結果、右半視野は左の視覚中枢へ投射し、左半視野は右の視覚中枢へ投射することになる。左右の視神経が半分だけ交叉するのでこの構造を半交叉という。視神経は主として外側膝状体へ投射する。外側膝状体は6層からなる。1、4、6層は対側眼から、2、3、5層は同側眼からそれぞれ投射を受ける（図7-36）。外側膝状体の各層で、視野の上下左右の関係は保たれているが、中心窩付近は拡大されて広い部分を占め、視野周辺部は圧縮されて狭い。外側膝状体のニューロンの受容野は、視神経の受容野とほぼ等しく円形で、拮抗する中心部と周辺部からなる。また、ON中心型とOFF中心型とがある。サルの外側膝状体では、背側の4層は小細胞層とよばれ、主として網膜のミジェット細胞が投射する。腹側の2層は大細胞層とよばれ、主としてパラソル細胞が投射する。

### E. 大脳皮質視覚野における情報処理

（1）視覚野の構造

　大脳皮質の灰白質は表面に平行した6層構造をもつ（図4-19参照）。外側膝状体から大脳皮質に入力する線維は主として第4層に終わる。第4層には星状細胞があり、その軸索は入力近辺の他の層へ投射する。第2、3層、第5、6層には錐体細胞がある。第2、3層の錐体細胞の軸索は皮質内の他の領域へ、第5層の錐体細胞の軸索は上丘へ、第6層の錐体細胞の軸索は外側膝状体へそれぞれ投射する。

（2）視覚野ニューロンの光応答

　視覚野ニューロンは、スポット状の刺激には応答しにくい。また受容野全体を一様に照射するような光刺激にはまったく応答しない。むしろスリット状の光や、黒く細長い棒状の影、あるいは明暗の境界など、特定の光刺激によく応答する（図7-34）。しかも光刺激の種類や適切な向きは細胞ごとに異なっている。特定の向きをもった光刺激にしか応答しない性質を「向きの選択性」という。

　視覚野ニューロンは両眼からの入力を受ける。どちらの眼からの入力の影響を受けやすいかはニューロンによって異なる。これを眼球優位性という。

（3）単純細胞と複雑細胞

　視覚野ニューロンには、その受容野のなかに、ON領域とOFF領域が明瞭に区別できるものと、できないものとがある。前者を単純細胞、後者を複雑細胞とよぶ。

　単純細胞ではON領域とOFF領域が区別できるだけでなく、それぞれの領域に加えられた刺激の効果が加算できる。すなわち、ON領域の2か所を同時に刺激すると、それぞれを単独に刺激したときよりも強い反応が得られるし、ON領域とOFF領域を同時に刺激すると、その効果は打ち消しあって応答が小さくなる。複雑細胞ではこのような応答の加算性は見られない。

　単純細胞では受容野のONとOFF領域の形がスリット状で、その相互位置関係と、スリットの向きが縦か、横か、斜めかが重要な情報である。

　複雑細胞の受容野はいろいろである。たとえば、縦の向きをもった明暗の境界の存在に選択的に応答する。左側が暗く右側が明るい境界であれば、受容野のどこにそれが提示されてもON応答を示す。逆に、左側が明るく右側が暗い境界であれば、受容野のどこに提示されてもOFF応答を示

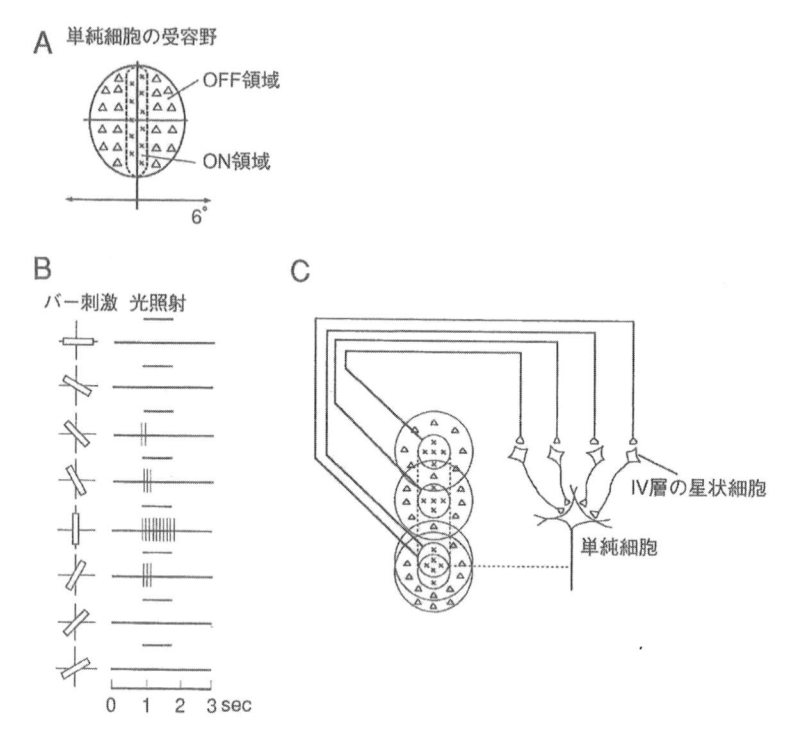

図7-34 一次視覚野単純細胞の光応答
A:受容野の構成例、B:バー刺激に対する応答、C:外側膝状体からの情報を受けて、視覚野単純細胞の受容野ができあがる様子を仮定した図（Hubel & Wiesel 1962）。

す。別の複雑細胞は、受容野の上半分に提示されたスリットに対してはON応答を示すが、受容野上半分の全体をおおう光刺激にはまったく反応しない。受容野の下半分に提示されたスリットに対してはOFF応答を示すが、受容野下半分の全体をおおう光刺激にはまったく反応しないという具合である。

(4) 端の抑制

スリットや明暗の境界部の長さが長すぎてはいけないものも存在する。これは単純細胞にも複雑細胞にも見られる。スリットが短くて、受容野の一部のみが刺激される状態では応答は小さく、スリットが長くて受容野の全体をカバーする状態では応答は大きくなる。しかし、スリットがさらに長くなって受容野のどちらか片側にはみだすと応答は減る。スリットが受容野の両側へ突き出す場合には、この細胞はまったく応答しなくなる。

(5) 単純細胞、複雑細胞、端の抑制をもつ細胞の受容野のでき方

ヒューベルHubelとウィーゼルWieselの仮説によると、単純細胞の受容野は円形の受容野をもった複数の外側膝状体ニューロンからの情報が収斂してできる（図7-34 C）。外側膝状体ニューロンの受容野は円形で、どれもほぼ同じ大きさである。もし受容野の網膜上の位置がほぼ同じだが、特定の方向に少しずつ、ずれているニューロン群が1つの視覚野ニューロンに収斂すると、特定の方向の向きをもつ単純細胞受容野が形成される。ON中心型受容野がならぶと中心にON領域、両

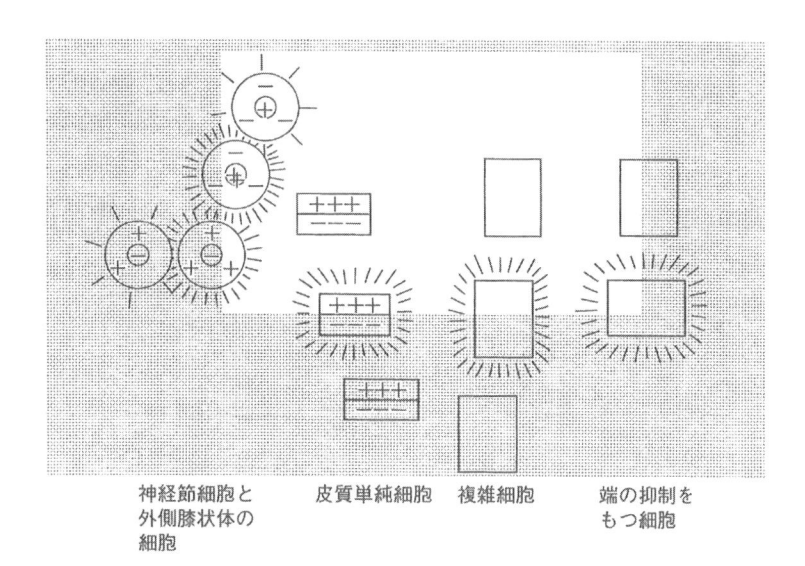

図7-35　網膜神経節細胞あるいは外側膝状体の細胞、視覚野の単純細胞、複雑細胞の、受容野とそれぞれが検出する刺激の特徴の比較
（From neuron to brain 3rd ed、Sinauer、Sunderland、1992）

脇にOFF領域をもった単純細胞の受容野ができあがる。

同様に、複雑細胞の受容野は、複数の単純細胞が収斂してできる。後者の受容野は右半分がON領域、左半分がOFF領域となっている。それぞれの受容野はON領域、OFF領域の境界線に直角方向にわずかずつ、ずれている。このような場合、明暗の境界にかかった単純細胞だけが応答し、他の単純細胞は受容野全体が暗いか、あるいは一様に明るいため応答しない。

端の抑制をもつ単純細胞へは複数の単純細胞が収斂するが、中心に位置した単純細胞は興奮性の結合を、端に位置した単純細胞は抑制をかける。端の抑制をもつ複雑細胞は複数の複雑細胞が収斂して形成される。

### F．柱状構造、コラム

ヒューベルとウィーゼルはネコやサルの視覚野に電極を刺し、記録される多数の細胞の性質を比較検討した。たとえば電極を皮質表面に垂直に刺入すると記録されるニューロンはすべて同一の向きの選択性をもっていた。性質の共通したニューロンが皮質の各層を貫いて表面に垂直に並んでいることから、この構造は柱状構造、コラムと名づけられた（図7-36）。

(1) 向き選択性コラム

ニューロンの向きの選択性は、連続的、かつ規則的に変化している。隣り合う2つのコラムで最適の向きは約15°異なるので、12の異なる向き選択性コラムが並んでいれば、すべての方向を連続的に表現できることになる（15°×12＝180°）。

(2) 眼優位性コラム

コラム構造は眼優位性についても認められる。サルの皮質視覚領で観察されたコラムの幅は約500μm、右眼優位性コラムと左眼優位性コラムとが交互に配列している。

向き選択性コラムは幅が約 $50\,\mu\text{m}$、左右の眼優位性コラムと直交する形で存在する。両者の関係を模式化したのが図7-36である。

### G. 高次視覚野で処理される情報

第一次視覚野で処理された視覚情報は高次の視覚中枢へ送られる。大脳皮質に存在する高次視覚野は10以上におよび（図7-37）、それぞれが異なる機能を分担する。

第一次視覚野（$V_1$）から高次視覚野への情報の流れは大きく分けて2つになる。第1は$V_1$から頭頂連合野（LIP, 7a）へ向かう流れであり、第2は側頭連合野（IT）へ向かう流れである。頭頂連合野へ向かう流れは空間認知機能と関連し、視覚標的の位置、動きなどに選択性のあるニューロン活動が見いだされる。

一方、側頭連合野へ向かう流れは視覚標的の形の認識に関わるものである。その中で最も興味深いのは、動物（サル）やヒトの顔に選択的に応答する「顔ニューロン」である。このニューロンはサルやヒトの顔によく応答するが、手の形やさまざまな傾きの線の集まりなどには応答しない。顔であることの要因としては「眼」と「口」が必要である。また、細胞によって最大の応答を示す眼や口の位置、大きさなどが異なる。

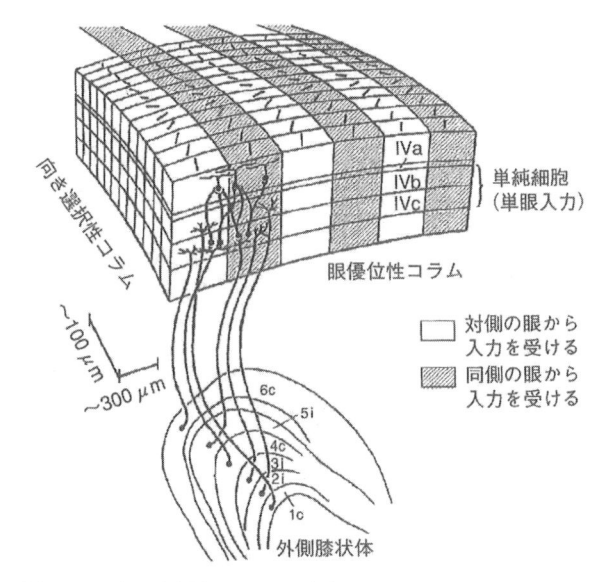

図7-36 向き選択性コラムと眼優位性コラムの配列を示す模式図
(Hubel & Wiesel 1972)

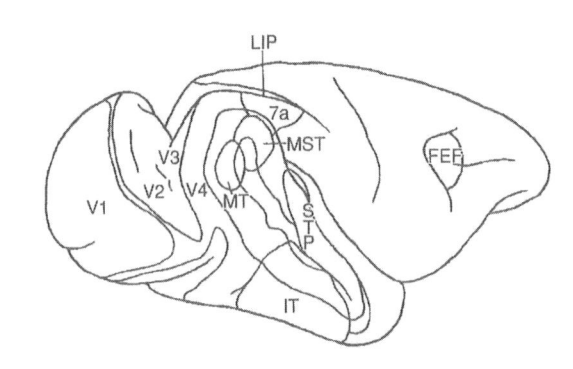

図7-37 サル大脳の視覚関連領野
V1:第一次視覚野（17野）、V2：第二次視覚野（18野）、V3:第三次視覚野、V4：第四次視覚野、MT:中部側頭野、IT:下側頭皮質（20、21野）、MST:内側上側頭野、LIP:外側頭頂間野、STP:上側頭多種感覚野、FEF:前頭眼野（8野）。上側頭溝、月状溝、下後頭溝を開く形で描いてある。

### H. 左右の眼からの視覚入力の融合

左右眼の入力が大脳視覚野で重なり合うことは、両眼で見た像を1つと認識するために必要である。ニューロンの中には特定量の視差に選択的に反応するものがある。つまり左右眼の入力による受容野が水平方向に少しずれているのである。こうしたニューロンは、対象となる標的の、両眼の注視位置からの前後へのずれを検出し、奥行きの感覚あるいは遠近感に役立つと考えられる。

遠近感はさまざまな要素によって生じる。経験も役に立つ。たとえば距離により、標的の大きさが

違う。等速度で移動する際には視角が変化する。しかし、これらの経験的手がかりを排除しても、両眼視差があれば奥行きの感覚あるいは立体感が成立することをジュレスJurezが示した。これには18野の視差検出ニューロンの活動が寄与すると考えられる。

### I. 左右の視野の融合

視神経の半交叉によって左右網膜とも鼻側の半視野は対側の脳へ投射する。ある標的の中心に視点を合わせたとき、その標的の右半分と左半分とはそれぞれ左右の脳に投射するはずであるが、我々はこれを1個の物体として認識する。左右の視野を分ける垂直子午線付近では、ニューロンの受容野が左右の視野にまたがっている。これらのニューロンは脳梁を介して左右半球から情報を受けている。すなわちこれらのニューロンへの同側視野からの入力は、対側の17野を経由した後、脳梁を介して同側の17野へ入ってくる。脳梁が切断された患者では、左右の視野に入ったものが別々の標的として認識されることがある。

### J. 色　覚

眼に到達する光は、さまざまな単色光が混じり合ったものであるが、ふだんはそうは感じない。虹の七色というように、分光されると異なった波長の光は異なった色に見える。一方で同じ物体は同じ色に見える。たとえば、白熱電球の光と蛍光灯の光とでは、分光分布が非常に違っているにもかかわらず、同じ物体は同じ色に"見える"。これを色の恒常性という。

(1) 波長弁別

我々の眼は、波長が400nm（ナノメータ、$10^{-9}$m）から700nmの範囲の光に感受性をもつ。我々が"色"の違いを識別するプロセスの第1段階は、対象物から来る光の波長を弁別することである。視細胞の応答の大きさは、視物質の分解量によって決定される。視物質の分解量は、刺激光の強度と視物質の分光吸収（波長による吸収効率）とに依存する。しかし、1種類の視細胞の応答の大きさだけから波長を特定することはできない。そのよい例が暗所視である。暗順応状態で作動するのは杆体だけで、これは1種類しかないので色覚は成立しない。錐体がはたらく明順応状態にあっても、イヌ、ネコ、ウサギなど多くの哺乳類の眼には錐体が1種類しかなく、これらの動物には色弁別機能がない。

異なる波長の光を弁別するには分光感度（分光吸収効率）の異なる2種類以上の視細胞が存在することが必要になる。これらの視細胞の分光感度の極大波長が異なっていて、しかも分光感度曲線が重なり合っていることが必要である（図7-38）。

単色光の弁別だけなら2種類の視細胞があればできる。我々の眼に入る白色光は異なる波長の単色光が組み合わさったもので、それを弁別するには3種類の視細胞が必要になる。白色光はあらゆる波長の単色光をすべて含む光であるから、視細胞がA、B、2つしかないシステムでは単色光 $\lambda_2$ と白色とを

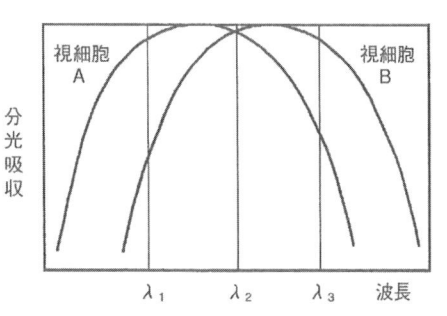

図7-38　視物質の分光吸収と波長弁別
（金子章道　1997）

区別できない。しかし第3の視細胞Cが加われば区別が可能になる。

(2) 色覚学説：三色説、反対色説、段階説

　ヤングYoungは1802年、スペクトル感度の違った3種類の神経の存在を仮定した。第1の神経が刺激されると赤、第2の神経が刺激されると緑、第3の神経が刺激されると青の感覚が生じるとした。その数十年後、ヘルムホルツHelmholtz（1866）は、独自に同様の推論を行い、いわゆるYoung−Helmholzの三色説を確立した。

　ヘルムホルツと同じ頃、ヘーリングHering（1885）は心理学的な実験で、赤と緑を混ぜると、赤でも緑でもない色になり、同様の現象が青と黄の混合によっても起きることから反対色説を提唱した。すなわち、第1の色受容細胞には赤刺激と緑刺激とが、第2の色受容細胞では、青刺激と黄色刺激がそれぞれ興奮と抑制の反対のプロセスを引き起こすとした。

　三色説と反対色説とは対立して激しい論争を繰り広げたという。この論争の最中にあって、シュレジンガーSchrödinger（1925）は、その折衷である段階説を提唱した。すなわち、色覚受容の第1段階は三色説で、その後の段階で反対色説的なプロセスに変換されるとした。これは今日でも正しいとされる。すなわち錐体のスペクトル応答はまさに三色説が示唆したメカニズムである。一方網膜の出力である神経節細胞では、反対色説が示唆したような波長の組み合わせで、興奮と抑制の反応が起こる。

(3) 神経節細胞の波長応答

　光の波長弁別は分光感度の異なる3種類の錐体で行われる。一方、網膜からの出力である神経節細胞は、これら3種類の錐体の信号の差を取って反対色説的な応答を示す。たとえばある神経節細胞は短波長側の光に対してはON応答を示すが、長波長側の光に対してはOFF応答を示す。ON応答からOFF応答への切り替わりは、刺激光の波長をわずか5nmほど変えるだけで起こる。

(4) 色覚異常

　色覚異常の研究はヒトの色覚を対象として、心理学、心理物理学、眼科学を中心として行われてきた。錐体における色受容が三色説的な過程で行われていることが明らかになり、さらに錐体視物質の一次構造が分子生物学的手法によって明らかにされ、色覚異常が錐体視物質の欠損や、異常によるものであることが明確になった。

　赤感受性錐体視物質と緑感受性錐体視物質を符号化する遺伝子はともにX染色体上にあり、青感受性錐体視物質の遺伝子は常染色体上に存在する。赤感受性錐体視物質の欠損あるいは異常で起こる色覚異常は第1色覚異常、緑感受性錐体視物質の欠損あるいは異常で起こる色覚異常は第2色覚異常、青感受性錐体視物質の欠損あるいは異常で起こる色覚異常は第3色覚異常とよばれる。これらの色覚異常者は俗に色盲と呼ばれている。しかし2種類の錐体視細胞があればかなりの色弁別が可能であり、まったく色が見えないわけではない。

　色覚異常者の割合は、ヨーロッパ系人種では男性の約8％、アジア系人種では約5％である。女性はX染色体が2つあるために、色覚異常の発現率は低い。これらの錐体視物質を遺伝子工学的な技術で調べてみると、色覚異常者にも、正常な色覚を有する被検者にも、さまざまなタイプがあることが明らかになった。

## K．視覚系の発達と可塑性

　哺乳類の視覚系を構成する細胞はそれぞれ違ったある刺激に選択的に応答する。このような秩序だった仕組みを支える神経連絡はいつどのようにしてできあがってくるのか、また、できあがる過程において遺伝的要素と経験などの環境的要素とがどのように関与しているのかを知ることは重要であ

る。
(1) 視覚遮断の影響と臨界期

　視覚皮質における神経線維の結合は、発育の初期には変化を受けやすく、不適当な使い方をすると不可逆的に影響を受ける。たとえば、生まれてから3か月間、片方の眼瞼を縫い合わせて見えないようにしてやる（これを視覚入力遮断とよぶ）と、その眼は盲目になる。変化は主に皮質のレベルで起こる。3か月後、閉じておいた眼瞼を開いてやると、網膜や外側膝状体では、閉じておいたほうの眼から入力を受けるニューロンでも、視覚刺激に対して正常に活動する。しかし皮質の細胞は、閉じておいたほうの眼に視覚刺激を与えたのでは興奮しない。もちろん、開けてあったほうの眼は正常に機能する。この実験で、眼を閉じておいて影響が出るのは、光がまったく入らなくなったからではない。鮮明な像が網膜に写らなくなったからである。その証拠に、前眼房にラテックスビーズを注入して白濁させても同様の結果が起こる。

　ネコとサルとで、最も影響を受ける時期は生後6週間である。この期間を臨界期という。臨界期を過ぎた成熟した動物では、長期間にわたって眼瞼を閉じておいても何の影響もない。

　仔ネコやサルの実験から、ヒトの臨床的な事実も説明がつく。老人性白内障で白濁したレンズを取り除いたとき、その患者が長いこと視力を失っていたとしても、手術後視覚は回復する。対照的に、乳幼児の白内障は臨界期のごく初期でないかぎり回復の可能性がなく、眼が見えなくなってしまう。ヒトの場合、感受性の高い時期は生後1年であるが、臨界期は数年続くようである。

　視覚入力遮断によって衰えた機能は、臨界期であれば閉じておいた眼を開けるだけでなく、機能を失っていない眼を閉じて、閉じておいた眼を積極的に使わせることによって回復させることができる。どの程度回復が可能かは、閉眼の期間の長さや生後の日齢などによって違う。

(2) 斜視の影響

　視覚感覚入力を遮断していなくても、視覚入力が異常であるとやはり大脳皮質視覚野のニューロンの応答は異常になる。斜視の場合には、それぞれの眼には正常と同じ量の視覚情報を入力するが、対象に対する両眼の固視点だけが変わる。実験的に斜視にした仔ネコや仔ザルでは、皮質細胞は正常と同じ受容野の性質を示すが、両眼入力を受ける細胞はなくなってしまう。

(3) 視覚遮断による近視の発生

　眼瞼を閉じられた仔ザルでは、視機能が失われるだけでなく眼軸が伸びて近視が発生する。近視が発生する機構はまだ明らかでないが、アマクリン細胞に含まれているVIP（vasoactive intestinal polypeptide）の量が増加するという。

# 第8章 体液と血液

## 1. 体液

体の中の水を体液といい、体重の約60％を占める（新生児70％以上、老人50％）。体液は細胞の中に存在する細胞内液（40％）と細胞の外に存在する細胞外液（20％）に大別できる。細胞外液は、さらに血管やリンパ管の中に存在する管内液と、細胞と細胞の間に存在する組織液や、脳脊髄液、眼房水などに分けられる。細胞内液と細胞外液の大きな差は、細胞内液にはカリウムイオンやリン酸イオンが多いのに対して、細胞外液にはナトリウムイオンや塩素イオンが多いことである（図8-1）。

このイオン分布の差により、興奮性細胞では静止電位や活動電位が生じる。すべての生物は単細胞生物から進化してきたが、細胞外液は、単細胞生物から多細胞生物に進化するときに、海の水を取りこんだと考えられる。

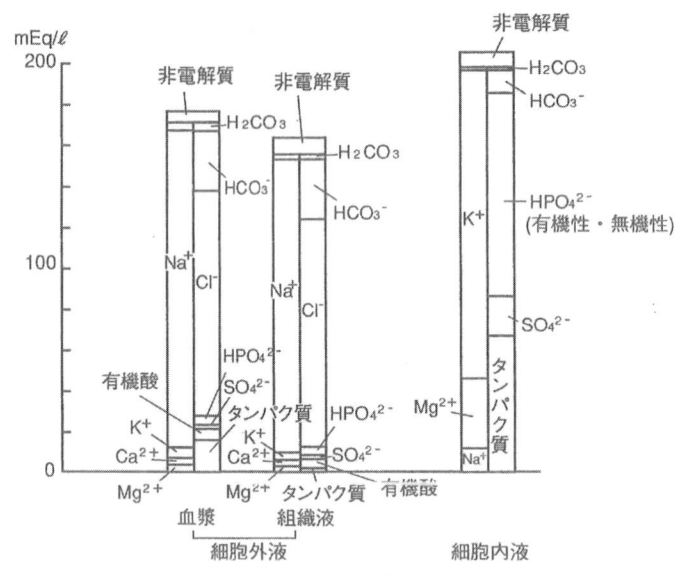

図8-1 体液の組成

## 2. 血液の作用

血液は外界からの栄養素、酸素などを消化管や肺から各細胞に運搬すると共に、各細胞で産生された老廃物や二酸化炭素を腎臓や肺に運搬する働きをもつ。さらに運搬作用としては、内分泌腺で分泌されたホルモンを標的器官へ運んだり、熱を高い部位から低い部位へ運ぶ作用やその他の物質の運搬

作用もある。
　一方、外敵（細菌やウイルス）から体を防衛したり、恒常性の維持、血液凝固などの機能を持つ。

## 3. 組成と性状

　血液は体重の約8％を占める。凝固を防止した血液を試験管にいれ放置すると、細胞成分（赤血球、白血球、血小板）が下に沈殿する（図8-2）。血液中の細胞成分の割合をヘマトクリット（値）という。ヘマトクリット値は男性が約45％で、女性が約40％であり、男性のほうが高い。血液から細胞成分を除いたものを血漿という。血漿からフィブリノゲン（血漿タンパク質の一種）を除いたものが血清である。血液全体の比重は1.05～1.06であるが、血漿だけの比重は約1.03である。血液のpHは7.4±0.05と弱アルカリ性を厳密に保っている。

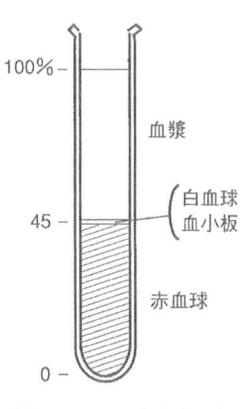

図8-2　ヘマトクリット

## 4. 細胞成分

　血液中の細胞成分は大別すると、赤血球、白血球、血小板に分けられる。これらは赤色骨髄の幹細胞から分化してそれぞれの細胞になり血液中に放出される（図8-3）。

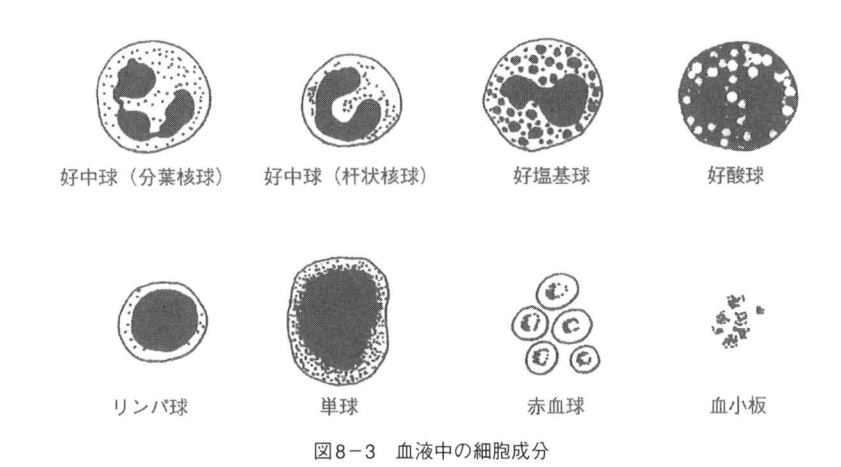

図8-3　血液中の細胞成分

### A. 赤血球

　赤血球は骨髄内では核を持っているが、血液中に放出された時は核が除かれており無核である。この細胞は直径が7.7μm、厚さが約2.2μmの中央がへこんだ円盤状をしている。赤血球の正常値は成

人男性は約500万個／mm³、成人女性は約450万個／mm³である。また、細胞内には細胞小器官は少なく、ヘモグロビンという赤い色素タンパク質が多く存在する。ヘモグロビンは鉄を含むヘムとタンパク質であるグロビン（α、β）が結合したもので、これが4つ集まってヘモグロビン1分子を構成する（図8-4）。ヘムの鉄に酸が結合する。酸素と結合するとヘモグロビンは鮮紅色（酸化ヘモグロビン）になり、結合していないと赤黒くなる（還元ヘモグロビン）。動脈血が赤くて静脈血が赤黒いのは、静脈血には還元ヘモグロビンが動脈血よりも多く含まれているからである。

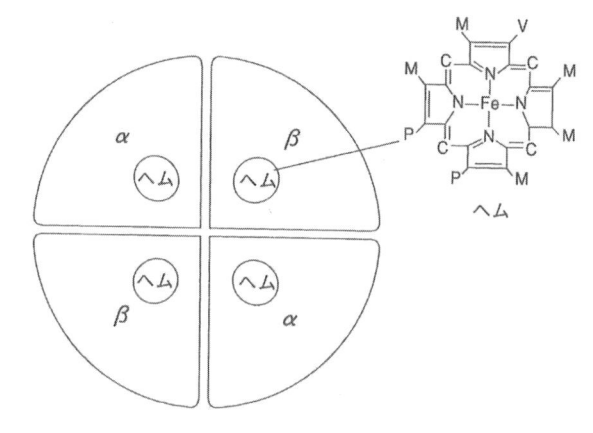

図8-4　ヘモグロビンの構造

血液中のヘモグロビンの正常値は男性では約16g／dl、女性では約14g／dlである。ヘモグロビン1gは酸素1.34mlを結合する能力を持つので、血液1dl中には男性では酸素約21mlを含む能力があることになる。血漿には多くの酸素を溶解する能力はない。ヘモグロビンは酸素と結合する能力は大きいが、これは周囲（血漿中）の酸素分圧に左右され、血漿の酸素分圧が高いと結合能力は大きいが、酸素分圧が低くなると結合能力は低くなる（第10章酸素解離曲線参照）。したがって、肺のような酸素分圧の高い部位では、多くのヘモグロビンが酸素と結合しているが、組織の毛細血管では周囲の酸素分圧が低くなるため、多くのヘモグロビンは酸素を切り離す。また、ヘモグロビンは二酸化炭素とも結合し、組織から肺へ二酸化炭素を運搬する役目も果たしている。だだし、組織で放出された二酸化炭素の多くは重炭酸イオン（$HCO_3^-$）として肺まで運搬される。

○　赤血球の産生と破壊

血液中の赤血球の寿命は約120日である。すなわち、毎日破壊された赤血球と同じ数の赤血球が産生されていることになる。赤血球の産生には材料となる鉄やタンパク質が必要であるが、それ以外にビタミン$B_{12}$や葉酸などのビタミンおよび腎臓から分泌されるエリスロポエチンというホルモンも必要である。ビタミン$B_{12}$は胃粘膜から分泌される内因子と結合して小腸から吸収される。エリスロポエチンは血液中の酸素分圧が減少すると分泌が促進され、赤血球の産生を促進する。陸上の長距離選手などが高地トレーニングを行うのは、高地では酸素分圧が低いため、エリスロポエチンの分泌を増加させて赤血球数を増加させ、酸素運搬能力を高めるためである。

寿命がきた赤血球は脾臓のマクロファージで破壊され、鉄とグロビンは再利用されるが、ヘムから鉄を除いたものはビリルビン（間接ビリルビン）として肝臓に運ばれ、肝臓から胆汁（直接ビリルビン）として排泄される。腸管内でビリルビンはウロビリノゲンとなり、便に混じって排泄されるが、一部は小腸で吸収され血液中に入る。血液中のウロビリノゲンは、尿中に排泄されたり肝臓でビリルビンとなり再び胆汁として排泄される（腸肝循環）。肝臓で赤血球が異常に処理されたり、胆管が閉鎖されたりすると、体内にビリルビンが溜まり黄疸になる。

### B. 白血球

白血球は有核で、顆粒球（好中球、好酸球、好塩基球）と無顆粒球（リンパ球、単球）に分類され、血液中に7,000／mm³含まれる。寿命は種類によって異なるが、一部の白血球を除いて数日から数週間程度と考えられている。白血球は血液中に放出されたのち、血管の内皮細胞の隙間から血管外に出る（遊出）。単球は組織中に出るとマクロファージとなる。体は外部からの細菌などの異物の侵入に対する防御機構を持っている。第一段階は皮膚や粘膜からの侵入に対する防御で、皮膚の角化や各腔所における物理化学的防御などがある。第二段階は体の内部に細菌などが侵入してきたときに最初に生じる防御機構で非特異的な防御であり（自然免疫）、これには好中球やマクロファージなどが関係する。第三段階はいわゆる獲得免疫という特異的防御である。

(1) 好中球

血液中の白血球のうちの約50〜70％を占めるが、組織、脾臓、肝臓などにも多くの好中球が存在する。細菌感染時には血液中に好中球が移動したり、骨髄での産生が促進されるため、その数が増加する。組織が細菌に感染すると、組織が炎症を起こすが、炎症組織はサイトカインなどの刺激因子を放出する。これにより好中球は遊走作用が活発になり、炎症部位に向かって遊走し（化学走性）、貪食（食作用）を行い、細菌を処理する。

(2) 好酸球

血液中の白血球のうちの2〜5％を占め、寄生虫感染時に数が増えることから、寄生虫の処理に関係していると考えられている。また、アレルギー反応を引き起こすともいわれている。

(3) 好塩基球

血液中の白血球のうちの1％以下であるが、内部にヒスタミンやセロトニン、ヘパリンなどを含んでいるため、アレルギー反応を引き起こす。好塩基球に関してはその働きはまだよくわかっていない。

(4) リンパ球

血液中の白血球のうちの20〜40％をしめる。リンパ球はさらに3種類（ナチュラルキラー細胞、B細胞（Bリンパ球）、T細胞（Tリンパ球））に分けられる。

① ナチュラルキラー細胞（NK細胞）

前述の第二段階での防御には、NK細胞も関わる。すなわちNK細胞は異物と見なした細胞（細菌や一部の癌細胞）を直接攻撃して殺す

② B細胞

B細胞のBは本来は鳥のブルサ（bursa）から由来しているが、ヒトではB細胞は骨髄で分化している。液性免疫に関わっており、抗体を産生し異物を処理する。すなわち、異物（抗原となりうるもの）が侵入するとB細胞の膜表面に存在する受容体と結合し、細胞内で断片化したのち、その断片が主要組織適合性複合体（MHC）Ⅱタンパク質に結合して細胞膜表面に出てくる。これにヘルパーT細胞の受容体が結合すると、ヘルパーT細胞はサイトカインなどの信号分子を出して、B細胞は増殖・分化を始め、その結果形質細胞と記憶細胞が増加する。形質細胞は抗体を産生し、数日間で死滅する。記憶細胞は抗体は産生しないが、長期間生存し、抗原が侵入すると速やかに増殖し、形質細胞に分化する。

③ T細胞

T細胞のTは胸腺（thymus）から由来している。骨髄から血液中に放出されたT細胞は、主に胸腺で分化成熟する。T細胞には前述のヘルパーT細胞やキラーT細胞などにさらに分けられる。キラーT細胞の受容体に抗原が結合し、ヘルパーT細胞からのサイトカインの刺激があると、キラーT細胞は活性化したキラーT細胞と記憶細胞に分化し増殖を始める。活性化したキラーT細胞は異物（感染した細胞など）を攻撃する。NK細胞とその働きは似ているが、NK細胞が広範な異物（細胞）を攻撃するのに対して、キラーT細胞は特定の抗原（細胞）に対してのみ攻撃を行う。

(5) 単球（マクロファージ）

血液中の白血球のうち約5％を占める。好中球と同様遊走性と食作用が強く、炎症部に集まり、異物（細菌や死滅した細胞など）を貧食する。好中球とは異なり、貧食したあとマクロファージの細胞内で抗原とMHCⅡ分子が結合し（抗原－MHCⅡ複合体）、この複合体がキラーT細胞に情報を伝える（抗原提示作用）。

### C．血小板

血小板は骨髄の巨核球がちぎれてできたもので、核を持たない。非常に壊れやすいため、正常値が20〜50万個／mm³と非常に幅が広い。血小板因子を含み、血液凝固に関係する。その他、セロトニンや成長因子を含み、血管収縮や血管の修復あるいは動脈硬化の発言にも関与している。また、血小板自身が凝集能や粘着能を持ち、血管損傷時に血小板血栓（白色血栓）を生じて出血を防ぐ。

## 5．血漿成分

血漿の大部分（90％）は水であり、タンパク質が約8％、糖質が約0.1％、脂質が約1％、電解質（無機塩類）が約0.9％と老廃物などが含まれている（表8－1）。

表8-1　血漿の組成

| | |
|---|---|
| タンパク質（アルブミン、グロブリン、フィブリノゲン） | 8％ |
| 糖質（グルコースなど） | 0.1％ |
| 脂質（中性脂肪、コレステロール、リン脂質など） | 1％ |
| 老廃物（尿素、尿酸、クレアチニン） | |
| 無機塩類（Na、Cl、K、Ca、Mgなど） | 0.9％ |

### A．タンパク質

血漿中に含まれているタンパク質を総称して血漿タンパク質といい、アルブミン、グロブリン、フィブリノゲンの3つに大別できる（図8－5）。アルブミンは血漿タンパク質の約60％を占め、肝臓で産生される。アルブミンの作用は主に血漿膠質浸透圧の維持で、毛細血管で組織液から血管内への水の移動に関係する。毛細血管では、水圧と膠質浸透圧の差によって水が出入りしている。その他、

栄養源となったり、カルシウムやホルモンおよび薬物などの運搬を行う。グロブリンは α、β、γ の3つに更に分類されるが、γグロブリンはBリンパ球が産生する抗体であり、その他のグロブリンは肝臓で産生される。γグロブリン以外はアルブミンと同様膠質浸透圧の維持と種々の物質の運搬を行う。フィブリノゲンも肝臓で産生され、血液凝固因子の一つである。

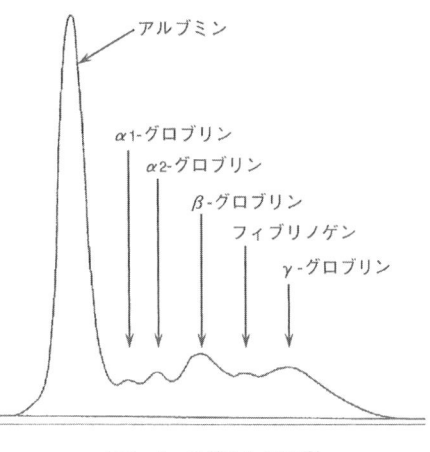

図8-5 血漿タンパク質

### B. 糖 質

血漿中の糖質の大部分はグルコース（ブドウ糖）で、空腹時での正常な血糖値は約80mg／dlであるが、食事後は上昇する。ただし、正常では膵臓から分泌されるインスリンによって、肝臓や筋肉にグリコーゲンとして貯蔵されるため、血糖値はそれほど上昇しない。なんらかの理由で血糖値が上昇すると、腎臓の尿細管での再吸収の能力を超えるため、尿中にグルコースが出現する（糖尿病）。

### C. 脂 質

血漿中の脂質には、脂肪酸、中性脂肪、コレステロールなどがある。いわゆる脂肪とは中性脂肪をいう。脂質はエネルギー源になったり、細胞膜やホルモンの原材料として重要である。ステロイドホルモンはコレステロールから産生される。

### D. 電解質

血漿中に含まれる電解質のほとんどは$Na^+$と$Cl^-$で、そのほか$K^+$、$Ca^{2+}$、$Mg^{2+}$、$Fe^{2+}$、$HPO_4^{2-}$、$HCO_3^-$などが含まれる。これらの電解質の浸透圧は0.9％の食塩水と等しい。0.9％の食塩水を生理食塩水といい、この中に赤血球を入れても、溶血（赤血球の膜が破れること）が生じないので、注射をする場合薬物を生理食塩水に溶解することが多い。しかし、多量の生理食塩水を静脈に投与すると不都合が生じるので、血漿と同じ成分になるように$K^+$や$Ca^{2+}$を加えたリンガー液が用いられる。

### E. 老廃物

各組織で生じた体にとって不要なもの（老廃物）には、尿素、尿酸、クレアチニンなどがあり、血液によって腎臓に運ばれ、尿として排泄される。

## 6. 血液型と輸血

血液型とは赤血球の種類をいい、赤血球の細胞膜表面に存在する抗原の種類を分類したものである。現在多くの血液型が知られているが、医療で重要なのはABO式血液型とRh式血液型である。また、白血球の細胞膜表面にも抗原となるものが存在し、これはHLA（ヒト白血球抗原）と呼ばれ、臓器移植などの場合には、血液型が合致していなくてもHLAがより近い人が優先される。

### A. ABO式血液型

赤血球の膜表面に存在するA凝集原（A抗原）とB凝集原（B抗原）の有無によって分類される（表8-2）。A凝集原のみが存在する場合はA型であり、B凝集原のみの場合はB型、A、B両凝集原が存在する場合はAB型、どちらも存在しない場合をO型という。いっぽう血漿中には先天的抗体である凝集素（抗体）が存在し、A型の血液中には抗B凝集素（B抗体）が、B型には抗A凝集素（A抗体）が存在し、AB型には両凝集素が存在しなくて、O型には両方とも存在する。血液型の分布は人種により異なり、日本人はA型約40％、B型約20％、AB型約10％、O型約30％である。

表8-2 ABO式血液型

| 血液型 | 凝集原<br>（赤血球） | 凝集素<br>（血清中） |
|---|---|---|
| A型 | A | 抗B（$\beta$） |
| B型 | B | 抗A（$\alpha$） |
| AB型 | AとB | なし |
| O型 | なし | 抗Aと抗B（$\alpha$と$\beta$） |

### B. Rh式血液型

アカゲザルの赤血球をウサギやモルモットに注射すると、その血清中にアカゲザルの赤血球の表面にあるRh抗原（Rh因子）の抗体が産生される。この血清中にヒトの赤血球を入れると、凝集する場合と凝集しない場合がある。凝集する赤血球の型をRh陽性、しない赤血球の型をRh陰性という。Rh抗原に対する抗体はRh陰性の血液型のヒトの血漿中にも通常は存在しない。白人や黒人ではRh陰性の割合が多いが、日本人は約0.5％と非常に少ない。

表8-3 血液型の遺伝

| 両親 | 子供 |
|---|---|
| O×O | O |
| O×A | O, A |
| A×A | O, A |
| O×B | O, B |
| B×B | O, B |
| O×AB | A, B |
| A×AB | A, B, AB |
| B×AB | A, B, AB |
| AB×AB | A, B, AB |
| A×B | O, A, B, AB |

### C. 血液型の遺伝

血液型は遺伝し、特殊な病気以外は生涯変わることはない。以前は親子鑑定などに使用されたが、現在はDNA鑑定のほうが確実なのであ

まり使われない。ABO血液型ではA遺伝因子、B遺伝因子、O遺伝因子があり、A，B遺伝因子はO遺伝因子よりも優勢であるので、A型の血液型は片親からA遺伝因子、他の片親からO遺伝因子を受け継ぐか、両親からA遺伝因子を受け継ぐと発現する。B型も同様で、AB型は片親からA、他の親からB遺伝因子を受け継ぐ。O型は両親からO遺伝因子を受け継いだ場合に発現する（表8－3）。Rh陰性の血液型は両親からRh陰性の遺伝子を受け継がないと発現しない。

### D. 輸　血

以前はO型の血液型のヒトは万能供血者、AB型のヒトは万能充血者と呼ばれており、O型の血液は全ての血液型のヒトに輸血が可能で、AB型のヒトは全ての血液型の血液を輸血されても問題ないと考えられていた。少量の輸血ではこの原則は通用するが、現在は多量の輸血をする場合があり、輸血は同じ血液型で行う。だだし、同じ血液型の輸血でも異常が生じる場合もあり、通常輸血前に供血者の血液と受血者の血液を混和して、異常のないことを確認して輸血を行う（交叉適合試験）。

また、Rh陰性の血液中には、Rh抗原に対する抗体は存在しないが、Rh陰性のヒトにRh陽性の血液を輸血すると抗Rh抗体が産生され、次にRh陽性の血液を輸血すると溶血などを引き起こす。

### E. 血液型不適合妊娠

輸血でRh型が問題になることを前述したが、Rh陰性の母親がRh陽性の胎児を妊娠すると、血液型不適合妊娠となる（図8－6）。すなわち、父親がRh陽性で母親がRh陰性の場合、その子どもはRh陽性になる確率が高い。母親が過去にRh陽性の血液を輸血されていない限り、母親の血漿中にはRh陽性の赤血球に対する抗体は存在しないので、第1子は無事に出産される。出産時に多くの場合子供の赤血球が母親の血液中に入るため、そこで初めて母親の体内でRh型赤血球に対する抗体ができる。第2子がRh陽性であれば、抗体は胎盤を通して胎児の赤血球を凝集させたり、溶血させたりする。以前はこのため、死産や未熟児出産があったが、現在は治療法が確立されているため、あまり問題にはならない。

## 7. 止　血

血管が傷害されると、まず傷害部位付近の血管が収縮し、ついで血小板凝集による血小板血栓が形成され出血を止める。それより大きい傷害では、血液凝固が生じ止血をする。

### A. 血小板血栓（白色血栓）

血管が損傷されると、血管内を覆う血管内皮細胞から特殊な因子（ホンビルブランド因子）が放出され、血小板が傷害部位に粘着し、さらに血小板同士が凝集して傷害部位をふさぐ。小さな血管損傷の場合はこれで出血は止まる（図8－6A）。

## B. 血液凝固（赤色血栓）

　ほとんどの出血では血液自体が固まり出血を止める。血漿中には多くの血液凝固因子があり、この因子が連携して最終的にフィブリンが生じ、血液凝固は完成する（図8－6B）。凝固に関する因子は現在40種以上知られているが、主な因子を表8－4に示す。

　血液凝固課程は2つあり、1つは外因系とよばれ、血管が損傷し血液が組織に触れることで凝固が始まる。他の過程は内因系とよばれ、血液が異物特に負に荷電した物質に触れることで凝固が始まる。外因系も内因系も、凝固過程の途中でどちらもX因子を活性化させる。活性化されたX因子はCaイオンやV因子と共にⅡ因子（プロトロンビン）をトロンビンに変化させる。トロンビンはⅠ因子（フィブリノゲン）をフィブリンに変化させて、血球を絡ませて、血液凝固が完成する。フィブリノゲンは短いタンパク質であるが、これが繋がって長い線維状のフィブリンとなる。トロンビンによってできたフィブリンは不安定であるが、さらにXⅢ因子がはたらいて、安定したフィブリンとなる（図8－6）。

表8－4　血液凝固因子

| 因子番号 | 因子名 |
|---|---|
| Ⅰ | フィブリノゲン |
| Ⅱ | プロトロンビン |
| Ⅲ | 組織因子 |
| Ⅳ | カルシウム（Ca） |
| Ⅴ | 不安定因子 |
| Ⅶ | 安定因子 |
| Ⅷ | 抗血友病因子-A |
| Ⅸ | 抗血友病因子-B |
| Ⅹ | スチュアート因子 |
| Ⅺ | 抗血友病因子-C |
| Ⅻ | ヘイグマン因子 |
| ⅩⅢ | フィブリン安定化因子 |

その他、血小板因子などがある。

## C. 線維素溶解

　凝固した血液は血管をふさいで、血流を遮断する場合もあるが、血漿中にはプラスミノゲンがあり、プラスミノゲンアクチベーターによってプラスミンになり、フィブリンが分解され血の塊（血餅）が

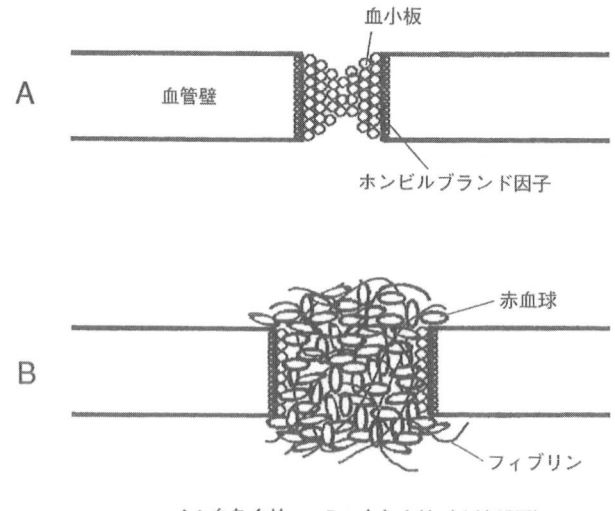

A：白色血栓　　B：赤色血栓（血液凝固）

図8－6　白色血栓と赤色血栓

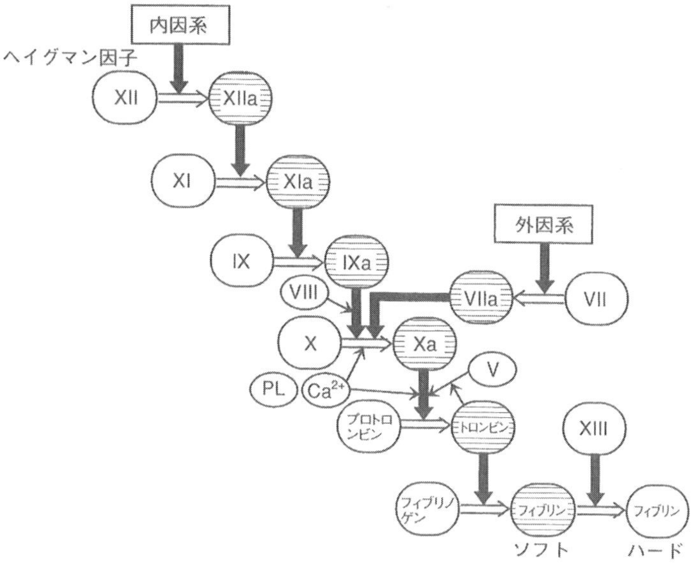

図8-7　血液凝固過程

溶かされる。これを線維素溶解という。

## 8. 血液の酸塩基平衡

　前に述べたように、血液のpHは7.40±0.05と非常に狭い範囲を保つような調節機構を持つ。これは恒常性の一部で、血液には多少の酸や塩基が加えられたりしても、ほとんどpHが変動しないという作用（緩衝作用）があるからである。血液の緩衝作用は、重炭酸イオン、ヘモグロビン、血漿タンパク質、リン酸イオンからなる。

　pHとは　pH＝－log[H$^+$]　で示され、pH7とは[H$^+$]が$1\times10^{-7}$モルの状態のときである。ちなみに、[H$^+$]が$1\times10^{-6}$モルだとpHは6であり、$1\times10^{-3}$モルだとpHは3となる。

(1) 重炭酸イオン系

　重炭酸イオン系とは、下のような反応系である。

$$H^+ + HCO_3^- \rightleftarrows H_2CO_3 \rightleftarrows H_2O + CO_2$$

　もし、血液中にH$^+$イオンが増えると、反応は右に進み、水と二酸化炭素（弱酸）になる。

　CO$_2$は肺から排泄される。また、H$^+$イオンが減ると、反応は左に進みH$^+$イオンは増加する。

(2) 血漿タンパク質系

　血液中のヘモグロビンやアルブミンも緩衝作用がある。タンパク質のカルボキシル基（－COOH）はOH$^-$が増えてpHが上昇すると酸として働き、H$^+$を離しOH$^-$と反応して水になる。一方、H$^+$が増えてpHが低下すると、アミノ基にH$^+$が結合する。

(3) リン酸イオン系

リン酸水素イオン（$HPO_4^{2-}$）は、$H^+$と結合して$H_2PO_4^-$になることによって、pHの低下を抑制する。リン酸イオンは細胞内に多く含まれているので、リン酸イオン系は細胞内でのpHの調節には重要な役目をしている。

　さらに、体内では肺での二酸化炭素の排泄や腎臓での$H^+$の排泄の調節によって、最終的に血液（体液）のpHは調節されている。なんらかの理由により、血液のpHが7.4より上昇した状態をアルカローシス（呼吸性アルカローシス、代謝性アルカローシス）、低下した状態をアシドーシス（呼吸性アシドーシス、代謝性アシドーシス）という。一般的にpH7を中性というが、医学ではpH7は酸性に傾いたというよりも、死の一歩手前ということになる。

# 第9章 循環系

## 1. 心　臓

### A. 心臓の構造

　ヒトの心臓は2心房、2心室よりなる。大きさは成人の場合握りこぶし大で、平均重量は280g程度（男性）である。心臓はわずか体重の0.5％程度の重量しかないが、安静時でも全身の酸素消費量の約10％を消費する。房室弁で心房と心室に分けられ、心房、心室ともに隔壁によって左右に分けられている。左房室弁は2枚よりなり、二尖弁（僧帽弁ともいう）と呼ばれ、右房室弁は3枚よりなり三尖弁という。また、左心室から出る大動脈、右心室から出る肺動脈の基部にはそれぞれ大動脈弁、肺動脈弁がある。これらは3枚のポケット状の半月弁よりなる。房室弁は腱索によって心室の乳頭筋と結ばれており、心室収縮時に弁が心房側へ反転するのを防止している。心房筋と心室筋を固有心筋といい、次に述べる特殊心筋と区別される。全身から戻ってきた血液は、下大静脈あるいは上大静脈から右心房に入り、三尖弁を通って右心室に流れ込む。ついで肺動脈弁を通って肺動脈に送られ、左右の肺内でガス交換を行う。その後、肺静脈を経て左心房、僧帽弁を通って左心室へ流れ込む。そして、血液は左心室から大動脈弁を通って大動脈へ送り出され、全身へと流れていく。

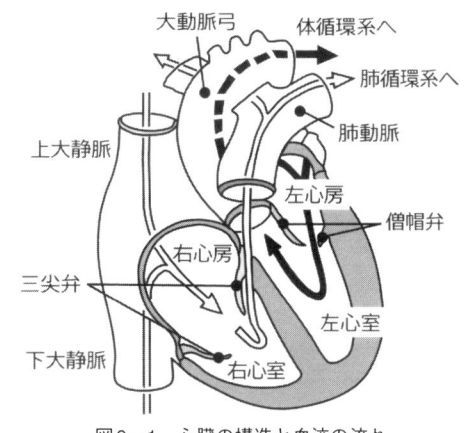

図9-1　心臓の構造と血液の流れ

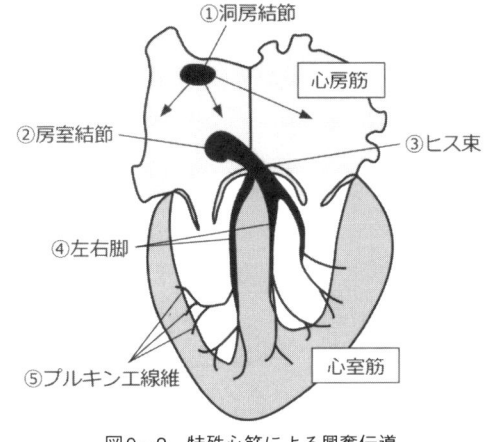

図9-2　特殊心筋による興奮伝導

### B. 心臓の自動能と興奮伝導系

　心臓の興奮伝導は心房から心室へ特殊心筋で構成される興奮伝導系（または刺激伝導系）によって起こる。興奮伝導系を構成する特殊心筋とは、洞房結節、房室結節、ヒス束、左右脚およびプルキンエ線維である。活動電位は洞房結節細胞で自発的に発生し、心房筋に伝播する。洞房結節は全体の歩調とり、すなわちペースメーカーの役割を果たす。この興奮は、心房内結節間伝導路を通って房室結

節の細胞を興奮させる。しかし、心房と心室の境界部には、線維輪とよばれる非伝導性の結合組織が存在しているため、心室筋は興奮しない。房室結節細胞にも自発的興奮性はあるが、活動電位を発生する前に洞房結節由来の興奮が伝導してくる。房室結節の興奮はヒス束、左右脚およびプルキンエ線維を経由して、心室全体に伝播する。房室結節細胞の伝導速度は特殊心筋の中でも洞房結節の次に遅く（約0.03m／sec）、この伝導の遅れによって心房の興奮と心室の興奮の間に遅れが生ずる。この遅れにより、弛緩した心室は心房からの血液を十分に蓄えることができる。

### C. 心筋内の興奮伝導

心筋は横紋筋である。しかし、骨格筋と異なり、心房筋および心室筋は、それぞれの細胞どうしが互いに電気的に連結して、機能的合胞体を形成している。すなわち、心筋細胞どうしは介在板で結合されており、そこにはギャップ結合（ネクサスともいう）が発達しており、細胞間の電気的結合をもたらす。このため、一部の細胞に生じた興奮は隣接する細胞に容易に伝わる。

## 2. 心筋の静止電位と活動電位

### A. 心筋の静止電位と活動電位の特徴

心筋の静止電位と活動電位は部位により特徴があり、それには機能的な意味がある。心筋の活動電位の特徴は、骨格筋やニューロンと比較して、持続時間が長いことである。骨格筋の活動電位は1msec程度であるが、心筋では、心室筋300msec、心房筋100msec、プルキンエ線維400msec、結節性細胞200msec程度であり、骨格筋の100倍以上長い。活動電位の波形は心臓の各部位で著しく異なる。結節性細胞ではペースメーカー電位が閾値に達すると内向きのCa電流によって活動電位は発生する。結節性細胞ではNa電流はほとんど流れない。これに対して、心室筋、心房筋とプルキンエ線維では内向きのNa電流で興奮が発生し、それに続いて平坦で持続的なプラトーとよばれる脱分極相がある。プラトーは、Ca誘発性Ca放出（CICR）によって、細胞内Ca濃度が上昇することにより形成される。その後、脱分極によって外向きのK電流が増大して再分極が始まり、静止電位に戻る（図9-3）。

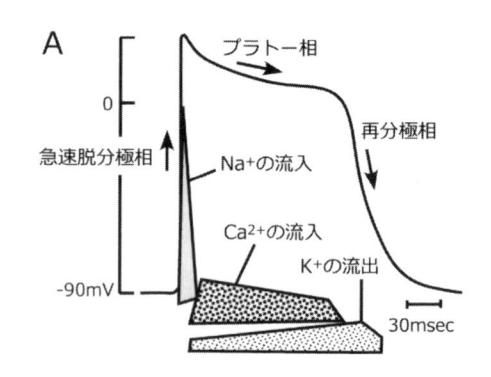

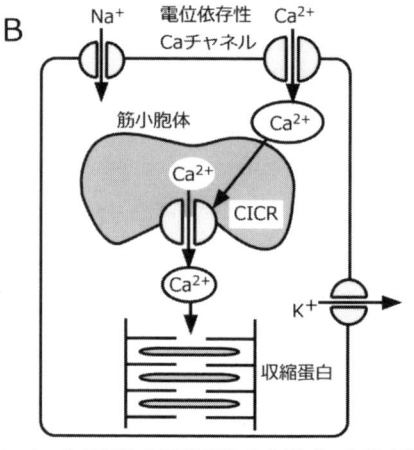

図9-3　心筋細胞の活動電位の成因（A）と筋小胞体からのCaイオンの放出機序（B）

### B. 不応期

活動電位発生中は、刺激を与えても興奮しない不応期がある。先に述べたように心筋の活動電位の持続時間は数100msecも続く。強い刺激にも反応しない絶対不応期と、それに続く相対不応期も、骨格筋と比べかなり長い間続くことになる。したがって、心筋に高頻度の刺激を仮に与えたとしても、強縮は起こらない。

## 3. 心臓の支配神経と伝達物質

心臓には自動性があるが、中枢神経系より迷走神経および交感神経が心臓を支配し、その活動を調節している。

### A. 迷走神経

延髄より発する迷走神経心臓枝の興奮は心拍数や心収縮力を減少させる。この節後線維の末端からの伝達物質はアセチルコリンである。アセチルコリンはムスカリン受容体を介して外向きのK電流を誘発する。この電流によって洞房結節細胞の電位の勾配が緩やかになり、また静止電位が深くなるので、閾電位に到達するのに時間を要するために心拍数が減る。

### B. 交感神経

心臓交感神経は胸髄（$Th_1$ − $Th_5$）より発し、星状神経節そのほかでニューロンを交替し節後線維となる。この神経末端からの伝達物質はノルアドレナリンである。ノルアドレナリンは心筋のβ受容体を介して心筋の内向きCa電流を増大する。これによるCa電流の増大は、心室筋や心房筋の収縮増強を起こし、また房室伝導時間を短縮する。

## 4. 心電図

心電図（electrocardiogram: ECG）は心臓全体の電気的活動を体表面から記録したものである。オランダのアイントーベンにより初めて記録された。心電計は1mV／cmの感度、2.5cm／secの紙送り速度で電位を記録する。

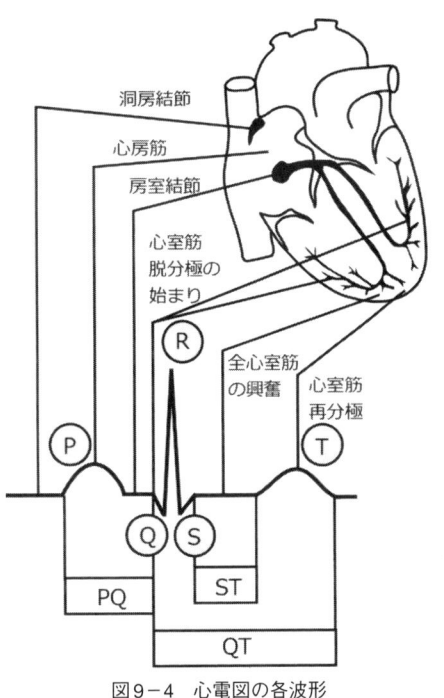

図9−4　心電図の各波形

## A. 心電図の各波形

心電図の各波形は、作業心筋である心房筋と心室筋の活動電位より成り立つ。洞房結節で発生する最初の興奮はP波に先行するが観察されない。P波は心房内興奮伝播で生じる。興奮が房室結節、ヒス束、脚、プルキンエ線維を伝導するときはECGは基線にあって、波形は観察されない。興奮が心室を心内膜側から心外膜側に伝播するときにQRS波が生ずる。その後、心室全体が興奮状態にあるので電位は基線に戻り、波形は観察されない（ST）。心室が再分極するときに、T波が生じる。心拍数は60秒をR波とR波の間隔（RR間隔）で割ると算出される。

## B. 標準肢導出

2個の導出電極板を手首と足首に電極糊を付けて密着し、2つの部位の間の電位差を測定する。第Ⅰ導出は左手（L）と右手（R）の電位差（L−R）、第Ⅱ導出は左足（F）と右手の電位差（F−R）、第Ⅲ導出は左足と左手の電位差（F−L）である（図9−5）。各導出の波形の振幅の間にはⅡ＝Ⅰ＋Ⅲの関係がある。心臓の各時点の興奮の方向と大きさはベクトルであらわすことができ、電気的心軸とよばれる。Ⅰ、Ⅱ、Ⅲ導出の波形の振幅と方向はベクトルの三角形各辺への射影で与えられ、これらのベクトルの和を平均電気軸という（図9−6）。平均電気軸の正常値は0°～90°であるが、−30°～110°という人もある。左心室が肥大した場合や心臓横位の場合には電気軸は水平位に近くなり、これを左軸偏位という。逆に、右心室が肥大した場合や心臓立位の場合には電気軸は垂直位に近くなり、これを右軸偏位という（図9−6）。

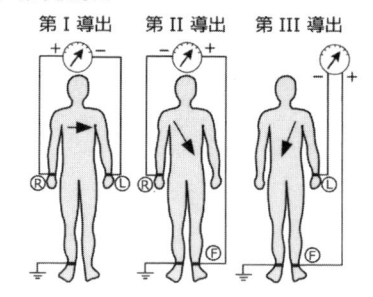

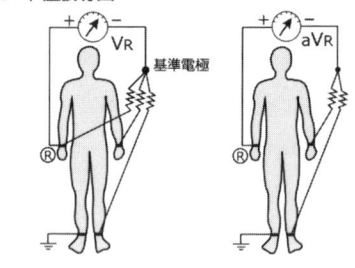

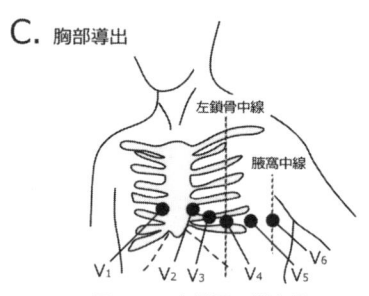

図9−5　心電図の導出法

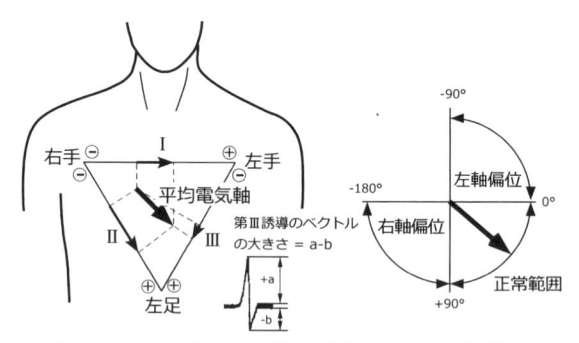

図9−6　アイントーベンの正三角形モデルと平均電気軸

## C. 単極肢導出

探査電極を各測定点（R、L、F）につける。手足3点の電極を抵抗を介して結線し基準電極とする。探査電極と基準電極間の電位差を測定する。ウィルソン法では手足の測定点と基準電極との差をとる

（図9-5）。$V_R$、$V_L$、$V_F$が右手、左手、左足の電位である。$V_R = R - (R + L + F) / 3$である。

増高導出は$aV_R$、$aV_L$、$aV_F$で示され、基準電極は探査電極に用いた点の電極をはずして用いる。たとえば$aV_R = R - (L + F) / 2$である。単極肢導出で、電極を装着している部位に活動電位が向かってくるようであれば、心電図は上向きの波形（＋電位）となる。逆に、活動電位が電極装着部位から遠ざかっていく場合には下向きの波形（－電位）となる。

### D．胸部導出

胸部導出では電極をおく位置が、$V_1$：第4肋間胸骨右縁、$V_2$：同胸骨左縁、$V_4$：第5肋間左鎖骨中線、$V_3$：$V_2$と$V_4$の中間点、$V_5$：前腋下線、$V_6$：腋窩中線である。これらの電極と上記のウィルソンの基準電極との間の電位差を測定する（図9-5）。$V_1$、$V_2$には右心室の興奮が反映され、$V_5$、$V_6$には左心室の興奮が反映される。

## 5．心電図の異常

### A．心房および心室の粗動と細動

心房粗動では250〜350回／minの心房の興奮が生じ、心房細動では心房の興奮は不規則で300回／min以上生ずる。主として、興奮終了部位に再び電流が流れるリエントリーと呼ばれる機序で発生する。このとき、心房から心室への伝播も不規則である。心室細動では、心室に細動が生じ、ポンプ機能が失われるため生命が危険にさらされる。

### B．伝導ブロック

房室間の伝導遮断をブロックという。PR間隔の延長だけが生じた場合や2個あるいは3個のPに続いて1個のQRSが生ずる場合は、不完全ブロックとよばれる。完全房室ブロックではP波とR波はまった

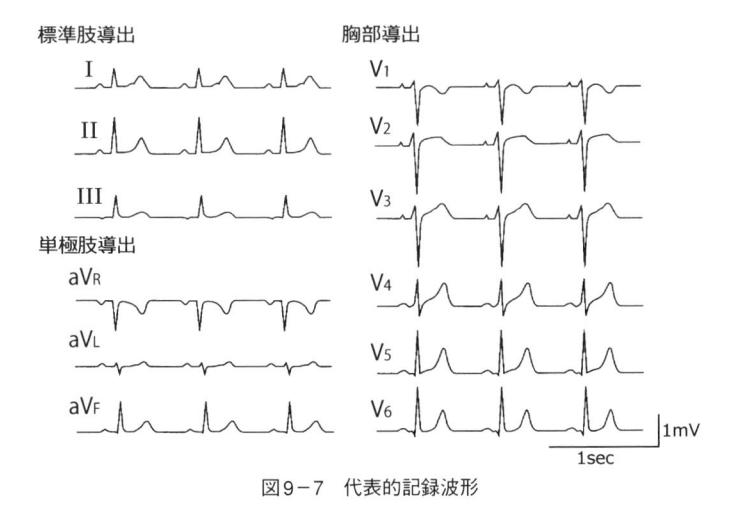

図9-7　代表的記録波形

く別のリズムで出現する。ヒス束が遮断された場合に見られる。脚がブロックされた場合（右脚または左脚ブロック）には、心室内伝導に時間がかかるので、異常に延長したQRSが生ずる。

### C．期外収縮

洞房結節性期外収縮では1回早期興奮が出現したあとは正常の興奮が起こる。心室性期外収縮は異所性始点からの興奮で生じ、代償性休止を伴う。これはペースメーカーからの興奮伝導が期外収縮と衝突して消滅し、1回欠落するからである。心室性期外収縮のQRSは正常の経路ではなく別経路で伝導するため、時間が延長し、波形も異常である。

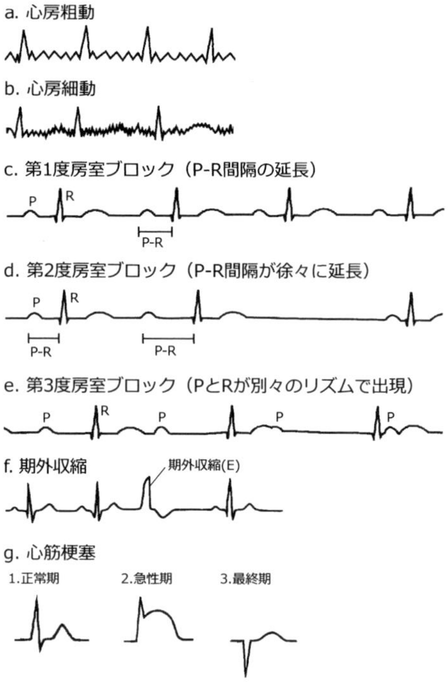

### D．心筋の異常

心室筋に虚血などで機能低下に陥った細胞は、正常な活動電位を発生できなくなる。心内膜側に虚血が起こると、STの低下が生ずる。心筋梗塞では急性期でST上昇が出現する。

図9-8　異常心電図

## 6．心臓の収縮

### A．心周期

心周期は収縮期と拡張期からなる。安静時では収縮期は拡張期より短い。左室では拡張期に左心房から血液が流入し、収縮期に心室から血液が大動脈に拍出される。心周期は弁の開閉や収縮開始時点によって、以下の4相に分けられる（図9-9）。

(1) 等容性収縮期：心室の収縮開始から動脈弁が開くまでの相で、房室弁と動脈弁ともに閉じているので心室容積に変化はない。心室の収縮が開始し、心室内圧が上昇する。心室圧が心房圧をこえると房室弁が閉鎖する。その後の等容積性の収縮によって心室圧は上昇し、動脈圧をこえると動脈弁が開く。
(2) 駆出期：動脈弁の開放から閉鎖までの相である。心室圧は動脈圧をこえており、血液は動脈に拍出される。心室容積は血液の拍出とともに減少し、約70mlが全体として拍出される。
(3) 等容性弛緩期：動脈弁の閉鎖から房室弁の開放までの相で、心室容積に変化はない。心室の弛緩によって心室圧は低下していく。心室圧が心房圧以下になると房室弁が開く。
(4) 充満期：房室弁の開放から心室の収縮の開始までの相である。房室弁が開くと、心房に貯っていた血液は心室に流入する。充満は初期に速く、この時期を急速充満期という。心室への血液流入がかなり終了してから最後に心房が収縮し（心房収縮期ともいう）、心室への血液の充満は完了する。

## B. 心音

基本的な心音として第1音、第2音がある。心室が収縮しはじめると、房室弁が閉鎖し、第1音が発生する。第1音には動脈弁開放や心筋収縮の音もやや入る。心室が弛緩しはじめると、動脈圧が心室内圧を上まわり、動脈弁が閉鎖することにより第2音が発生する。第2音は第1音に比べやや高い。そのほか、血液の心房から心室への急速流入で生ずる音を第3音といい、発育期の青年でみられ、運動後に明瞭となる。

## C. 心拍出量

心室の拡張終期容積と収縮終期容積の差が、1回心拍出量として拍出される。1回心拍出量と心拍数の積が、毎分心拍出量である。安静時、1回心拍出量は約70m*l*、心拍数は70回／minであるとすると毎分心拍出量は約5*l*／minとなる。運動時には毎分心拍出量は5～7倍に増加する。

## D. スターリングの心臓の法則

スターリングの心臓の法則は、心臓の拡張終期容積が増大すると心臓の収縮力が増大するという法則である。スターリングはイヌの心肺試料を作製し、静脈側からの血液還流を増加させると（これは前負荷に相当する）、心室は各拍動でこれを全部拍出することができなく、血液が心室内に次第に蓄積し、拡張終期容積は増加する。一方、動脈圧を上昇させても（これは後負荷に相当する）、収縮終期容積および拡張終期容積は増加する。拡張された心室はやがて収縮力が高まり、前負荷を増加させた場合は心拍出量も増す。これは骨格筋での長さ–張力関係によく似ており、心筋細胞自体の自己調節機能によるものである。

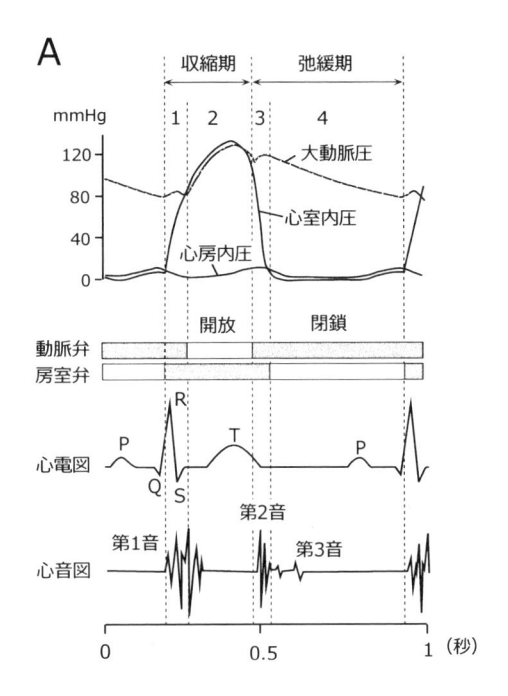

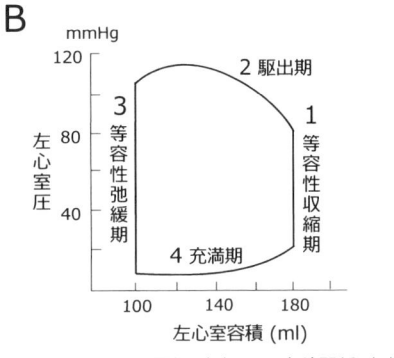

図9-9 心周期（A）と圧容積関係（B）

## 7. 心臓の反射性調節

　動脈圧は血圧を感受する装置（圧受容器）により常にモニターされている。圧受容器は内頸動脈と外頸動脈の分岐部（頸動脈洞）、大動脈弓および右鎖骨下動脈角の動脈壁にそれぞれ存在している（図9-10）。圧受容器からのインパルスは、延髄の心臓調節中枢の活動を調節する。中枢は、心臓に対し抑制性の迷走神経と興奮性の交感神経を介して、心拍数及び心収縮力を調節している。これを圧受容器反射という。圧受容器反射によって、血圧が上昇すると心拍数は減少し、血圧下降では増大する。後述のように、血圧の変化に対し、これらの圧受容器は延髄の血管運動中枢を介して、血管平滑筋の緊張度も同時に調節し、血圧を正常化している。

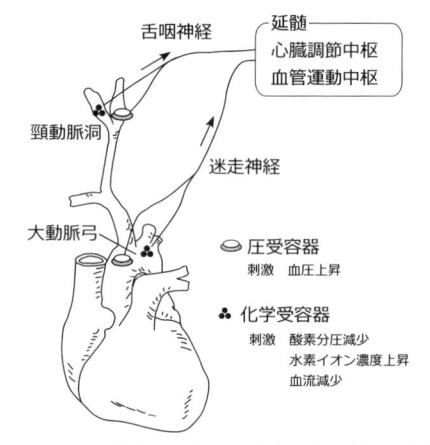

図9-10　動脈壁に存在する圧受容器と化学受容器

## 8. 大循環系と小循環系

　血液は、酸素、二酸化炭素、栄養分、老廃物、ホルモン、熱などを運搬する。左心室から拍出された血液は各器官に分かれていく。左心室から右心房までの循環を大循環（または体循環）という。大循環系は高圧系であり、最大血圧は120mmHgに達する。体循環系で安静時の血流配分を図9-11に示した。

　右室から肺を通って左房に至る循環を小循環（または肺循環）という。大循環と小循環は血流に関して直列に連結されている。小循環系は低圧系で、肺動脈で大動脈の約1/5の20mmHg程度である。気管支静脈の血流の一部が左房に戻るので、小循環の血流量の方がやや少ない。

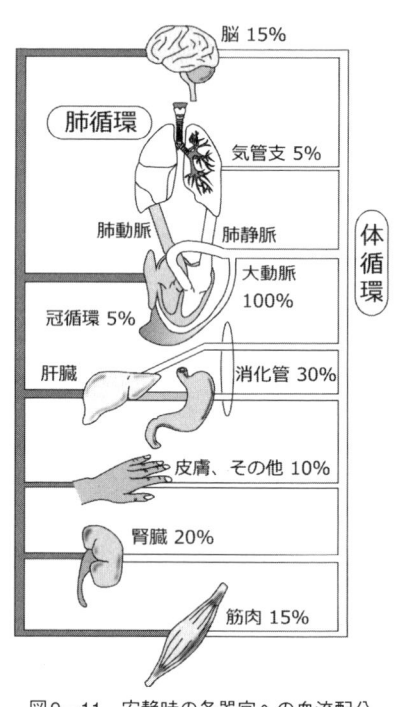

図9-11　安静時の各器官への血流配分

## 9. 動脈内循環

### A. 動脈の特徴

動脈は構造によって大動脈、動脈、細動脈に区分される。血管壁は内側より内皮細胞、血管平滑筋、弾性線維および膠原線維から構成されている。弾性線維は動脈に多く、何倍にも伸展し得るので、血管に弾性的緊張を与えている。膠原線維は、中程度までの伸展には抵抗を示さないが、大きな伸展に対しては大きな抵抗となる。

大動脈は弾性線維が多いために弾性に富み、心臓から駆出期に血液が流入すると伸展されて、いったん血液を貯える。拡張期には受動的に伸展された血管壁が弾性力により復元されるため、血液を末梢血管に送り出す。したがって、拡張期の血圧は心室よりもかなり大きくなり、ポンプである心臓から断続的に拍出される血流を平滑化することになる。

大動脈から分枝した細動脈は、全血管抵抗に占める割合が最も大きいので、抵抗血管とよばれる。細動脈は中膜の平滑筋の発達がよく、後述の血管収縮神経の分布が密である。したがって、細動脈の収縮によって臓器や組織における血液流入量と血圧調節を行っている。

### B. 血圧の物理的要因

流体が管内を流れるときの全圧は、ベルヌーイの定理によると

　　　　全圧 ＝ 側圧 ＋ 動圧 ＋ 静水圧

である。側圧は壁にかかる圧力、動圧は流体の運動エネルギーによる圧力、静水圧は位置エネルギーによる圧力である。血圧測定では全圧が実測されるが、実際には側圧を知ることが目的である。動圧は血流速度を1m／secと大きく見積もっても3mmHgにすぎない。静水圧は大動脈弁と同じ高さで測定すればゼロになる。したがって通常の場合の血圧は、側圧で近似される。

### C. 血管抵抗、血圧、血流量の関係

血液は血圧に駆動されて血管を流れる。血流 $Q$ は、その血管の血圧差を $\triangle P$、血管抵抗を $R$ とすると、

$$Q = \triangle P / R \quad \text{または} \quad \triangle P = QR$$

の関係が存在する。したがって、血管抵抗が高い場合にはそれに伴い血圧も上昇する。

液体が細長い剛管を流れる場合には、単位時間の流量を $Q$、管の半径を $r$、管の長さを $l$、液体の粘性係数を $\eta$ とすれば、

$$Q = \triangle P \pi r^4 / 8 l \eta$$

の関係が存在する。これをポアズイユの法則という。したがって、抵抗 $R$ は、

$$R = 8 l \eta / \pi r^4$$

と表される。

この式から、抵抗 $R$ は半径の4乗に反比例するので、わずかな半径の変化が血管抵抗に大きな影響を及ぼすことになる。細動脈は平滑筋に富んでおり、これに血管収縮神経の支配があり、血管半径を変化させて血流と、それに伴う血圧変化を引き起こしている。

循環系内の血液は、水よりも粘度 $\eta$ が数倍も大きく、これによる抵抗が加わる。貧血などでヘマトクリット値が低下すると、比粘度は下がり、血管抵抗が減少して、血圧は下降する。

### D. 最高血圧と最低血圧

心臓の拍動に従い大動脈に流入した血液は、血圧の上昇をもたらす。最大の血圧を最高血圧（または収縮期血圧）、最小の血圧を最低血圧（または拡張期血圧）という。前述のように、大動脈には流れを平滑にする作用がある。血液の流入は心臓の収縮期にだけ起こるが、流入によって血管壁が伸展され、弛緩期には、伸展された大動脈が血液を末梢動脈に移行しつつ徐々に管径を縮小する。したがって、弛緩期に心室内圧が低下したときでも、最低血圧はかなり大きい値を保っている。

最高血圧と最低血圧の差を脈圧という。平均血圧は、通常の血圧測定部位である上腕動脈などの末梢動脈では、最低血圧に脈圧の1/3を加えた値で近似される。

### E. 血圧の測定

上腕動脈にマンシェット（圧迫帯）をまき、中に空気を送って血管を圧迫する。マンシェット内の圧が最高血圧をこえると下流への血流が止まる。ここでゆるやかに圧を下げていくと下流の血流が再開する。このときの圧を最高血圧（または収縮期血圧）とする。最高血圧は触診法で橈骨動脈の脈拍の開始する圧、または聴診法で血管音の聴取される圧として決める。聴診法で聞く血管音はコロトコフ音とよばれ、血管が圧迫されたために生ずる乱流の音である。マンシェットの圧をさらに下げると、コロトコフ音は増大するが、さらに下げると減少して消失する。コロトコフ音が消失する直前の圧が最低血圧（または拡張期血圧）である。最低血圧は聴診法によって測定されるが、触診法では測定できない。血圧測定時の注意点は、①測定部位を心臓の高さに保つこと、②部屋の温度を適温に保つこと、③精神的および肉体的に安静状態で測定すること、などがある。

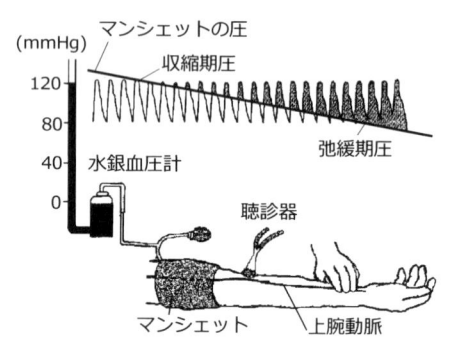

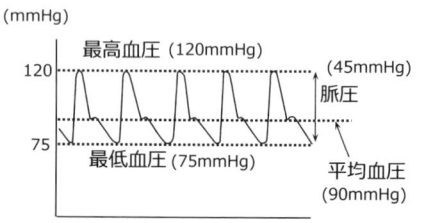

図9-12 血圧の測定法と血圧波形の一例
（Schmidt, RF "Human Physiology"より改変）

### F. 血圧の変化要因

最高血圧、最低血圧や脈圧は、種々の要因によって変化する。1回心拍出量が大きいほど血管への負荷が大きいので脈圧が大きくなる。心拍出量を増すために心室内圧が増大した場合は最高血圧も増大する。心拍数が増すと弛緩期に圧が十分下がらないので、最低血圧が上昇し、平均血圧が上昇する。交感神経やアンギオテンシンIIなどの血管収縮物質によって細動脈の血管平滑筋が収縮し、血管緊張度が増すと、最高血圧も最低血圧も上昇する。動脈の伸展性が低下すると脈圧が増大する。動脈硬化では動脈の伸展性が低下し、脈圧が大きい。

## 10. 毛細血管内循環

　毛細血管では、血液と組織との間で栄養素と老廃物が交換される。このため、毛細血管は交換血管ともよばれる。血管径は大動脈から毛細血管へと、血管の分岐につれて次第に細くなる。1本の毛細血管は細いが、数が圧倒的に多いので全体の横断面積は約500cm$^2$に達し、すべての血管の中で最も広い面積を有している。

### A. 毛細血管の構造
　真正毛細血管の直径は7〜9μmであり、赤血球がやっと通過できる程度である。毛細血管の大部分は真性毛細血管であるが、中には太くて直接細静脈に至る優先路もある。細動脈から毛細血管が分かれる部位では前毛細血管括約筋があり、真性毛細血管への血流を調節している。すなわち、安静時、真性毛細血管への血流は間歇的で、血流は主として優先路を流れている。組織の活動時には、前毛細血管括約筋が弛緩して休止していた毛細血管の血流は盛んになる。

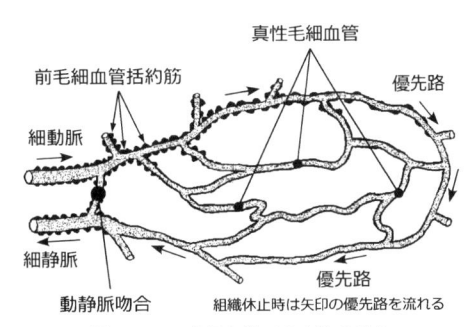

図9-13　毛細血管での血液の流れ
(Grayson, J & Mendel, D "Physiology of Splanchnic Circulation"を改変)

### B. 毛細血管における物質移動
　毛細血管内の物質は、主として拡散と濾過によって毛細血管壁を横切る。隣り合った内皮細胞の接合部には小さな物質を透過させる細孔（チャネルともよばれる）がある。細孔の数や大きさが物質の透過性に影響する。呼吸ガスは脂溶性であり、膜を直接透過する。水、グルコース、電解質イオンなどは、拡散によって細孔を容易に通過する。タンパク質は大きいので細孔の透過性は低い。

図9-14　連続型毛細血管
(Folkow, B & Neil, E "Circulation"を改変)

　肝臓、骨髄、脾臓などの毛細血管は細胞間に不連続な部分があり、極めて透過性が高い（不連続型血管）。中枢神経系の毛細血管には、細孔がないか極めて小さく（連続型血管、図9-14）、多くの物質に対して透過性が低い血液脳関門を形成している。消化管、糸球体、内分泌腺などの血管は、その中間の大きさの細孔を有している（有窓型血管）。

### C. 毛細血管での液体の濾過と吸収
　毛細血管において、液体の移動に対してはたらく力には、力学的な圧と浸透圧がある。毛細血管の動脈側では、血圧によって液体は濾過される。一方、毛細血管の静脈側では、浸透圧によって液体は再吸収される。すなわち、有効濾加圧＝（血圧－間質液圧）－（血漿膠質浸透圧－間質液膠質浸透圧）の関係が存在する。動脈側では、血圧30mmHg、間質液圧－5mmHg、血漿膠質浸透圧28mmHg、間

質液膠質浸透圧5mmHgであり、有効濾過圧は約12mmHgとなり、液体は濾過される。一方、静脈側では、血圧は10mmHgに低下しているので、有効濾過圧は約－8mmHgとなり、液体は再吸収される。動脈端で濾過された水は大部分が静脈端までで再吸収されるが、そのうちの約10％はリンパ系を通して吸収される。全体としてみると、毛細血管の動脈端で濾過される液体量と、静脈端で再吸収される液体の量は、ほとんど等量で平衡している（これをスターリングの平衡という）。結局のところ、血圧によって血管外に濾過された水を、再度吸収することにより、体全体の毛細血管と組織の間の間質液量は一定に保たれている。

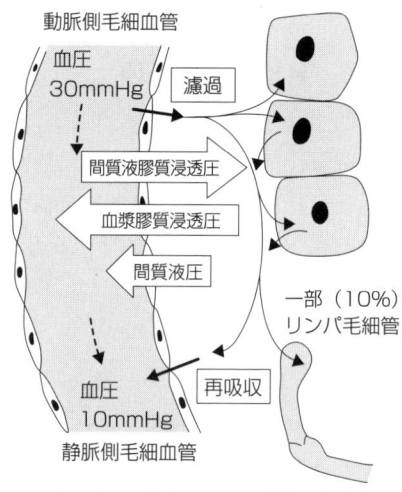

図9-15 毛細血管における濾過と再吸収

## 11. 静脈系の循環

毛細血管からの血液は、静脈を通して右心房に戻る。静脈は伸展性に富み、全身の血液の75％が静脈に貯留する。このため、静脈を容量血管ともいう。

### A. 体位と重力の影響

心臓から1.36cm低下するごとに1mmHgの静水圧が加わる。したがって、横臥位では血管の部位による静水圧の差は小さいが、立位では大きい。立位では心房からの高さの差に比例して静水圧が加わり、足では約90mmHgにも達する（図9-16）。

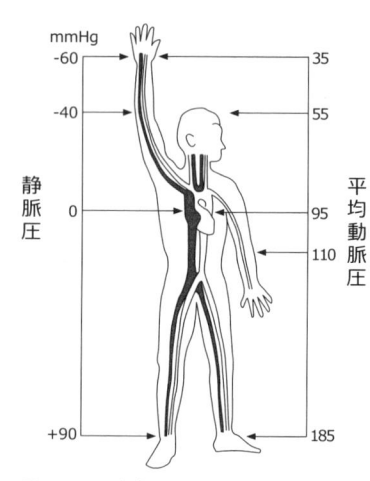

図9-16 立位での平均動脈圧と静脈圧

### B. 筋ポンプ

足の血液が重力に逆らって、なぜ心臓まで戻ることができるのであろうか。静脈周囲の骨格筋が収縮すると、静脈は圧迫される。静脈には一方向性の静脈弁があり、血流は心臓の方向にしか流れないようになっている。すなわち筋肉がポンプとしてはたらき、正常の血流維持を助ける。もし、じっと動かず起立していると、重力により血液の貯留が生じ静脈圧が増加する。しかし、歩行すると筋ポンプによって貯留していた血液が心臓方向へ送られ、静脈圧が減少する。

### C. 呼吸の影響

腹部まで戻ってきた血液は、呼吸運動によって心臓まで急速に還流する。吸息時に胸腔内は陰圧が増し、呼息時に減る。ただし、呼息時でもなおも陰圧を保っている。したがって、吸息では胸腔内の血管抵抗が減少し、静脈還流量が増大する。同時に、肺の血管抵抗も減るので右心室からの心拍出量

は増大する。しかし、このとき、肺毛細血管に血液が貯留され、還流量が減るので、左心室からの拍出量は減少する。呼息時の変化は逆である。

## 12. 血管平滑筋の化学的調節

血管平滑筋は自律神経だけでなくさまざまな物質により緊張度が調節されている。

### A. 血管収縮物質
(1) ノルアドレナリン：交感神経活動により、神経終末から少量のアドレナリンと共に分泌され、血管平滑筋のα受容体に結合し、血管を収縮させる。
(2) アドレナリン：交感神経活動が高まると、副腎髄質よりアドレナリンが血中に放出される。アドレナリンは低濃度では血管平滑筋の$β_2$受容体に結合し、主に骨格筋の血管を拡張させる。高濃度ではα受容体を介して収縮をもたらす。
(3) アンギオテンシンⅡ：まず腎動脈の血流量の低下により、腎臓の糸球体近傍の細胞からレニンが放出される。レニンはアンギオテンシノゲンよりアンギオテンシンⅠを生成する。さらにアンギオテンシンⅠは変換酵素によってアンギオテンシンⅡとなる。アンギオテンシンⅡは血管を強く収縮させるペプチドである。さらに、アンギオテンシンⅡは副腎皮質にも作用しアルドステロン分泌を亢進する。アルドステロンは腎臓での電解質イオンの再吸収を促進するので、細胞外液量が増大し、血圧の上昇をもたらす。

### B. 血管弛緩物質
(1) 一酸化窒素（NO）：血管内皮細胞は、内皮細胞由来弛緩因子を放出し、血管平滑筋を弛緩させる。近年、この内皮細胞由来弛緩因子の実体はNOであることが明らかになった。血管拡張薬として使用されるニトログリセリンは平滑筋細胞で分解されてNOを発生する。アセチルコリンやヒスタミンなどの多くの血管拡張物質も内皮細胞からNOを放出させ、血管を拡張させる。
(2) アセチルコリン：骨格筋、唾液腺、生殖器などの血管にはアセチルコリンを放出する自律神経支配があり、ムスカリン受容体を介しNOを産生し、血管平滑筋の弛緩をもたらす。
(3) ヒスタミン：ヒスタミンは、組織の損傷やアレルギー反応により遊離される。内皮細胞のヒスタミン受容体を介してNO放出し血管平滑筋の弛緩をもたらす。
(4) アデノシン：酸素欠乏や代謝亢進により、アデノシンが生成される。冠循環や脳循環ではアデノシンによる血管の弛緩が起こり、虚血時の臓器血流維持に役立つ。

## 13. 血圧の神経性調節

　神経性調節により大循環の血流は一定に保たれている。血圧の情報が圧受容器で受容され、血管運動中枢に送られる。血液の呼吸ガス濃度や水素イオン濃度（pH）の情報も化学受容器を介し、血管運動中枢に送られる。血管運動中枢は、これらの末梢性情報と上位中枢からの情報を統合する。そこからの出力は、自律神経を介し、心拍出量および血管の管径を変化させることによって血圧が調節される。この調節は全身的なネガティブフィードバック系である。

### A. 動脈圧受容器と化学受容器

　血圧は、頸動脈洞と大動脈弓にある圧受容器によって感受される。血圧の上昇により興奮し、血圧低下で興奮を止める。頸動脈洞からの求心性神経は頸動脈洞神経（舌咽神経の分枝）であり、大動脈弓からは迷走神経である（図9-10参照）。

　血液の酸素濃度、二酸化炭素濃度、pHは、頸動脈洞に存在する頸動脈小体、大動脈弓に存在する大動脈小体とよばれる末梢性の化学受容器によって感受される。化学受容器は酸素濃度の低下、pHの低下、血流の減少などにより興奮する（図9-10参照）。

### B. 延髄血管運動中枢

　圧受容器と化学受容器からの末梢性の情報は、延髄にある血管運動中枢に送られる。血管運動中枢は上位中枢や同じ延髄にある呼吸中枢からも情報を受け入れている。血管運動中枢はこれらの情報を統合し、心臓自律神経を介して心拍出量を調節する。これと並行して、脊髄の血管運動中枢を刺激し、交感神経性血管収縮線維を介し、全身の血流状態と血圧を最適に維持している（図9-17）。

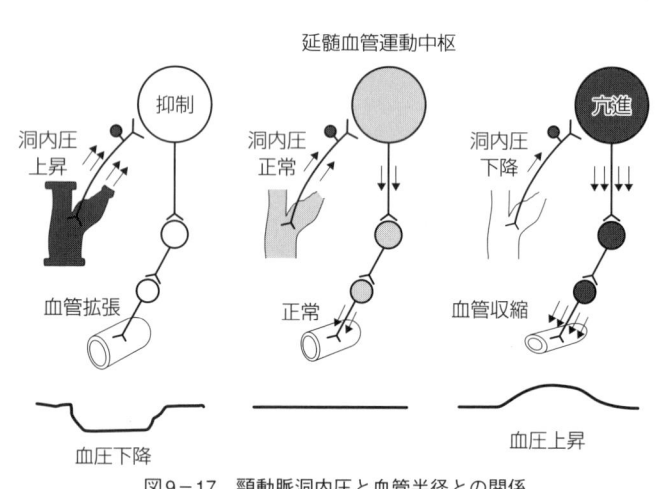

図9-17　頸動脈洞内圧と血管半径との関係

### C. 遠心性神経

(1) 交感神経性血管収縮線維：血管収縮線維は、血管運動中枢からのインパルス頻度に応じて、神経終末からノルアドレナリンを放出する。頻度が上昇するに伴い放出され、血管平滑筋に作用して収縮を起こす。逆に、発火頻度が下がると血管は拡張する。全身に分布するが、脳と冠血管には比較的少ない。

(2) 交感神経性血管拡張線維：交感神経に含まれるコリン作動性の節後線維で主に骨格筋の細動脈に

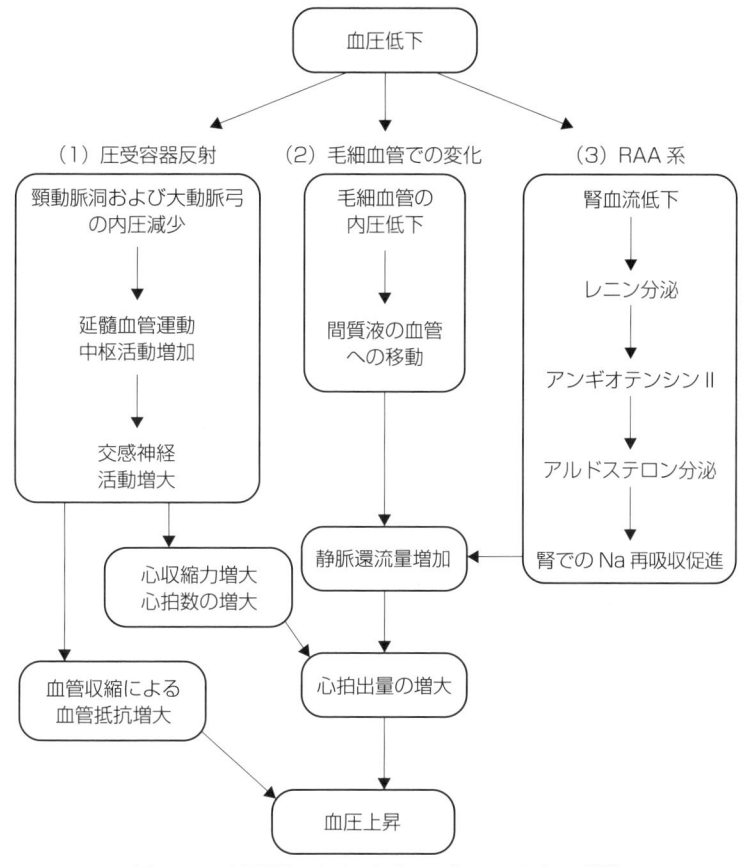

図9-18 血圧調節におけるネガティブフィードバック機構

分布する。アセチルコリンを放出して血管拡張をもたらす。運動の準備段階で、あらかじめ筋血流を増加させる役割がある（防衛反応）。

(3) 副交感神経性血管拡張線維：神経終末よりアセチルコリンを放出して血管を拡張する。唾液腺、膵臓外分泌腺で血管拡張により分泌を高進する。また外生殖器の血管を支配し、血流増大による勃起をもたらす。

## 14. 特殊領域の循環

### A. 冠状循環

冠状動脈は大動脈弁基部に入口をもち、左冠状動脈と右冠状動脈に分岐する。他の体循環と異なる点は、一般臓器の血管では心収縮が起こった時点に血流量が増加するのに対し、冠状血管の血流は心臓の拍出期に減少し、拡張期に増大する。安静時の冠血流量は体循環の約5％であるが、酸素消費量は全身の約10％を占める。冠状血管には自己調節作用が発達しており、血圧が変動しても冠状循環を流れる血流は一定に保たれている。冠状血管は、吻合部をもたない終動脈である。したがって、もし血管が閉塞すると、それより先の末梢に血液が流れていかないため、心筋の細胞死を起こす（心筋

梗塞)。

### B. 脳循環

脳への血液は左右の内頸動脈と椎骨動脈によって供給されている。椎骨動脈は内頸動脈とともにウィリスの動脈輪を形成し、そこより脳の各部位への動脈が分岐する。分岐後は動脈間の吻合は少ない終動脈となる。脳は非圧縮性の組織であり、しかも脳脊髄液で満たされた頭蓋骨の中におさまっている。したがって、脳内の血液量は一定である（モンロー・ケリーの原理）。実際、脳への血流量は平均750ml／minで心拍出量の15％、酸素消費量では全体の20％を占め、ほぼ一定に保たれている。脳は生命維持に重要な臓器のため、冠循環と同じく自己調節機構がよく発達しているからである（図9-20）。

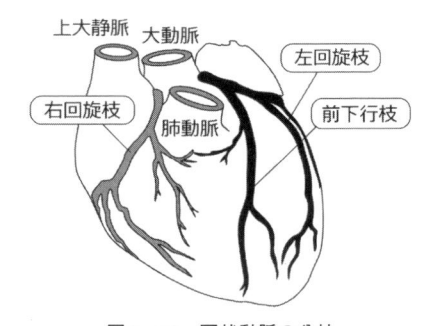

図9-19 冠状動脈の分枝
(Ganong, WF "Review of Medical Physiology"より改変)

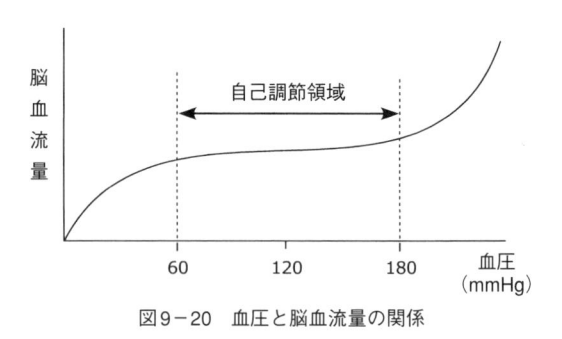

図9-20 血圧と脳血流量の関係

脳の神経細胞はグリア細胞（アストロサイト）を介して血管より栄養を受け取る。すなわち、グリア細胞は血液と脳を連絡する関門となる（血液脳関門）。第Ⅲ脳室や第Ⅳ脳室の周囲の血管は、有窓型の内皮細胞で構成されているので血液脳関門の外にある。たとえば、視床下部の正中隆起では水分、体温、代謝状態を監視するために血液脳関門が欠けている。同様に、延髄の最後野では血液中の有毒物質を検知し、中枢にその情報を送り、生体防御反射を誘発する。

### C. 骨格筋循環

血流量は安静時には少ないが、運動時には10数倍にも増大する。運動の準備段階においても、交感神経性血管拡張線維の末端からアセチルコリンを放出して、血流増加を引き起こす。カテコールアミンによる$\beta$受容体を介する弛緩も起こる。運動中には酸素分圧の低下やアデノシンなどの代謝産物により、血流が増加する。

### D. 皮膚循環

皮膚への血流は、細胞へ酸素や栄養を送るほか体温調節のはたらきがある。細動脈と細静脈の間には、動静脈吻合とよばれる吻合がある。体温が上昇すると、視床下部の体温調節中枢のはたらきにより吻合部への血流が増し、温かい血液を皮膚表面に流すことにより熱を放散する。逆に、体温が低下したり、寒いときには皮膚血管は収縮し、熱の放散を防ぐ。

## 15. リンパ循環と脳脊髄液循環

### A. リンパの形態と機能

　毛細血管の動脈端から組織間隙にでた水分の約10％は毛細リンパ管に入る。毛細リンパ管は血管内皮細胞の間隙から濾過された血漿タンパク質やカイロミクロンも自由に通す。毛細リンパ管では、中のリンパが一方向に流れるように弁がついている。静脈血の場合と同様に、リンパ流の駆動力は筋運動による周囲からの圧迫や静水圧である。毛細リンパ管は集合して、集合リンパ管になり、さらに合流して主幹リンパ管になる。体の右上半身からのリンパは右リンパ本幹に、左上半身および下半身からのリンパは胸管に集められ、最終的にはそれぞれ左右の鎖骨下静脈に注ぐ。集合リンパ管や主幹リンパ管のところどころにリンパ節がある。リンパ節は生体内に侵入した細菌など有害物質に対するフィルターとしてはたらいている（図9-21）。

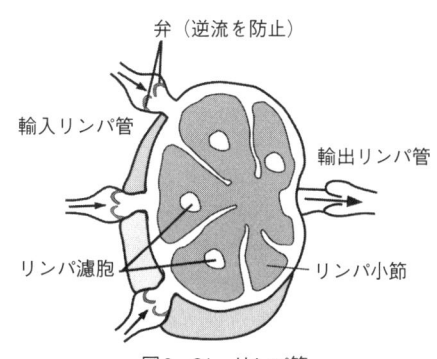

図9-21　リンパ節

### B. 脳脊髄液循環

　脳脊髄液の全量は90～150m*l*で1日に4～6回全脳脊髄液が置換される。一部は脳室にあり他はクモ膜下腔を満たしている。脳神経組織に加わる衝撃を和らげたり、脳細胞外液の排出路としてはたらいている。脳脊髄液は主として脈絡叢で産生され、クモ膜絨毛やクモ膜顆粒を介して静脈血中に吸収される。血漿と比べ、タンパク量やグルコース濃度は低いが、浸透圧やNa濃度はほぼ等しい。

# 第10章　呼　吸

## 1. 肺と気道の構造

### A. 肺の構造

　肺は胸腔内にあり、非対称型の器官である。右肺は上、中、下葉の3葉に、また左肺は上、下葉の2葉に分かれる。口や鼻から入った空気は咽頭、喉頭を経て気管へ入る。気管は分岐を繰り返し、気管支、細気管支、終末細気管支、呼吸細気管支、肺胞管、肺胞嚢とおよそ23回分岐して、肺胞に達する（図10-1）。肺胞の直径は75～300 $\mu$ mである。ヒトの肺には約3億個の肺胞があり、全表面積は約70m$^2$に達する。肺でのガス交換は肺胞気と肺毛細血管の血液間で行われ、これを外呼吸という。肺胞と肺毛細血管は密着しており、ガスの拡散の速度は大きい。

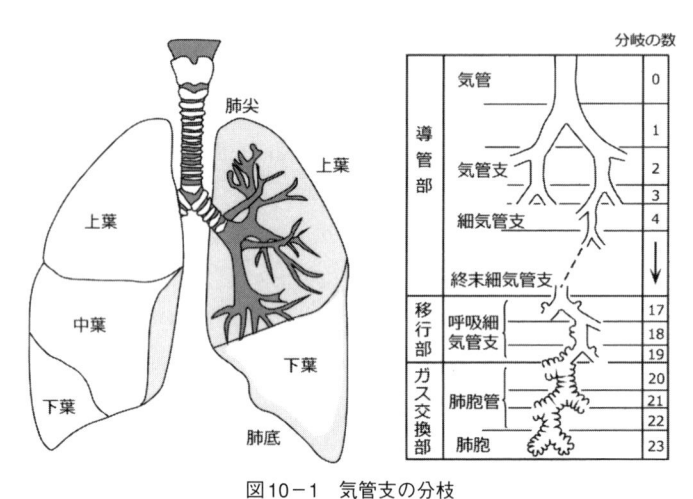

図10-1　気管支の分枝
(Schmidt, RF "Human Physiology"より改変)

### B. 気管支平滑筋の収縮

　気管支は平滑筋からできており、その収縮と弛緩により内径を変化させ、空気の流量を調節する。細気管支から肺胞管にある平滑筋が強く収縮すれば閉塞が起こる。迷走神経の興奮により収縮する。この伝達物質はアセチルコリンで、アトロピンで遮断される。一方、交感神経は血管平滑筋や分泌腺を支配するが気管支平滑筋に対する効果はほとんどない。しかし、この平滑筋には$\beta_2$アドレナリン受容体があり、副腎より放出されるアドレナリン濃度が高まれば気管支平滑筋は弛緩する。$\beta_2$アドレナリン受容体の刺激薬は喘息に有効である。

### C. 気道の防御機能

(1) 分泌腺：気道の壁には分泌線があり、粘液を分泌している。これによって空気は肺胞に達する前に湿度が飽和される。また空気中の異物は粘液に捕まる。上皮細胞の繊毛運動によって異物は口方向へ輸送され、痰として排出される。

(2) 咳（せき）反射：タバコの煙、チリなどは、気道に分布する細いC線維を刺激して咳反射をもたらす。咳ではまず声門を閉鎖した状態で腹筋を収縮させることにより、肺内圧を上昇させる。その後、声門を急速に開くと肺内のガスが高速で呼出される。この反射により、気道から速やかに異物が除去される。

## 2. 呼吸運動

肺は胸郭の中におさまっており、12対の肋骨、肋間筋、胸骨と横隔膜で囲まれている。安静時の呼吸運動は吸息が主である。吸息筋が収縮し、胸腔を広げる。逆に弛緩すると、肺や胸郭の弾性反動により自然に呼息が起こる。腹式呼吸では横隔膜が主としてはたらき、胸式呼吸では肋間筋が主にはたらく。

### A. 吸息筋

(1) 横隔膜：横隔膜は胸腔と腹腔を分ける筋肉である。ドーム状に張られた膜であり、これが収縮すれば平らになって胸郭内の容積を増加させる。頸髄（$C_3 \sim C_5$）に起始する横隔神経により支配されている。

(2) 外肋間筋：外肋間筋は上の肋骨の後方から下の肋骨の前方へ走る。したがって、この筋が収縮すると肋骨が持ち上げられるようになり、胸郭は拡大される。胸髄の各分節に起始をもつ肋間神経で支配される。

(3) 傍胸骨肋間筋：肋軟骨間に上前方より下後方に走る筋である。収縮により胸郭を上方に移動させ、胸郭内の容積を増加させる。

(4) そのほか：斜角筋、胸鎖乳突筋、小胸筋などは激しい吸息の補助呼吸筋としてはたらく。

### B. 呼息筋

(1) 内肋間筋：内肋間筋は外肋間筋とは逆に前上方より後下方に走っており、収縮により肋骨を沈め、胸郭容積は減少する。

(2) 腹直筋：腹直筋などの腹筋は腹圧を上昇させて腹腔内容を吸息開始前の状態に早く戻す。激しい呼息時にはたらく。通常、吸息筋と呼息筋は交互にはたらいている。横隔膜と腹筋が同時にはたらくと、腹圧が上昇する。嘔吐や排便の時のいきみでは、この腹圧上昇が原動力となる。

## 3. 呼吸の力学

### A. 胸膜腔内圧

肺の表面をおおっている肺胸膜と胸壁の内面に付着している壁側胸膜との間には少量の液体があり、胸膜腔とよばれる。呼吸運動ではまず胸膜腔内圧が変化し、これによって肺胞内圧も変化する。胸膜腔内圧は外気に対し－2.5mmHg程度陰圧である（図10−2）。外傷などにより胸膜腔が外気と連絡すると、外気が急速に流入し肺は縮小する。この状態を気胸という。

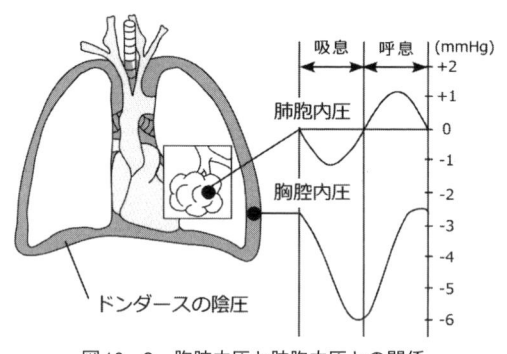

図10−2 胸腔内圧と肺胞内圧との関係

### B. 換気における圧、容積の変化

肺容積は吸息で増し、呼息で減少して元に戻る。吸息では、呼吸筋の運動によって胸膜腔内圧が－2.5mmHgから－6mmHgへと、さらに陰圧になる。これによって肺胞内圧が陰圧になるため気道を通って空気が流れ込む（図10−2）。呼息では肺胞内圧は胸郭による圧迫によって陽圧となり、肺胞気が呼出される。

### C. 呼吸系のコンプライアンス

圧変化に対する容積変化の比を、コンプライアンスという。コンプライアンスは弾性率の逆数で$l/cmH_2O$の単位であらわされる。すなわち、肺で$1l$吸息し、そのときの圧変化が$5cmH_2O$ならばコンプライアンスは$0.2l/cmH_2O$となる。コンプライアンスは種々の病態で変化する。たとえば、肺線維症では肺に線維が増殖し、弾性力が減少するため、コンプライアンスは減少する。

### D. 表面活性物質

肺胞壁の上皮細胞は、95％が扁平なⅠ型肺胞上皮細胞で、ここでガス拡散が行われる。残りの5％はⅡ型肺胞上皮細胞であり、ここから表面活性物質（サーファクタントという）を分泌している。表面活性物質の主体はリポタンパク質複合体である。肺胞内面の表面張力は肺の表面活性物質によって20dyne／cm程度に減少している。肺胞を球状と仮定すれば、内圧（P）と表面張力（T）と肺胞の半径（r）の間には、$P=2T/r$（ラプラスの式）の関係がある。したがって、肺胞が縮小すると半径が

小さくなるから内圧は増大する。しかし、肺胞の縮小時には表面活性物質の密度が高くなるので、表面張力がさらに減少する。ラプラスの式により、半径の減少とともに表面張力も同時に減少しているので、内圧は減少し、小さい肺胞がつぶれることを防ぐ結果になる（図10－3）。

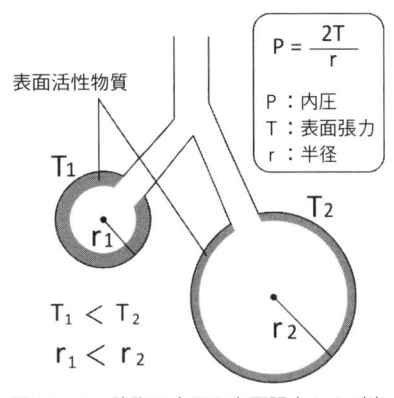

図10－3　肺胞の内圧と表面張力および半径との関係

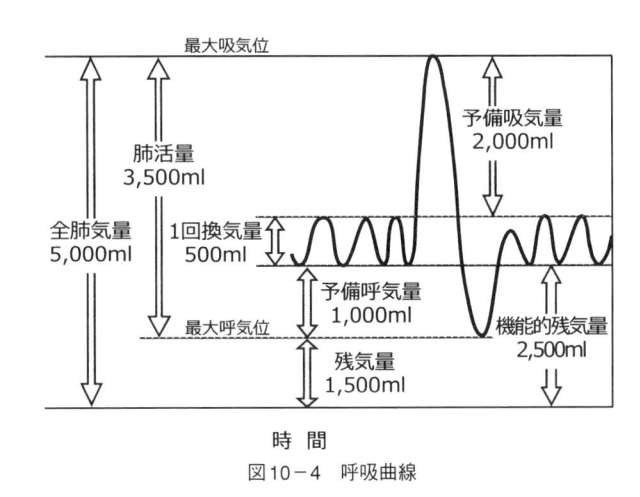

## 4．肺容量

### A．肺容量

　安静呼吸時の呼吸気量を1回換気量といい、約500mlである。安静呼息位に肺内に残っている空気量を機能的残気量という。深呼吸を行うと、約2,000ml多く吸入でき、この量を予備吸気量という。逆に安静時の呼息位より強制的に約1,000ml多く呼出でき、これを予備呼気量という。このような努力呼息を行っても、なお肺内には約1,500mlの空気が残る。この量を残気量という。最大吸息位から最大限に呼息を行ったときの呼出された空気量を肺活量という。日本人男子の肺活量は3～4l、女子で2～3lである。肺活量は年齢と身長に相関がある。肺活量と残気量の和を全肺気量という。

図10－4　呼吸曲線

### B．死腔

　ガス交換に関わらない気道中のガスの占める容量を死腔という。健康成人で、1回換気量を500mlとすると死腔は約150mlである。血液とガス交換が行われるのは肺胞であって、気道ではガス交換が行われない。したがって、解剖学的死腔とは、気道中の空気量に相当し、ほぼ終末細気管支までの容量に相当する。生理学的死腔とは、1回換気量からガス交換に関係した容積を引いたものに相当し、健康な人では両方の死腔はほぼ一致する。

### C．肺胞換気量

　毎分当たりの換気量のうち、死腔を差し引いた量を、肺胞換気量という。したがって、肺胞換気量＝（1回換気量－死腔）×呼吸数である。たとえば、1回換気量500ml、死腔150ml、呼吸数20では、肺胞換気量＝（500－150）ml×20＝7l／分となる。もし、1回換気量150mlという極めて浅い呼吸を行えば、肺胞換気量は0mlとなり、実際には呼吸をしていないことと同じである。シュノーケルをつけ

て潜水している場合には死腔容積は増加する。

### D. 換気障害

肺活量測定時の努力呼息には時間の制限はない。一方、最大の吸息のあとに最大限の速度で肺内の空気をすべて呼出するように指示すると、強制呼出曲線が得られる。このときの肺活量を努力肺活量という。1秒間の最大努力呼出量を、1秒量という。同様に3秒間の最大努力呼出量を、3秒量という。肺活量に対する1秒量、3秒量の比率をそれぞれ1秒率、3秒率という。気管支喘息のように、気道の狭窄により抵抗が増加すると、1秒率や3秒率は減少する。1秒率の70％未満への低下は閉塞性換気障害とよばれる（図10-5）。肺活量が正常の80％未満に低下した場合には、拘束性換気障害とよばれる。肺線維症などで、線維質が増殖している場合には肺の伸展性が低下し、その結果肺活量が低下し、拘束性換気障害になる。肺活量、1秒率ともに低下するのは混合性換気障害である。

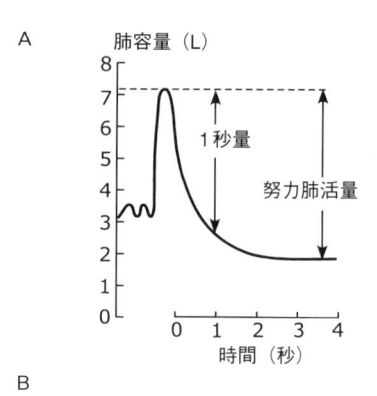

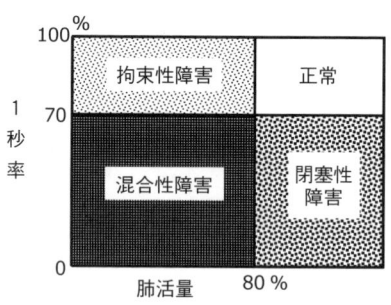

図10-5 1秒率算出法（A）と呼吸障害の分類（B）

## 5. 肺でのガス交換

肺胞にはいる空気中に含まれる酸素は、肺胞を取り巻く毛細血管内へ拡散していき、血液により組織に運ばれる。酸素は組織の毛細血管から組織液中へと拡散し、細胞膜を通過して細胞で消費される。この時に行われるガス交換を内呼吸という。一方、細胞で産生される二酸化炭素はこれと逆の経路をとり、肺胞気中へ排出される。肺胞気と血液の間のガス交換は、肺胞気中の分圧と血液中の分圧の差により、物理的に拡散する。したがって、身体各部位における酸素と二酸化炭素のガス分圧を理解する必要がある。

### A. ガス分圧

空気のような混合ガスの中で、あるガスによって生ずる圧を分圧という。たとえば、酸素分圧は$PO_2$のように表示する。血液など液

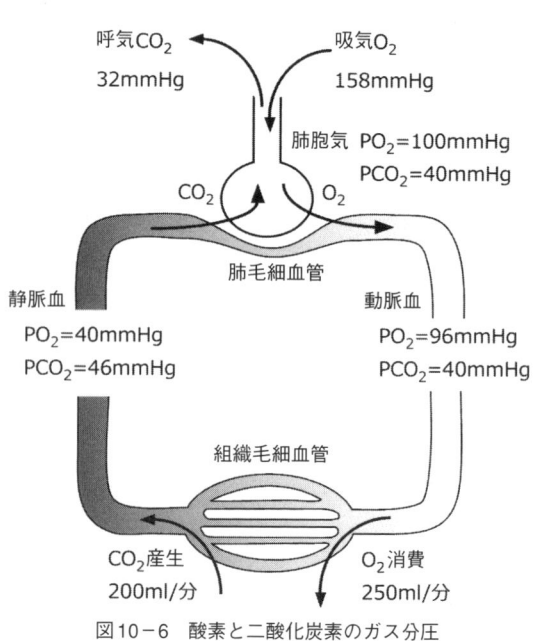

図10-6 酸素と二酸化炭素のガス分圧

体に溶解しているガスの分圧は、その液体をガスと平衡状態においたときのガスの圧と考えればよい。吸気には酸素が20.94％、二酸化炭素が0.03％含まれている。海抜0m（760mmHg）での酸素分圧は、$PO_2$：760mmHg×0.2094＝159.1mmHgとなる。

### B．肺胞でのガス分圧

吸気は咽頭まで通過する間に水蒸気で飽和する（水蒸気圧47mmHg）。吸気が肺胞気と混合して、呼吸の周期により肺胞気の分圧は絶えず変化しているので、肺胞気の分圧は平均値で示している。酸素は肺胞中の分圧100mmHgと静脈血中の分圧40mmHgの分圧差で駆動されて、肺胞気と静脈血の間でガス拡散が起こる。二酸化炭素では肺胞中の分圧40mmHgと静脈血中の分圧46mmHgの分圧差をもつ。

### C．拡散速度

肺胞と毛細血管の間の呼吸ガスの拡散は、両者の接面である血液ガス関門を通して起こる。血液ガス関門におけるガスの拡散速度は、血液ガス関門の面積と分圧差に比例し、距離に反比例する。すなわち、

拡散速度 ＝ 拡散係数 × 拡散面積 × 分圧差／拡散距離

の関係がある。拡散係数はガスの溶解度と分子量によって決まる。拡散面積や拡散距離は測定することは困難である。実際には肺拡散能を拡散のしやすさの指標としている。酸素の拡散能は1分間に20m$l$／mmHgである。酸素の分圧差は約60mmHgであるから、酸素は1,200m$l$／minの拡散が可能である。二酸化炭素の拡散能は酸素の約25倍もあるので、分圧差6mmHgでも速やかに拡散する。

## 6．血液によるガスの運搬

### A．酸素の運搬

肺胞から拡散した酸素は血漿100m$l$当たり0.3m$l$しか物理的に溶解しない。しかし酸素分子の大部分はヘモグロビン（Hb）と緩やかな化学結合してオキシヘモグロビン$HbO_2$として運搬される。1gのHbの結合し得る酸素量は約1.34m$l$である。Hbの1分子は4個のヘムからなり、各ヘムに1分子の酸素が結合することができる。血液100m$l$中にHbは14－16g存在しているので、約20m$l$の酸素と結合できる。

### B．酸素とヘモグロビンとの解離

Hbの酸素飽和度と酸素分圧との関係は、酸素解離曲線で示される。曲線はS字状カーブを描き、酸素分圧が50mmHgくらいまで急峻に増加したのち、ゆるやかに飽和に近づく。肺静脈中の動脈血の酸素分圧は100mmHgで、飽和は97.5％であり、静脈血の酸素分圧は40mmHgでは飽和度は75％である。したがって、Hbは肺では酸素と結合し、組織側では解離していることになる。Hbと解離した酸素は分圧差により組織側へ拡散していく。

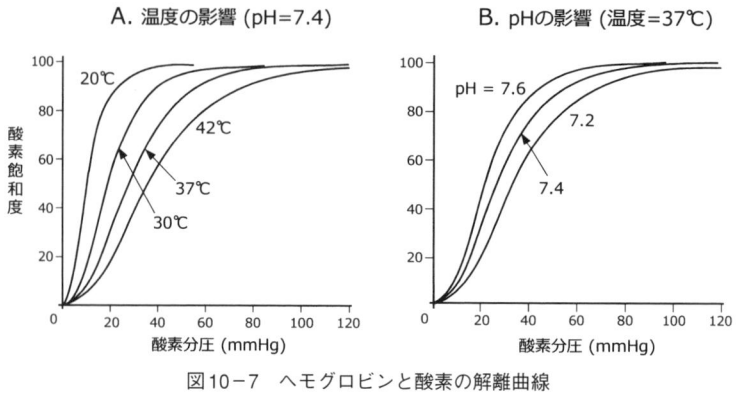

図10-7　ヘモグロビンと酸素の解離曲線
（Schmidt, RF "Human Physiology"より改変）

### C. 酸素解離に対する温度、水素イオン、代謝産物の影響

Hbの酸素との親和性は水素イオン濃度（pH）で変化する。pHが低いときには親和性は低くなり、Hbは酸素を解離しやすくなる。二酸化炭素分圧の上昇によってもpHは低下するので、酸素解離曲線は右側にシフトする。この水素イオンのHbの酸素親和性に対する効果を、ボーア効果という。また、温度の上昇によってもHbは酸素を離しやすくなる。肺の毛細血管に比べ、組織の毛細血管のほうが温度が高いので、組織側ではHbと解離した酸素が増える。さらに、赤血球中では解糖の代謝産物として2,3-ジホスホグリセリン酸（2,3-DPG）が生ずるが、2,3-DPGも酸素解離曲線を右方にシフトさせる。

### D. 二酸化炭素の運搬

血液中での二酸化炭素は3つの形で存在している。二酸化炭素の溶解度は酸素より約20倍大きいので、約7％が物理的に溶解している。10％はHbなどのタンパク質のアミノ基と反応してカルバミノ化合物となる。残りの83％は重炭酸イオン$HCO_3^-$の形で運搬されている。二酸化炭素から重炭酸イオンの形成は、赤血球中の炭酸脱水酵素のはたらきにより加速される。この酵素は$CO_2 + H_2O \rightarrow$

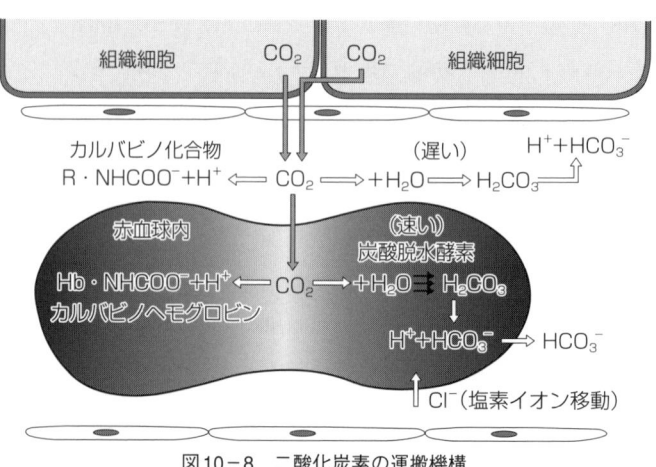

図10-8　二酸化炭素の運搬機構

H₂CO₃によるH₂CO₃の形成を促進する。H₂CO₃はさらにH⁺とHCO₃⁻に解離する。生じたHCO₃⁻は血漿中の濃度以上になると血漿に流出し、電気的中性を保つために、かわって塩素イオンCl⁻が流入する。これを塩素イオン移動という。肺では、逆の過程でHCO₃⁻はCO₂となって肺胞気に拡散する。

### E．CO₂解離曲線

　血液全体の二酸化炭素解離曲線は、酸素解離曲線と異なり二酸化炭素分圧の上昇に伴い増加し続ける（図10-9）。酸素分圧の上昇で二酸化炭素解離曲線は右側にシフトし、二酸化炭素が離れやすくなる。この酸素の効果をホールデン効果という。結局、肺毛細血管では酸素分圧が高いので、解離した二酸化炭素量が増加し、呼吸によって肺胞を経由して排出される。

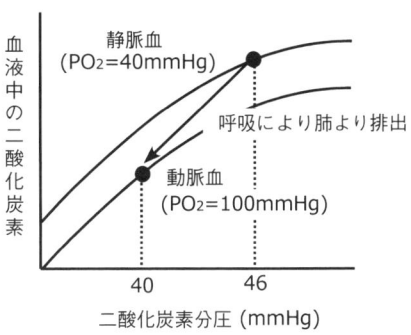

図10-9　酸素分圧の違いによる血液中の二酸化炭素濃度（ホールデン効果）

### F．一酸化炭素中毒

　一酸化炭素COは有機物が不完全燃焼するとき放出される。酸素に比べ約200倍以上のHbとの親和性をもっており、酸素とHbの結合を阻止する。吸気中に0.1％のCOがある場合には、死に至る。

## 7．呼吸運動の調節

### A．呼吸中枢

　最近、延髄網様体には呼吸周期に一致して自発的に規則的に発火するニューロン群が存在していることが明らかになった。したがって、呼吸中枢は延髄にあり、延髄とともに脊髄が健在であれば、最低限の呼吸機能は保たれる。橋には呼吸調節中枢があり、橋が健在であればより安定した呼吸周期が保たれる。呼吸中枢には後述の頸動脈小体および大動脈小体からの血液ガス情報が送られる。さらに、延髄表面にある中枢性化学感受帯からは、脳の細胞外液のpHの情報が与えられる。気道や肺の伸展受容器からの求心性インパルスも、呼吸中枢へ送られ、過大な吸息を抑制する。呼吸中枢は、これらの情報を統合する。その出力は、下位延髄に

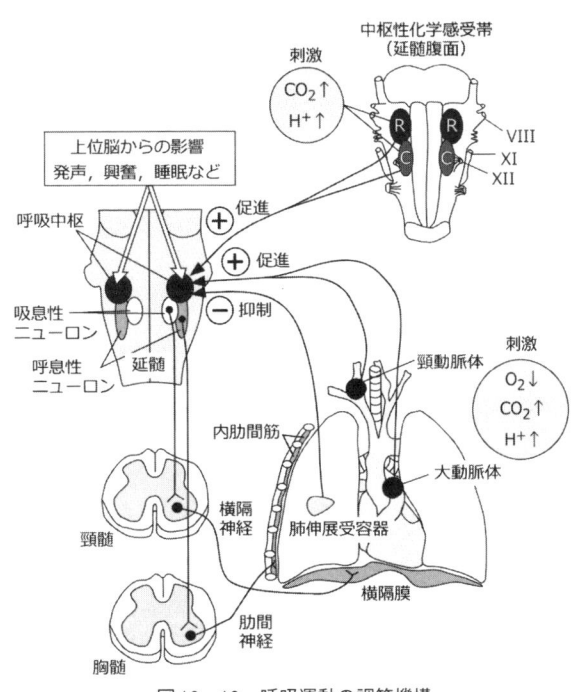

図10-10　呼吸運動の調節機構

存在する吸息時にはたらくニューロン（吸息性ニューロン）の活動を引き起こすと同時に、呼息時にはたらくニューロン（呼息性ニューロン）の吸息時の活動を抑制する。これらの呼吸ニューロンは脊髄に下り、横隔膜や肋間筋の運動ニューロンを駆動し、呼吸運動が無意識に行われる。

### B. 中枢性化学感受帯

延髄の腹側表面に中枢性化学感受帯があり、脳脊髄液にひたされている。この領域のニューロンは脳脊髄液中の水素イオンの上昇により興奮し、呼吸中枢を刺激して呼吸促進を起こす。一方、毛細血管には血液脳関門があり、水素イオンは通過し難いが、二酸化炭素は容易に通過する。この二酸化炭素が拡散し、水素イオンを生じて同じ機構で呼吸が促進される。

### C. 末梢の化学受容器

大動脈弓の近くにある大動脈小体や内外頸動脈の分岐部近くにある頸動脈小体は、酸素分圧の低下により興奮する（循環の章を参照）。水素イオン濃度の上昇によっても鋭敏に反応し放電頻度が増加する。二酸化炭素分圧の増加にも反応するが、中枢性化学感受帯のニューロンのほうが二酸化炭素分圧の変化に対して鋭く反応する。これらの化学受容器の興奮にはたくさんの酸素が消費される。したがって、循環障害で血流が低下した場合でも、換気が促進される。シアン化合物によっても刺激されるが、一酸化炭素中毒では刺激されないので換気の促進は起こらない。

### D. ヘーリング・ブロイエルの反射

吸息活動が起こると肺にある伸展受容器が伸展される。この伸展刺激が、迷走神経を経由して延髄の吸息中枢や吸息性ニューロンを抑制し、吸息を中断する。この反射を、ヘーリング・ブロイエル反射という。この反射により、肺の過膨張を防いでいる。肺からの迷走神経を切断するとこの反射が消失し、吸息が深くなり持続時間が増す。

### E. イリタント受容器とJ受容器

イリタント受容器は、気道の上皮細胞の間にある。この受容器はタバコの煙やほこりなどで刺激され、咳反射、気管や気管支の粘液分泌、さらに気道の収縮などの防御反射が起こる。J受容器は肺毛細血管周囲に存在するC線維の終末である。肺動脈血中の刺激物に反応し、頻呼吸（浅速呼吸）をもたらす。

### F. 異常呼吸パターン

(1) チェイン・ストークス呼吸

臨床的にしばしば見られる病的呼吸型である。無呼吸の状態と次第に深くなって再び浅くなるような呼吸の状態が交替して現れる。このときの二酸化炭素分圧あるいは酸素分圧は、この周期に合わせて大きく周期的に変動している。肺で酸素化された動脈血が化学受容器に達する循環時間の延長が原因の1つとして考えられる。

(2) ビオーの呼吸

無呼吸期からいきなり過呼吸期が始まり、過呼吸期は突然無呼吸期に変わる点が特徴である。脳圧亢進を伴う脳炎、髄膜炎などの中枢神経系の障害でみられる。

(3) 睡眠時無呼吸症候群（SAS：Sleep Apnea Syndrome）

睡眠中に呼吸が止まった状態が断続的に繰り返される病気で、治療をせずに放置しておくと生命に危険が及ぶ場合もある。診断基準は、7時間の睡眠中に10秒以上の無呼吸が30回以上おこる。または、睡眠1時間あたりの無呼吸数や低呼吸が5回以上おこることとされている。

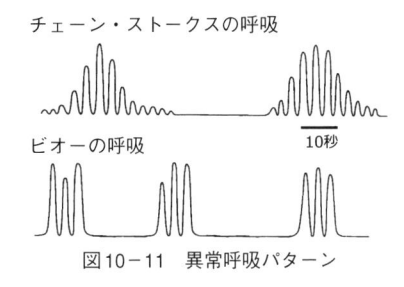

図10-11　異常呼吸パターン

# 第11章　消化と吸収

## 1. 消化管の基本的な構造と機能

### A. 消化の意義
消化とは外界から食物を摂取し、それを分解、吸収することである。その主目的としては、自分の身体とは異なる構成成分の食物を、いったん細かい部品にまで分解し（異化）、再び自分の身体に合うように組み立て直す（同化）ことと、生命活動を営むためのエネルギーを得るという2つの意義が考えられる。

### B. 消化管、消化腺の構成
（1）消化管の構成

消化管は口腔から肛門までの管腔で、次のような器官により構成される（図11-1）。

口腔　→食道　→胃　→小腸（十二指腸→空腸→回腸）　→大腸（盲腸［＋虫垂］→上行結腸→横行結腸→下行結腸→S状結腸→直腸）　→肛門

小腸や大腸は（　）内に示したような部位にさらに区別される。

盲腸はヒトでは非常に短いが、草食動物ではよく発達している。

（2）消化腺

消化器官には消化管のほかに、消化液を分泌する消化腺が含まれる。唾液を分泌する唾液腺、膵液を分泌する膵臓、胆汁を分泌する肝臓、胆汁を蓄え排出する胆嚢などである。

肝臓や膵臓は消化以外の機能も重要であるが、この章では省略する。なお、腹腔臓器の中でも、腎臓と脾臓は消化に直接関与しない。

### C. 消化管の一般的特性
（1）平滑筋の性質

ほとんどの消化管は平滑筋で構成されている。消化管平滑筋細胞は細長い紡錘状で、1つ1つの細胞は細胞膜で仕切られているが、細胞同士の連結部、ギャップ結合は電気抵抗

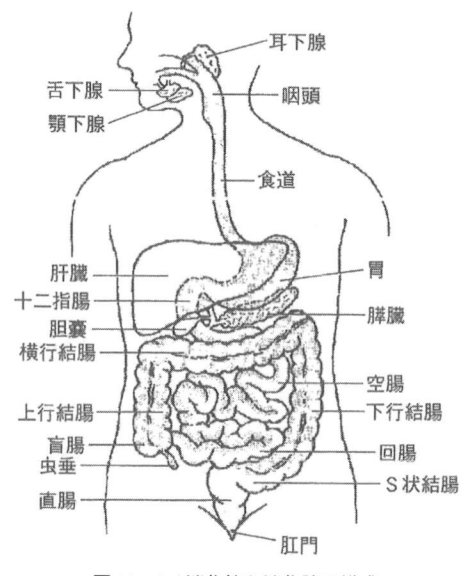

図11-1　消化管と消化腺の構成

が低く、一部の細胞の興奮が他の細胞に容易に伝播していく。収縮速度は遅く、収縮の加重が起こりやすい。また、消化管平滑筋では解糖過程が発達しており、酸素不足に抵抗性がある。

(2) slow waveと活動電位

消化管の平滑筋細胞には、slow waveとよばれる自発的な周期的脱分極が認められる。消化管の収縮リズムはslow waveの周期に一致しており、消化管運動の基礎を形成する電位と考えられている。slow waveの振幅が大きくなると、その上に活動電位が重畳する。活動電位が発生すれば、より大きな収縮が現れる（図11－2）。平滑筋の活動電位は$Ca^{2+}$の細胞内流入によるもので、$Ca^{2+}$スパイクとよばれる。

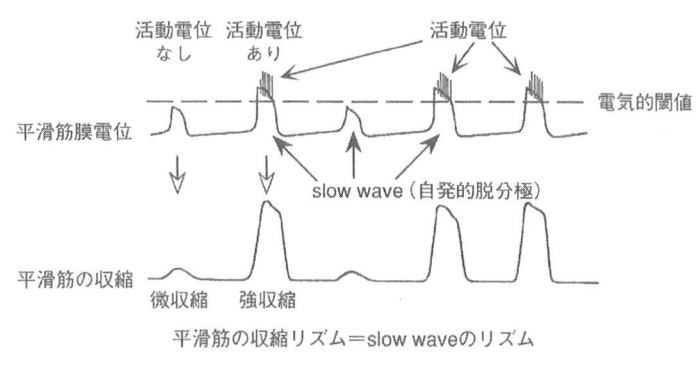

図11-2 slow wave電位と収縮の関係

(3) 消化管の基本構造

消化管の基本構造としては、図11-3に示したように、管腔の外側には漿膜、内腔側には粘膜があり、その間に平滑筋の層として、外側に縦走筋、内側に輪状筋、粘膜の下に粘膜筋板がある。さらに、多くの消化管部位では、縦走筋と輪状筋の間には筋層間神経叢（アウエルバッハ神経叢）、また、一部の消化管では輪状筋と粘膜筋版の間に粘膜下神経叢（マイスナー神経叢）などのとよばれるニューロンネットワークが存在している。さらに、多くの消化管部位では縦走筋と輪状筋の間には筋層間神経叢（アウエルバッハ神経叢）、また、一部の消化管では輪状筋と粘膜筋板の間には粘膜下神経叢（マイスナー神経叢）などのニューロンネットワークが存在している。

(4) 壁内神経系

消化管内の上記2つの神経叢を合わせて壁内神経系といい、その中には脊髄内のニューロン数に匹敵する1億前後のニューロンが存在するので、little brain とさえよばれている。蠕動運動などの基本的な消化管の機能はこの消化管内の神経系に備えられており、それを自律神経や各種反射性入力、体液性因子などが調節している。壁内神経系ニューロンの一部は副交感神経の節後線維としても機能する。

(5) 消化管の自律神経系

消化管支配の自律神経系は壁内神経系の機能を修飾している。一般臓器では交感神経と副交感神経の2つが拮抗的にはたらいて自律調節がなされているが、消化管運動においては、次の3つの自律神経作用が重要である。

　①コリン性促進

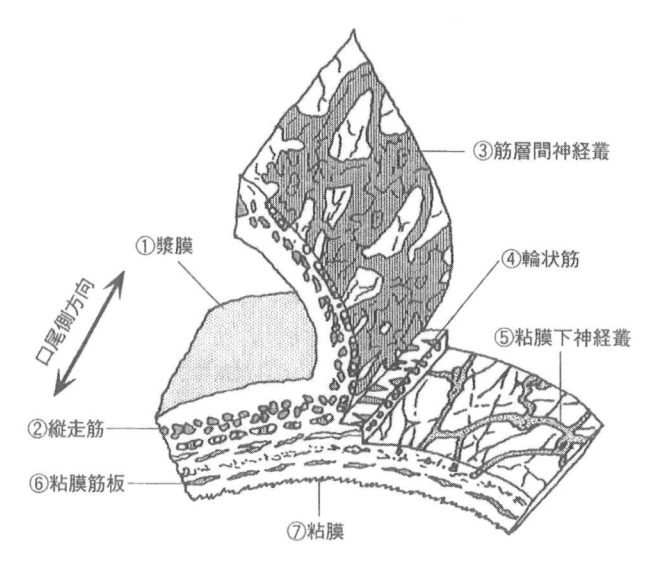

**図11-3 消化管の基本構造**
大地陸男、生理学テキスト、より改変
漿膜側より順に番号を付してある。

①漿膜 ②縦走筋 ③筋層間神経叢 ④輪状筋 ⑤粘膜下神経叢 ⑥粘膜筋板 ⑦粘膜

一般の副交感神経と同様に、副交感神経節後線維の末端からアセチルコリンが放出され、平滑筋の収縮や消化液の分泌を引き起こす。

②アドレナリン性抑制

一般の交感神経と同様に、交感神経節後線維の末端からはノルアドレナリンが放出され、それが消化管平滑筋を抑制する。節後線維が直接平滑筋を支配せず、コリン作動性の副交感神経節後線維（コリン性促進線維）にはたらきかけて、その活動を抑制する場合もある。

③非アドレナリン性非コリン性抑制（NANC抑制）

消化管支配の副交感神経の中には、節後線維からアセチルコリンやノルアドレナリン以外の伝達物質を放出し、消化管平滑筋を弛緩させるものがある。そのような節後線維をNANC抑制性線維といい、嚥下時の下部食道括約部の弛緩や胃体部の受け入れ弛緩など（後述）、消化管運動では重要な役割を果たしている。

(6) 消化管機能の体液性調節

消化管の機能は上述の神経系と、消化管ホルモンなどの体液性因子で二重に調節されている。消化管ホルモンの一部は脳内にも発見され、脳−胃腸ペプチドともよばれる。消化管ホルモンにはコレシストキニン（CCK）、セクレチン、ガストリンなどがある（表11-2）。

## 2. 消化管の運動

### A. 咀嚼（かみくだき）
(1) 咀嚼筋
　咀嚼は閉口筋と開口筋の規則的な収縮、弛緩によって行われる。閉口筋には、咬筋、内側翼突筋、側頭筋などがあり、開口筋には外側翼突筋、顎舌骨筋、顎二腹筋などがある。

(2) 大脳皮質咀嚼野と脳幹の咀嚼パターン発生部位
　咀嚼は自分で意識して始めるが、咀嚼中にはあまり意識せずに噛み続けることができる。咀嚼の開始には大脳皮質の咀嚼野が関係し、そこからの信号が脳幹の咀嚼運動パターンの発生中枢をはたらかせ、リズミカルな咀嚼筋群の収縮、弛緩が誘発される。

(3) 咀嚼反射
　ものを噛むときには、意識しなくても、固いものと柔らかいものの噛みわけや、痛みのときの開口などが起こる。咀嚼は開口反射と閉口反射が組み合わされ、さらに咀嚼筋の筋紡錘や歯茎からの感覚のフィードバックを受けながら、微妙に調節されている。
　柔らかいご飯に固い石粒が入っていると嫌な思いをするのは、この調節が間に合わないからである。

### B. 嚥下（飲み下し）と食道の運動
(1) 嚥　下
　嚥下は物を飲み込む運動であるが、食物が口の中から胃の中に送り込まれる過程を3つの相に分けることができる（図11−4）。

　①口相（随意相）
　これは自分で意識して、噛んだものを舌で喉の奥に送り込むことで、口の中のものをいつ飲み込むかは自分の意思で随意的に行う。

　②咽頭相（反射相）
　食物が咽頭に触れると、それが刺激となり、反射的に食塊を食道に押し込む運動が起こる。このとき、上咽頭収縮筋が収縮して鼻腔との連絡が閉鎖され、同時に、喉頭蓋が気管の入り口を閉鎖して、食物が鼻腔や気管内に侵入しないようにする。これらの反応はすべて反射性に起こり、自分で止めることはできない。
　加齢や病気、神経障害などでこの反射が不完全になると、気管内への誤嚥を起こしやすい。

　③食道相（反射相）
　咽頭相により食塊が食道の入り口に押し込まれると、それが刺激となって食道に蠕動運動が誘発され、食塊を強制的に胃のほうに移動させる。したがって、逆立ちをしても食物は胃に運ばれる。これも反射性の反応である。食道の蠕動波の伝播は、一般の消化管と異なり、口側から肛門側へ、規則正しく迷走神経活動が亢進していくことによってなされる。

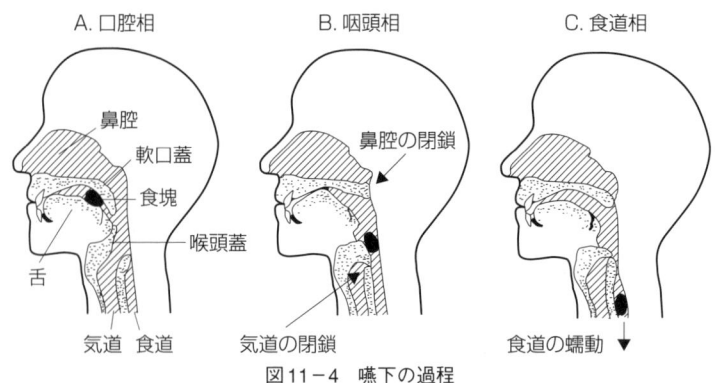

図11-4 嚥下の過程
(深井喜代子ほか、看護生理学テキスト、より改変)

(2) 食道筋

食道の構造も基本的には腸管と同じであるが、ヒトの場合、食道の筋は上3分の1が横紋筋であり、下3分の1は平滑筋、その間の中3分の1には横紋筋と平滑筋が混在している。

(3) 食道括約部

食道の上部と下部には、それぞれ機能的な括約部がある。上部食道括約部は食道への空気の侵入を防ぎ、下部食道括約部は食道への胃液の逆流を防いでいる。

胸腔内で食道内腔が上下の括約部により閉鎖されているため、食道内圧は胸腔と同様に陰圧となっている。このため、咽頭からの食塊は吸い込まれるように食道内に入ってくる。

(4) 下部食道括約部の緊張異常

下部食道括約部は通常持続的に収縮しているが、嚥下時にNANC抑制線維を介して一過性に開く。この弛緩が不十分であると、嚥下が困難となり、食物の滞留による食道の拡張を起こすことがある。逆に閉鎖が不十分だと、胃液の逆流による食道炎を起こしやすい。

## C. 胃の運動とその調節

(1) 胃の区分と胃の構造

ヒトの胃は、噴門より上部の胃底部、胃切痕から胃底部までの胃体部、胃切痕から幽門までの胃前庭部(幽門洞部)の3つに区分される(図11-5)。胃は1つの袋であるが、機能的にも、組織

表11-1 胃底部・胃体部と胃前庭部の比較

|  | 主たる機能 | 筋層 | 消化酵素と胃酸の分泌 | ガストリン細胞 | 迷走神経支配 |
| --- | --- | --- | --- | --- | --- |
| 胃底部 胃体部 | 食物の貯蔵 (粉砕・撹拌) | 縦走筋・輪状筋・斜走筋の3層 | 多い | なし | NANC抑制性線維の支配大 |
| 胃前庭部 | 粉砕・撹拌 十二指腸への移送 | 縦走筋・輪状筋の2層 | わずか | 有り | コリン促進性線維の支配大 |

図11-5　胃の区分

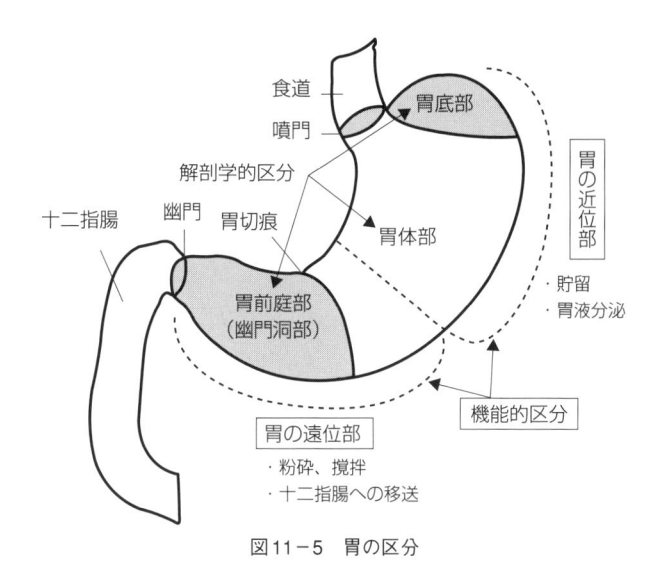

にも胃底部・胃体部吻側部（胃の近位部）と胃体部尾側部・胃前庭部（胃の遠位部）では大きな違いがある（表11-1）。機能的には胃の近位部は食物を貯溜するところであり、胃の遠位部は食物を粉砕・撹拌するところといえる。構造的には胃の近位部だけに最内層の斜走筋があり、この部分の伸展性は高い。

(2) 胃の自律神経支配

胃も交感神経と副交感神経の二重支配を受けているが、副交感神経には機能的に相反する2種の線維があり、胃の近位部と胃の遠位部ではその支配様式がかなり異なっている。

　①迷走神経

　胃の近位部ではNANC抑制線維の支配が強く、受容性弛緩など迷走神経を介した弛緩が起こりやすい。胃の遠位部では逆に、コリン性促進線維による迷走神経支配が強く、迷走神経活動上昇により強い胃前庭部の収縮が起こる。

　②交感神経

　胃支配の交感神経の節後線維末端からはノルアドレナリンが放出され、胃運動を抑制する。このとき、節後線維は平滑筋でなく、副交感神経の節後線維であるコリン性促進線維の活動を抑制しているという。交感神経活動の亢進は胃運動を全体的に抑制する。

(3) 受容性（受け入れ）弛緩

食塊を飲み込んでいるときから、胃の近位部には、より多くの食物を胃に受け入れるための弛緩反応が起こる。これを受容性弛緩という。嚥下中枢がはたらくと同時に、胃の近位部支配の迷走神経中のNANC抑制線維の活動上昇とコリン性促進線維の活動減少により、弛緩が起こる。この弛緩反応は、食物摂取による胃壁の伸展や胃腸粘膜の刺激などで、より強化される（適応弛緩）。これらの反射のため、ある程度の摂食量まで胃内圧はあまり上がらない。

(4) 胃の蠕動運動

胃体部吻側部では3～4回／分の頻度で規則的な蠕動波が発現し、それが幽門に向かって伝播している。摂食時には比較的強い蠕動波が胃体部から胃前庭部に向かい、それによって食塊は前庭部

方向に移動する。蠕動波は前庭部ではより強くなって食塊を粉砕・撹拌するが、内容物の移動よりも早く幽門に到達して幽門を閉じてしまうため、食塊は幽門直前で、大部分が胃体部の方向に逆戻りする。これが繰り返されて摂食物の粉砕が進む。

(5) 胃内容排出能

　液状の内容物や細かく砕かれた摂食物は、蠕動波が幽門に到達する直前に、幽門から少しずつ十二指腸に送り出される。胃内の食物を十二指腸に送り出す機能を胃内容排出能という。胃運動が亢進し、幽門括約部が弛緩すれば、胃内容の排出速度は速くなる。胃内容排出能は次に挙げたように、種々の要素により変化する。なお、機序についてはここでは略す。

　①摂食量が多いと、単位時間当たりに排出される割合は少なくなる。
　②高浸透圧の摂食物は一般に排出が遅い。
　③脂肪の多い食物は排出遅延を起こす。
　④冷たい食物は排出の促進を起こす。

(6) 食間期の胃腸運動、空腹収縮

　食後期には、規則的で比較的強い収縮の持続により食物が消化されていくが、空腹時を含む食間期にも、約90分周期のⅠ〜Ⅳ相に区分される独特の胃腸運動が発現する。

　この運動のⅢ相における規則的強収縮は、空腹収縮とか食間期収縮群とよばれ、胃から小腸尾側にかけて連続的に発現して、胃腸内の食物残査を一挙に大腸まで送り込んでしまう。そこで、進行性胃腸運動群ともよばれ、胃腸内の清掃運動と考えられている。

　小腸内を細菌の少ないクリーンな状態に保つ機構がいくつかある。空腹期収縮もその一機構と考えられ、空腹時にお腹がグーグー鳴るのはこのためである。モチリンというホルモンが発現に関与していると考えられている。


D. 小腸の運動

(1) 分節運動と蠕動運動

　小腸には基本的に分節運動（図11-6）と蠕動運動という2つの型の運動が見られる。

　①分節運動：主として輪状筋のみが約2〜3cmごとに収縮し、多数のくびれが同時に腸管に生じる。くびれの位置は時間とともに変化するが、内容物の移動は少なく、内容物の混和に役立つ。
　②振子運動：主として縦走筋のみが収縮し、腸が長軸の方向に振れるように動く。内容物の混和に役立つ。
　③蠕動運動：縦走筋・輪状筋が共に収縮する。尾側に伝播し、内容物の尾側への移動を伴う。小腸に内容物があり、内容物が小腸粘膜を刺激しているときには、下記の粘膜内反射で蠕動が強化され、腸内容の移動が起こりやすい。

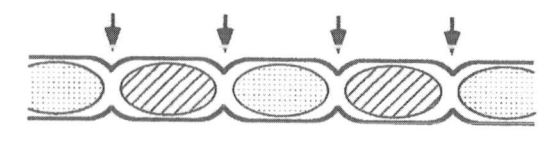

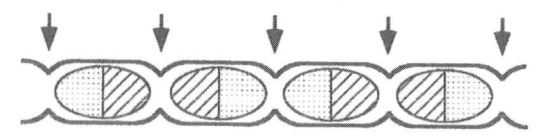

図11-6　小腸の分節運動
輪状筋の収縮部位が時間とともに変わることにより、内容物が混和される。

**図11-7 粘膜内反射の模式図**
A：粘膜内反射による食塊の移動　B：粘膜内反射の回路の略図（Aの四角部分を示す）

(2) 腸管の法則（粘膜内反射）

　これは、食塊などによる小腸粘膜の摩擦が刺激となって、刺激部位の口側の小腸が収縮し、尾側の小腸が弛緩するという反射を指し、これにより食塊は尾側の方に輸送される。この反射は壁内神経系を介して発現し、腸管運動の基本となっている（図11-7）。

　線維質の食物を多く摂取すると便秘が防げるのは、粘膜の刺激により、この反射が強化されるためである。

(3) 筋内反射

　強い腸の伸展では、筋層内受容器からの反射により、刺激部位の両側の腸が弛緩する。これも壁内神経系を介する局所反射の1つで、過度の刺激に対する防御反応と考えられる。

(4) 回盲括約部

　回腸と盲腸の結合部の回腸終末部には括約筋があり、持続的収縮により大腸内容物が小腸に逆流するのを防いでいる。また、回腸末端部の先端は盲腸内に飛び出ており、弁の役割を果たしている。

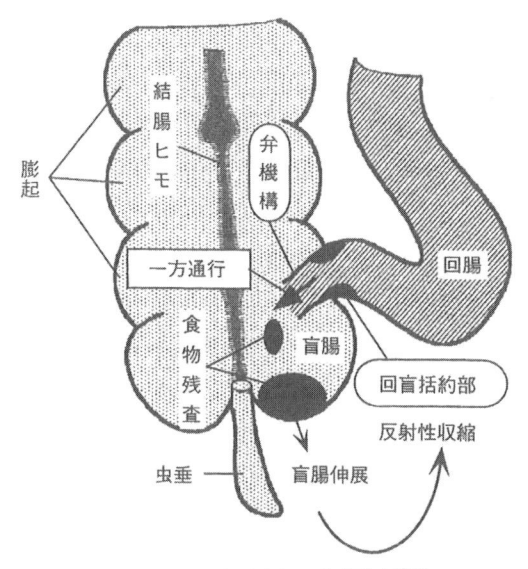

**図11-8　回盲結合部の逆流防止機構**
回盲括約部は蠕動の到着で一過性に開き、内容物による盲腸の伸展で反射性に閉じる。

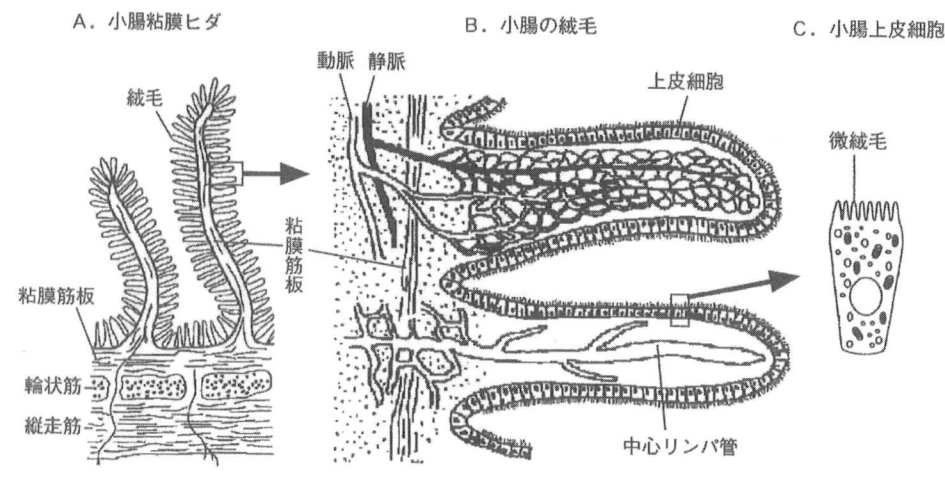

図11-9　小腸粘膜の構造
（中山ら、図説生理学テキスト　より改変）

これらは、腸内細菌の多い大腸の内容物が、細菌の少ない小腸へ逆流するのを防ぐ機構と考えられる（図11-8）。

(5) 小腸の粘膜と絨毛の運動

小腸粘膜には多数のヒダがあり、そのヒダには絨毛が密集している。絨毛の表面は1層の上皮細胞層となっており、上皮細胞表面はさらに微絨毛で覆われている（図11-9）。そのため、小腸の全吸収面積は200～500m$^2$にも達する。消化産物は上皮細胞に吸収された後、絨毛内の毛細血管やリンパ管に輸送されるが、粘膜筋板収縮で起こるヒダの変形による絨毛間の非撹拌層の解消、絨毛の収縮によるポンプ作用などで、吸収量の増大がもたらされると考えられる。

### E．大腸の運動

(1) 大腸の構造

大腸は口側から、盲腸、上行結腸、横行結腸、下行結腸、S状結腸、直腸、肛門管と区分され、結腸の外側には縦走筋が集中した結腸ヒモ（図11-8）が3本走行する。また、結腸には数cmごとにくびれがあり、分節状の結腸膨起（図11-8）を形成する。

(2) 大腸の神経支配

交感神経からのノルアドレナリンは大腸平滑筋を弛緩させるが、内肛門括約筋では収縮を起こす。一方、副交感神経として、盲腸から横行結腸の大部分を迷走神経が支配しており、下行結腸から肛門管にかけては骨盤神経が支配している。主にコリン作動性線維を介して運動の促進を起こす。

(3) 大腸の運動様式

大腸にはゆっくりとした分節運動が発現し、それにより多数の膨起が見られる。単一膨起推進運動や、多膨起推進運動などによる膨起から膨起への短い距離の内容物移動も認められるが、その移動速度は遅く、盲腸から上行結腸にかけては逆蠕動も認められる。このため、内容物は長時間大腸内に留まり、塩類と水分が吸収され、糞塊が形成される。

しかし、1日に数回（大便をする回数）、大蠕動とよばれる結腸の広範囲にわたる強い蠕動運動

が発現し、大腸内容は急速に直腸まで輸送される。直腸に糞塊が溜まると便意を感じる。

摂食による胃の伸展は、反射性に大腸運動を促進し（胃－結腸反射）、大腸に内容物があればこの大蠕動を誘発しやすい。朝食後に便意を感じやすいのはこのためである。

(4) 排　便

普段、直腸にはほとんど便はないが、大蠕動により糞塊が直腸に輸送されると、直腸壁の伸展により便意が生じる。大脳皮質からの抑制を解けば、排便反射が発現して排便が起こる。排便は直腸の強収縮と、内・外肛門括約筋の弛緩により行われる。直腸の収縮は骨盤神経活動の上昇により誘発される。内肛門括約筋は不随意筋（平滑筋）で自律神経支配であり、外肛門括約筋は随意筋（横紋筋）で体性神経の陰部神経支配であり、外肛門括約筋の弛緩は陰部神経活動の抑制などにより起こる。排便を中止したい時には、意識的に陰部神経の活動を高進させて、外肛門括約筋を収縮させ、便の排出を妨げる。これらの排便反射を引き起こす基本的な中枢は仙髄に存在するが、橋の排便反射中枢がその活動を促進している。なお、排便反射（直腸－直腸反射）の求心路は骨盤神経である。

## 3. 消化液の分泌と排出

### A. 唾液分泌

(1) 唾液腺の種類

唾液腺には耳下腺、顎下腺、舌下腺の3種があり、各々消化酵素を含む漿液性の唾液を分泌するが、顎下腺、舌下腺では粘液性唾液も分泌する。

(2) 唾液の成分

漿液性の唾液には$\alpha$-アミラーゼ（プチアリン）という消化酵素が豊富に含まれ、炭水化物の初期消化にあずかる。そのほかリゾチーム、免疫グロブリン、電解質なども含み、粘液にはムチンが含まれる。唾液は1日に1～1.5$l$分泌され、pHは安静時には6程度で弱酸性であるが、分泌が亢進したときには8近くの弱アルカリ性になる。

(3) 唾液分泌の神経性調節

交感神経からのノルアドレナリンは、プチアリン、$K^+$、粘液の多い粘い唾液を少量分泌させるのに対し、副交感神経からのアセチルコリンは、$HCO_3^-$の多い薄い唾液を多量に分泌させる。副交感神経から同時に放出されるVIP（血管作動性小腸ペプチド）は、血管を弛緩させ、血流を増加させて分泌亢進を助長する。

(4) 反射性唾液分泌

①無条件反射による唾液分泌

味覚刺激や口腔内の機械的刺激などにより、舌咽・鼓索神経を求心路とした副交感神経活動の亢進による反射性唾液分泌が誘発される。食物を味わったときや、歯科で口の中を触られたときに出てくる唾液がこれにあたる。

②条件反射による唾液分泌

梅干しを見ただけで唾が出るなど、経験に基づいて後天的に形成される反射であり、大脳皮質が

関与する。なお、条件反射は一般の自律神経反射には含めない。

**B. 胃液分泌**

(1) 分泌細胞と分泌腺

　胃液を分泌する細胞には粘液細胞、壁細胞、主細胞の3種があり、それぞれ、粘液、胃酸（HCl）と赤血球産生の内因子、消化酵素を分泌する。また、胃噴門部周囲には噴門腺、胃底部から胃体部にかけては胃底腺、胃前庭部には幽門腺とよばれる分泌腺が存在する。胃酸や消化酵素などは、ほとんどが胃底部や胃体部の胃底腺から放出される。

(2) 胃液の成分

　胃液は1日に2〜3$l$分泌され、成分としてはHCl、ペプシノーゲン、リパーゼ、凝乳酵素（レンニン）、粘液などが含まれている。ペプシノーゲンはタンパク分解酵素のペプシンの前駆体であり、胃液中のHClによりに活性化されペプシンとなる。リパーゼは脂肪の分解酵素であるが、胃液中ではあまり作用しない。分泌されたばかりの胃酸はpHが1〜2の強酸性で、ペプシノーゲンの活性化のほか、タンパク分解の補助、殺菌などの役割を果たす。

(3) 胃液分泌の促進因子

　胃液の分泌は、迷走神経節後線維からの「アセチルコリン」、胃前庭部の粘膜から血中に放出される消化管ホルモンの「ガストリン」、胃壁の腸管クロム親和性様細胞（ECL細胞）からの「ヒスタミン」などによって促進される。

　壁細胞のヒスタミン受容体遮断薬のシメチジンは、胃潰瘍、十二指腸潰瘍の治療薬として用いられる。また、壁細胞からの胃酸分泌にはH$^+$放出能動ポンプが関与しているため、そのポンプを阻害するオメプラゾールもそれら潰瘍の治療薬として用いられる。

(4) 胃液分泌の調節

　胃液、膵液、胆汁の分泌や排出の調節は、摂食に関係する刺激が入力する部位により、頭相、胃相、腸相に分けて考えられる。頭相では、嗅覚、味覚、咀嚼による無条件反射、あるいは視覚、聴覚からの条件反射などで分泌が調節される。また、摂食物が胃に入ると、食塊による胃壁、胃粘膜の機械的刺激や化学的刺激が原因となって分泌が調節される。これが胃相における分泌調節である。消化産物が小腸に送られると、小腸も同様に刺激され、腸相における分泌調節がなされる（表11−3）。

　①頭相における胃液分泌（図11−10）

　頭相における胃液、膵液の分泌、胆汁の排出には、すべて迷走神経が関与する。胃液分泌の場合、迷走神経活動の亢進は壁細胞・主細胞の働きを直接に促進すると同時に、ガストリン分泌細胞（G細胞）を刺激して、ガストリンによる壁細胞からの胃酸分泌をも促進する。なお、ガストリンには胃運動の促進効果もある（表11−2）。

　②胃相における胃液分泌（図11−10）

　食塊により胃が伸展されたり擦られると、長経路の迷走−迷走神経反射や壁内神経を介する局所反射が発現し、壁細胞・主細胞が刺激されるとともに、ガストリン分泌細胞も刺激されて胃液分泌が増加する。また、胃前庭部粘膜の機械的刺激やアミノ酸などによる化学的刺激は、直接にガストリン分泌細胞を刺激し、ガストリンによる胃酸分泌の増加を起こす。

一方、胃酸の分泌が増加し、胃内のpHが2以下に下がってくると、ガストリン放出は抑制されるようになる。過剰の胃酸分泌を防ぐ1つの抑制的フィードバック機構である。

③腸相における胃液分泌調節

小腸にも多少のガストリン分泌細胞が存在し、胃酸の分泌を増加させるが、小腸における胃液分泌の調節は、抑制的なフィードバックが主体である。腸相では、小腸に輸送された消化物により小腸粘膜が刺激され、セクレチンやGIP（胃抑制性ペプチド）、ソマトスタチンといった体液性因子が放出されて胃酸の分泌が抑えられる（表11－2）。

(5) 胃粘膜の防御機構

胃酸は強酸であり、胃の上皮細胞へ直接作用すると、胃粘膜自体が損傷されてしまう。これを防ぐための防御機構が胃粘膜には備わっている。その主なものは次の2つである。

①粘液による非撹拌層の形成

胃粘膜細胞からは多量の粘液が分泌され、胃粘膜を覆い、容易に$H^+$などが拡散しない非撹拌層を形成し、胃粘膜細胞への$H^+$の影響を抑えている。胃粘膜の血流の低下や、糖質コルチコイドなどによる粘液層の減少は、胃潰瘍の原因の1つとなる。

②$HCO_3^-$による$H^+$の中和

壁細胞からHClが胃底腺腔に分泌されるとき、血管側へは$HCO_3^-$が分泌される。この$HCO_3^-$は、血流に乗って胃粘膜の表在細胞内に入り、一部は管腔側に分泌され、管腔側の表在細胞膜や、すぐその外側の粘液非撹拌層で$H^+$を中和する。

なお、胃潰瘍や十二指腸潰瘍では、これら防御機構の直接障害ばかりでなく、ヘリコバクター・ピロリという細菌の感染が発生に関係していることが多い。


## C. 膵液分泌

(1) 膵液分泌細胞

膵液を分泌する細胞には、腺房細胞、導管細胞、そして中心腺房細胞の3種がある。消化酵素を分泌するのは腺房細胞であり、中心腺房細胞と細い導管細胞から$Na^+$、$K^+$、$Cl^-$、$HCO_3^-$などが分泌される（図11－10）。太い導管部の細胞で$HCO_3^-$の一部は吸収され、$Cl^-$が分泌される。

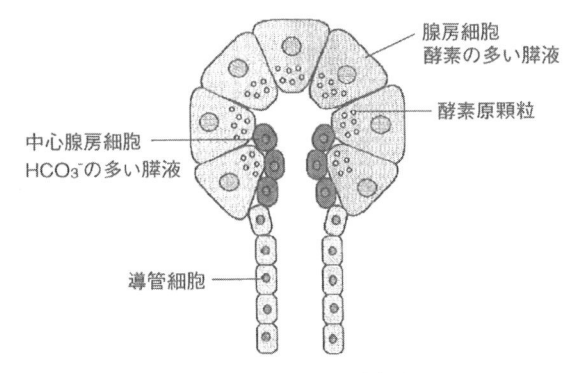

図11－10 膵液の分泌細胞

(2) 膵液の成分

　膵液は1日1*l*前後分泌され、HCO$_3^-$、Na$^+$、Cl$^-$、K$^+$などの電解質や、三大栄養素の消化に関与する種々の消化酵素を含む。膵液には大きく分けて、「胃酸の中和」と「摂食物の消化」の2つの重要な機能があり、膵液成分や分泌調節もその2面から考えるとよい。

　①胃酸の中和

　粘膜防御機構の乏しい十二指腸においては、胃酸は重大な侵害刺激となり得る。膵液にはHCO$_3^-$が含まれ、分泌速度が高いほどHCO$_3^-$量は多くなる。分泌量の多いときの膵液はpH8前後のアルカリ性であり、胃酸を中和するのに役立っている。

　②三大栄養素の消化

　膵液には「炭水化物の消化酵素」であるα-アミラーゼ、「脂質の分解酵素」であるリパーゼ、コレステロールエステラーゼ、ホスホリパーゼなどが含まれている。また、「タンパク分解酵素原」として、トリプシノーゲン、キモトリプシノーゲン、プロカルボキシペプチターゼなどが分泌される。膵液中のタンパク分解酵素原には消化活性がない。十二指腸管腔に分泌された後、管腔内のエンテロペプチターゼ（エンテロキナーゼ）によって活性化が始まる。

　これは、強力なタンパク分解酵素が膵臓の細胞自身を消化するのを防ぐ機構と考えられる。また、膵臓内にはトリプシンインヒビターが存在し、トリプシンの活性化を阻害している。活性化されたタンパク分解酵素が膵管へ逆流すると、膵臓の自己消化を起こし重篤な膵炎の原因となる。

(3) 膵液分泌の促進因子

　膵液分泌は迷走神経からのアセチルコリン、消化管ホルモンのCCK、セクレチンなどで増加する。アセチルコリン、CCKでは、消化酵素の多い膵液が分泌され、主として栄養素の分解にあずかる。一方、セクレチンはHCO$_3^-$の多い膵液を多量に分泌し、胃酸の中和に寄与する。

(4) 膵液分泌の調節（表11-3）

　①頭相における膵液分泌

　胃液の分泌の場合と同様に、迷走神経活動の上昇によるアセチルコリン放出により、酵素に富んだ膵液が分泌される。

　②胃相における膵液分泌

　胃壁の伸展によって誘発される、迷走神経を求心・遠心路とした長経路反射と、中枢神経を経由しない短経路の胃-膵外分泌促進反射が報告されている。

　③腸相における膵液分泌

　膵液の分泌は腸相において最も盛んとなる。腸相における膵液分泌は、前述のように、胃酸を中和する作用と、栄養素を分解する作用に分けて考えると理解しやすい。

　「胃酸を中和する作用」

　胃酸を含む酸性溶液が小腸に入ると、小腸粘膜よりセクレチンが血中に放出され、HCO$_3^-$の多い膵液を多量に分泌する（表11-2）。これにより酸は中和されて、十二指腸粘膜を保護すると同時に、消化酵素のはたらきやすいpHにする。

　「栄養素を分解する作用」

　脂肪やアミノ酸を含む消化産物が小腸粘膜を刺激すると、CCKが血中に放出され、消化酵素の

多い膵液が分泌される（表11-2）。

表11-2 主な消化管ホルモンとその主な作用

| ホルモン | 略号 | 放出部位 | 分泌刺激 | 主な作用 |
| --- | --- | --- | --- | --- |
| ガストリン |  | 胃前庭部、十二指腸空腸 | 迷走神経活動亢進粘膜の機能的・化学的刺激 | 胃液の分泌促進、胃運動亢進 |
| セクレチン |  | 十二指腸、空腸 | 酸性消化産物 | 重炭酸イオンの多い膵液分泌胃酸分泌の抑制 |
| コレシストキニン | CCK | 十二指腸、空腸（中枢神経系） | アミノ酸、脂肪 | 胆嚢収縮とオッディ括約部弛緩酵素の多い膵液分泌 |
| 胃抑制ペプチド | GIP | 十二指腸、空腸 | グルコース、脂肪 | 胃液の分泌抑制、胃運動抑制 |

### D. 胆汁の分泌と排出

胆汁は肝臓で分泌され、それが胆嚢に蓄えられて濃縮され、必要に応じて腸管内に排出される。したがって、分泌と排出は異なる機構で調節されているので、用語に注意すること。

(1) 分泌細胞

胆汁は肝細胞から1日に300〜1,500mlほど分泌され、pHは8前後のアルカリ性である。

分泌されたばかりの胆汁を肝胆汁といい、胆嚢で5〜20倍に濃縮されて胆嚢胆汁となる。

(2) 胆汁の成分

胆汁には胆汁酸、リン脂質とコレステロール、胆汁色素などが含まれているが、消化に直接関与するのは胆汁酸だけである。胆汁酸は脂質を細かい粒に乳化させる。胆汁色素は、赤血球の分解で生じるビリルビンとよばれる色素で、間接型と直接型（抱合型）のビリルビンがあり、臨床上重要

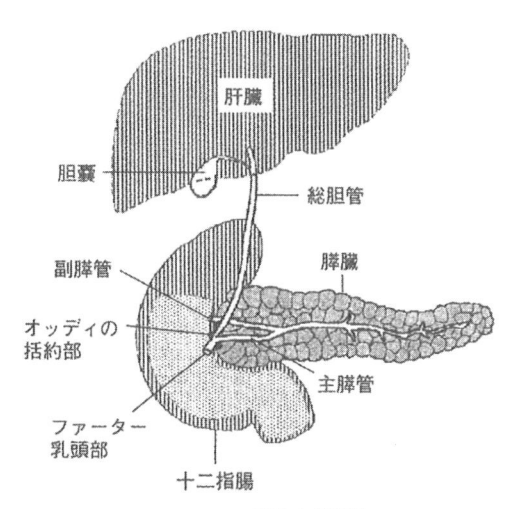

図11-11 膵管と総胆管

ヒトでは十二指腸の手前で総胆管と主膵管が合流し、ファーター乳頭部から胆汁と膵液が出る。出口の十二指腸壁にはオッディ括約部がある。
（深井喜代子ほか、看護生理学テキスト、より改変）

であるが、消化には関係しないのでこの章では省略する。

(3) 腸-肝循環

胆汁の主成分である胆汁酸と胆汁色素は、その大部分が小腸尾側部で吸収されて、再び胆汁の原料として利用される。排泄や新たに合成される量は少なく、肝臓と小腸の間を繰り返し循環している。これを腸-肝循環という。

(4) 胆嚢からの胆汁の排出促進因子

総胆管は主膵管と合流して、十二指腸に開口する。開口部の手前にはオッディ括約部とよばれる括約部が存在する（図11-11）。胆汁が排出されるためには、胆嚢が収縮するとともに、この括約部が弛緩しなければならない。胆嚢収縮とオッディ括約部の弛緩を同時に引き起こすものとしては、迷走神経作用とホルモンのCCKがある。

(5) 胆汁排出の調節（表11-3）

①頭相における胆汁排出

迷走神経中のコリン性促進線維を介して胆嚢を収縮させ、同時に迷走神経中のNANC抑制線維を介してオッディ括約部を弛緩させる。

②胃相における胆汁排出

胃の伸展による胃-胆汁排出促進反射も一部で報告されているが、胃相における胆汁排出については、よくわかっていない。

③腸相における胆汁排出

胆汁も膵液と同様に、腸相において最も盛んに排出される。前述のように、脂肪やアミノ酸を含

表11-3 消化液分泌の頭相・胃相・腸相

|  |  | 頭相 |  | 胃相 | 腸相 |  |
|---|---|---|---|---|---|---|
| 刺激 |  | 見る、嗅ぐ、味わう 条件反射など |  | 胃の伸展 胃粘膜の機械的刺激 消化産物による胃粘膜の化学的刺激 | 主として消化産物による小腸粘膜の化学的刺激 a．酸性消化産物 b．アミノ酸や脂肪やブドウ糖など ||
| 胃酸分泌 | 促進 | 迷走神経活動上昇 *二次的ガストリン分泌増加 | ※促進 | 迷走—迷走神経反射 ガストリン分泌増加（直接） *二次的ガストリン分泌増加 | 促進 | ガストリン分泌増加（直接） |
|  |  |  | 抑制 | 胃内酸度上昇によるガストリン分泌減少 | ※抑制 | a．セクレチン分泌増加 b．GIP分泌増加 a、b．ソマトスタチン分泌増加 |
|  | *迷走神経活動の上昇によりガストリン分泌が増加し、二次的にも胃酸分泌が増加する || *迷走—迷走神経反射ではガストリン分泌も増加する ※胃酸分泌は胃相で特に顕著 || *胃酸分泌は腸相では主に抑制的フィードバック ||
| 膵液分泌 | 促進 （酵素多） | 迷走神経活動上昇 | 促進 （酵素多） | 迷走—迷走神経反射 | ※促進（HCO₃多） （胃酸の中和） | a．セクレチン分泌増加 |
|  |  |  |  |  | ※促進（酵素多） （栄養素の分解） | b．CCK分泌増加 |
|  | 軽度促進 || 軽度促進 || ※膵液分泌は腸相で特に顕著 ||
| 胆汁排出 | 促進 胆汁収縮＋ Oddi括約部弛緩 | 迷走神経活動上昇 （コリン作動性促進線維） （NANC抑制線維） | 促進 | 迷走—迷走神経反射？ （よくわかっていない） | ※促進 胆嚢収縮＋ Oddi括約部弛緩 | b．CCK分泌増加 |
|  | 軽度促進 || 軽度促進 || ※胆汁排出は腸相で特に顕著（CCKによる） ||
|  | ※頭相では分泌・排出促進で全て迷走神経活動の上昇が関与 || ※胃相では胃酸分泌促進が特に顕著（迷走神経とガストリン） || ※腸相では消化産物の小腸粘膜刺激による消化管ホルモン分泌を介した調節が主 ||

む消化産物が小腸粘膜を刺激すると、CCKが放出され、消化酵素の多い膵液を分泌するとともに、胆嚢には収縮を、オッディ括約部には弛緩を引き起こして胆汁の排出を促す（表11－2）。

## 4. 栄養素の分解と吸収

### A. 炭水化物の分解（図11－12）

(1) 管腔内での消化

　炭水化物の分解は、まず唾液内のアミラーゼ（プチアリン）によって、澱粉が部分的に分解されることから始まる。本格的な分解は十二指腸で膵アミラーゼ（アミロプシン）によって行われ、単糖であるグルコースが数個集まったα－限界デキストリンや、3個集まったマルトトリオース、または2個が結合したマルトースにまで分解する。管腔内では単糖類には分解しない。

(2) 刷子縁膜での膜消化

　小腸の絨毛の上皮細胞の管腔側の膜には微絨毛が密集しており、微絨毛の間隙は、細菌が入り込めないほど狭くなっている（図11－9）。この微絨毛面を刷子縁膜とよぶ。膵アミラーゼの作用によってできたマルトース（麦芽糖）、ラクトース（乳糖）、スクロース（蔗糖）などの2糖類は、刷子縁膜にある消化酵素により初めて単糖類にまで分解される。これを膜消化とよぶ。膜消化によって生じた単糖類は、微絨毛の間から細胞内に直ちに取り込まれ、小腸内に侵入してきた細菌に利用

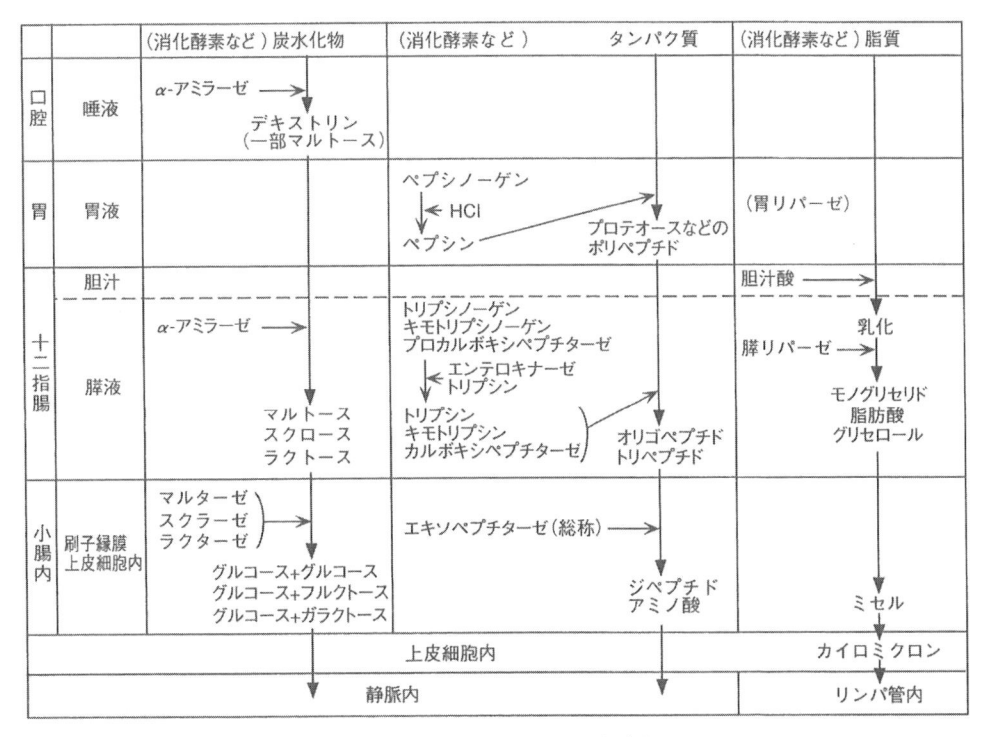

| | | （消化酵素など）炭水化物 | （消化酵素など）　タンパク質 | （消化酵素など）脂質 |
|---|---|---|---|---|
| 口腔 | 唾液 | α-アミラーゼ →<br>↓<br>デキストリン<br>（一部マルトース） | | |
| 胃 | 胃液 | | ペプシノーゲン<br>↓←HCl　　　↓<br>ペプシン　　プロテオースなどの<br>　　　　　　ポリペプチド | （胃リパーゼ） |
| 十二指腸 | 胆汁<br><br>膵液 | α-アミラーゼ →<br>↓<br>マルトース<br>スクロース<br>ラクトース | トリプシノーゲン<br>キモトリプシノーゲン<br>プロカルボキシペプチダーゼ<br>↓←エンテロキナーゼ<br>　　トリプシン<br>トリプシン<br>キモトリプシン　　↓<br>カルボキシペプチダーゼ　オリゴペプチド<br>　　　　　　　　　　　トリペプチド | 胆汁酸 →<br>　　　　　↓<br>　　　　　乳化<br>膵リパーゼ→<br>　　　　　↓<br>　　　モノグリセリド<br>　　　脂肪酸<br>　　　グリセロール |
| 小腸内 | 刷子縁膜<br>上皮細胞内 | マルターゼ<br>スクラーゼ →<br>ラクターゼ<br>↓<br>グルコース+グルコース<br>グルコース+フルクトース<br>グルコース+ガラクトース | エキソペプチダーゼ（総称）→<br>　　　　　　　↓<br>　　　　　ジペプチド<br>　　　　　アミノ酸 | ↓<br>ミセル |
| | | 上皮細胞内 | | カイロミクロン |
| | | 静脈内 | ↓ | リンパ管内 |

図11－12　消化酵素と主な消化産物

されることはない。このように、小腸では細菌の増殖は抑えられ、効率よく栄養素を吸収する。なお、2糖類の分解は次の酵素により行われる。

マルターゼ；マルトース（麦芽糖）やマルトトリオースをグルコースに分解。
ラクターゼ；ラクトース（乳糖）をグルコースとガラクトースに分解。
スクラーゼ（サッカラーゼ）；スクロース（蔗糖）をグルコースとフルクトースに分解。

### B. タンパク質の分解（図11-12）

(1) 管腔内での消化

タンパク質は、まず胃において、ペプシンでその一部が分解され、アミノ酸が多数結合したポリペプチドなどに分解される。その後、膵液中の酵素原から活性化されたトリプシン、キモトリプシン、カルボキシペプチターゼなどで、オリゴペプチドやトリペプチド、ジペプチドなど数個のアミノ酸まで分解される。しかし、管腔内では単一のアミノ酸には分解しない。

(2) 刷子縁膜での膜消化

タンパク質の最終的な消化も刷子縁膜での膜消化により行われる。刷子縁膜に存在するアミノペプチターゼやジペプチターゼなどのエキソペプチターゼ（総称）はオリゴペプチドなどをアミノ酸2個のジペプチドや単一アミノ酸にまで分解する。

### C. 糖類とアミノ酸の吸収

刷子縁膜上で分解されてできたグルコースとガラクトース、またアミノ酸の一部は、Na-K交換ポンプ（能動輸送）によって生じたNa$^+$の濃度勾配に基づくNa$^+$の細胞内流入に便乗して担体輸送される。これを二次能動輸送とか、Na$^+$との共輸送などとよぶ。細胞内に吸収されたアミノ酸や、単糖類などは、種々の輸送機構を介して主に絨毛の毛細血管中に放出される。小腸の静脈は一度集合して肝門脈となり、吸収した栄養素は必要に応じて肝臓に蓄えられる。

### D. 脂質の分解と吸収（図11-12）

ここでは、代表的な脂質であるトリアシルグリセロール（中性脂肪）の分解と吸収についてのみ、簡単に解説する。

(1) 管腔内での消化

トリアシルグリセロールの分解酵素のリパーゼは胃にも存在するが、胃での消化作用は少なく、トリアシルグリセロールの大部分は小腸で分解される。長鎖脂肪酸を含むトリアシルグリセロールは小腸で胆汁酸により、消化酵素の作用を受けやすいよう細かい粒に乳化される。その小油滴に膵リパーゼなどが作用して、モノアシルグリセロール、脂肪酸やグリセロールなどに分解する。

(2) 上皮細胞内への移動

分解されて生じたモノアシルグリセロールや長鎖脂肪酸は、胆汁酸の作用でミセルを形成し、上皮細胞内にそのまま取り込まれ、大部分は細胞内でトリグリセリドに再合成された後、アポタンパクなどが加わってカイロミクロン（乳状脂肪）となる。カイロミクロンは上皮細胞からリンパ管中に放出される。

なお、通常の食物中には少ないが、中鎖脂肪酸や短鎖脂肪酸を含む脂肪の分解産物は、胃や腸で、そのままの形で毛細血管中に吸収され、門脈を介して肝臓に運ばれる。

三大栄養素のうち、炭水化物とタンパク質の分解産物の単糖類とアミノ酸は主に血液中に吸収され、脂質の分解産物だけは主としてリンパ管に吸収されることになる。

## 5．嘔吐・内臓痛・急性腹症

### A．嘔　吐
(1) 嘔吐の原因

嘔吐は、有害な物質を摂食したときに、有害物を体外に排出する運動と考えられるが、実際には摂食だけでなく種々の刺激によって嘔吐が誘発される。

①腹部内臓刺激による嘔吐（迷走神経）

毒物による胃腸粘膜の刺激、癌治療時の放射線照射、各種の腹部臓器の病変などは腹部迷走神経を求心路とした嘔吐の原因となる。迷走神経からの催吐性入力は延髄孤束核に投射する。

②血液を介する嘔吐（延髄の化学感受引き金帯）

血液中に吸収された薬物が、延髄の最後野に存在する化学感受引き金帯を刺激して、嘔吐が誘発されることがある。肝炎時などの代謝産物も血液を介して嘔吐を引き起こす。

③前庭感覚刺激による嘔吐

乗り物酔い、メニエル症による嘔吐などは、前庭感覚系の刺激によって誘発される。

④そのほかの入力による嘔吐

嗅覚、味覚、視覚性入力、あるいは、不快感、ストレスなどの精神性入力、また、脳圧の上昇、脳腫瘍、脳炎などによる中枢神経系の刺激でも嘔吐が誘発されることがある。

(2) 悪心と嘔吐に伴う自律反応

多くの場合、嘔吐に先行して唾液分泌の高進、小腸から胃への逆蠕動、瞳孔散大、血圧の変動などの自律反応が現れ、ヒトではその時に悪心を感じることが多い。

### B．内臓痛と関連痛

消化管など内臓臓器は通常の侵害刺激に対する閾値は高いが、過度の伸展や強い収縮、血行障害、粘膜の障害などでは、自律反応を伴う痛みを生じる。強い内臓の痛みが生じたときには、その臓器に関連した特定部位の皮膚が痛むことがあり、これを関連痛とよぶ。内臓と皮膚の痛覚経路に共通部分があることにより生じ、内臓疾患の部位の推定に役立つ。

### C．筋性防御

腹部臓器に痛みを生じる原因があるとき、反射性に腹筋が収縮し、腹壁が硬直することがある。これを筋性防御といい、障害のある腹部内臓を外的刺激から守る反応と考えられる。

D. 急性腹症

突然で激烈な腹痛、嘔吐、腹筋の収縮（筋性防御）、関連痛などが同時に現れる腹部の疾患を急性腹症という。急性の虫垂炎、胆嚢炎、膵臓炎、腹膜炎、あるいは尿路結石、胆石症、腸閉塞や急性子宮外妊娠などで認められる。

# 第12章 尿の生成と排泄

腎臓の主なはたらきは尿の生成であるが、レニンやエリスロポエチンなどのホルモンを分泌する内分泌器官でもある。尿中には各組織で産生された老廃物が存在するが、体にとって重要なイオンなどの物質も存在する。すなわち、腎臓は体液の組成を一定に保つという重要な役目を果たしている。尿中に含まれる主な物質を表12-1に示す。

表12-1 尿の組成

| 物 質 | 濃 度 |
|---|---|
| $Na^+$ | 50～130mEq/l |
| $K^+$ | 20～70mEq/l |
| $NH_4^+$ | 30～50mEq/l |
| $Ca^{2+}$ | 5～12mEq/l |
| $Mg^{2+}$ | 2～18mEq/l |
| $Cl^-$ | 50～130mEq/l |
| $PO_4^{3+}$ | 20～40mEq/l |
| 尿 素 | 200～400mEq/l |
| クレアチニン | 6～20mEq/l |

## 1. 腎臓の機能的構造

心臓はソラマメに似た形をした重さが約150gの臓器で、皮質と髄質に分けられる。へこんだ部分（腎門）から、腎臓脈、腎静脈、尿管が出る。尿管が腎臓に入ったところが腎盂で腎杯からの尿が集まる（図12-1）。

### A. 腎臓の脈管

腎動脈は腎臓に入ると葉間動脈となり、ついで皮質と髄質の間を走る弓状動脈となる。弓状動脈は皮質に小葉間動脈を分枝させ、その枝が輸入細動脈となり、糸球体、輸出細動脈ついで尿細管を取り巻く毛細血管となる。毛細血管は集合して、小葉間静脈、弓状静脈、葉間静脈を経て腎静脈となって腎臓から出る。

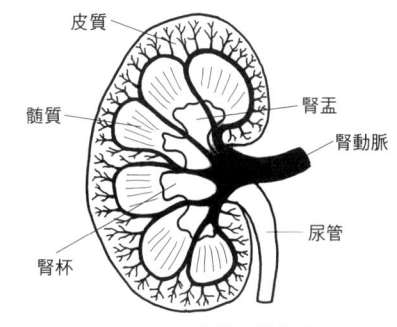

図12-1 腎臓の模式図
腎静脈は書いていない

### B. ネフロンと尿細管

ネフロンとは腎単位ともいわれ、糸球体、ボウマン嚢、近位尿細管、ヘンレ係蹄、遠位尿細管からなる。近位尿細管に続くヘンレ係蹄は腎盂の方向に延びるが、途中でUターンして遠位尿細管に繋がる。ネフロンの大部分（約85％）は皮質に存在するネフロン（皮質ネフロン）であり、約15％がヘンレ係蹄が髄質の下位まで延びているネフロン（傍髄質ネフロン）である。一つの腎臓には約100万個のネフロンが存在する。遠位尿細管はUターンして必ず輸入細動脈と接しており、傍糸球体装置を形成する（図12-2）。ここには輸入細動脈のそばに糸球体近接細胞、遠位尿細管に緻密斑という細胞群があり、レニンというホルモンを分泌している（後述）。遠位尿細管は集合管に集まり、髄質中を下降して腎杯に開口する。

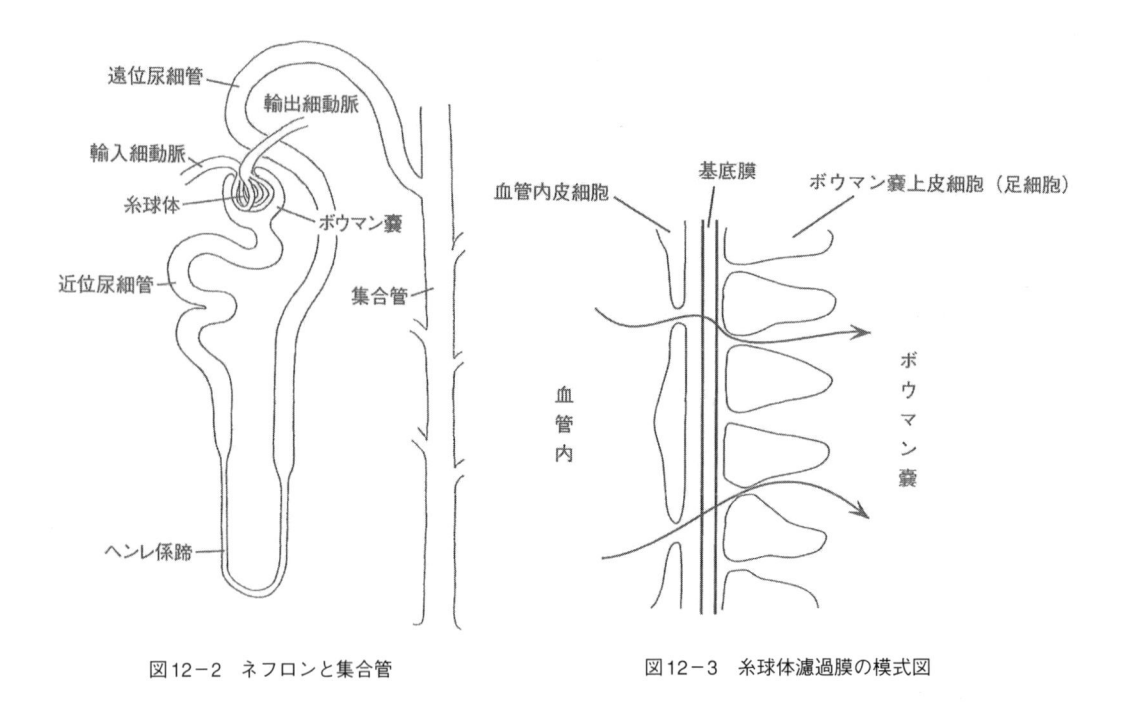

図12-2 ネフロンと集合管　　　図12-3 糸球体濾過膜の模式図

## 2. 尿の生成

### A. 濾過膜

　血漿中の分子量の大きいタンパク質以外は、糸球体の内皮細胞とボウマン嚢の上皮細胞（足細胞）およびその間の基底膜の三層の膜を通して、ボウマン嚢中に濾過される（図12-3）。この三層の中では上皮細胞の孔が最も小さく、大きな分子のタンパク質は通しにくい。また、基底膜は負に荷電しているので、タンパク質は通しにくい。

### B. 濾過圧

　血漿の濾過は濾過膜の圧力差によって行われる。前述のようにタンパク質は濾過膜をほとんど通さないため、ボウマン嚢内にはタンパク質濃度は非常に小さい。したがって、糸球体内とボウマン嚢内に膠質浸透圧が生じる。このため、有効な濾過圧は糸球体内圧（60mmHg）－ボウマン嚢内圧（18mmHg）－血漿膠質浸透圧（32mmHg）で約10mmHgとなる（図12-4）。

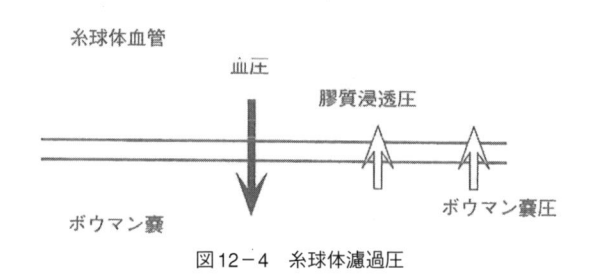

図12-4 糸球体濾過圧

### C. 濾過圧の自動調節

　腎臓には体血圧が変化しても糸球体濾過圧を一定に保つ機構が存在する。このため、腎血流量も体血圧が80～200mmHgの範囲内で変動してもほぼ一定である（図12-5）。この機序には種々の

説があるが、移植した腎臓でもこの機能が認められるため、自律神経の調節ではないらしい。

### D. 糸球体濾過量

腎臓には安静時には1分間に約1,000mlの血液が流れている（腎血流量）。このうち約550mlが血漿であり、その20％（110ml）が糸球体で濾過される（糸球体濾過量）。これを1日あたりに換算すると、約160 lの血漿が濾過されたことになる。1日の平均尿量は約1.5 lなので、尿細管と集合管で濾過された水の99％以上が再吸収されることになる。糸球体で濾過された液を原尿といい、血漿と比べてタンパク質の濃度が極端に少ないだけである。

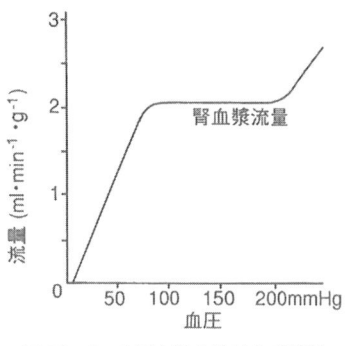

図12-5 血圧と腎血漿流量との関係

## 3. 尿細管および集合管における再吸収と分泌

原尿は尿細管および集合管を通過するうちに排泄される尿と同じになる。これは尿細管などで再吸収と分泌が行われ、老廃物や余分の物質が選択的に排泄されるからである（図12-6）。

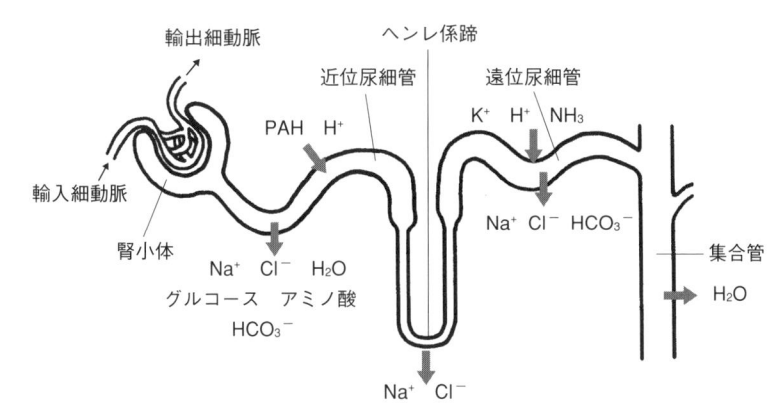

図12-6 尿細管および集合管での再吸収と分泌

### A. 近位尿細管での再吸収と分泌

近位尿細管で原尿の多くは再吸収される。$Na^+$やグルコースおよびアミノ酸などは能動輸送（2次能動輸送）により、尿細管の上皮細胞に取り込まれる。すなわち、ATPをエネルギー源とするNa-Kポンプによって上皮細胞内の$Na^+$が細胞外の組織液中に汲み出されることにより、細胞内の$Na^+$濃度が減少し、尿細管内から細胞膜を通って$Na^+$が取り込まれる。このとき$Na^+$は担体によってグルコースやアミノ酸と共輸送で運ばれる（図12-7）。

同様に乳酸、$PO_4^{3-}$、$Cl^-$なども$Na^+$と共役して運ばれる。ただし、$HCO_3^-$の再吸収は、尿細管からの$HCO_3^-$が細胞内に移動するのではなく、図12-8のように上皮細胞内で炭酸脱水酵素（CA）

によって、水と二酸化炭素からH⁺とHCO3－が生じ、このうちH⁺がNa⁺の再吸収に伴う逆輸送で尿細管腔に排出される。上皮細胞内で産生されたHCO₃⁻は組織液に移動し、尿細管腔のH⁺は糸球体で濾過されたHCO₃⁻とで水（H₂O）と二酸化炭素（CO₂）になる。この結果、見かけ上HCO₃⁻は尿細管で再吸収されたように見える。これらの能動輸送により、組織液の浸透圧は尿細管腔の浸透圧よりも高くなるため、水が細胞内や細胞と細胞の間（細胞間隙）から吸収される。それによって水に溶けているいくつかの溶質（K⁺、Ca²⁺、Mg²⁺など）も再吸収される（溶媒牽引）。近位尿細管ですべてのグルコース、アミノ酸、乳酸は再吸収される。また、Na⁺も約70％は近位尿細管で再吸収される。水も再吸収されるため、ヘンレ係蹄に入る液の浸透圧は血漿の浸透圧と大差はない。パラアミノ馬尿酸（PAH）は近位尿細管で分泌される。

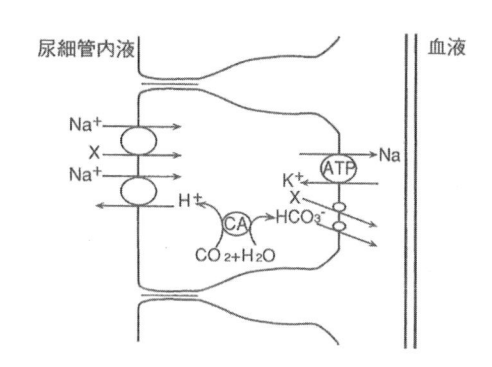

図12-7　尿細管での能動輸送

一方濾過された少量のタンパク質は、上皮細胞の表面に存在する酵素によって分解され、エンドサイトーシスによって細胞内に取り込まれる。この機構によりタンパク質はすべて吸収されるため、尿中には通常はほとんど検出されない。腎不全などの病気でタンパク質の濾過が多量になると尿中に出現する（タンパク尿）。

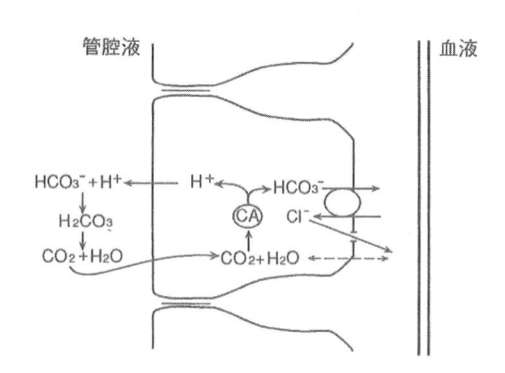

図12-8　尿細管でのHCO₃⁻の再吸収

近位尿細管での物質の再吸収の多くは担体による能動輸送のため限度がある（輸送限度（Tm））。たとえば血液中のグルコース濃度（血糖値）が180mg／dlを超えると、尿細管でのグルコースの再吸収が完全にできなくなり、尿中にグルコースが出現する。これを糖尿病という（図12-9）。

## B. ヘンレ係蹄での再吸収と分泌

ヘンレの係蹄ではNa⁺、Cl⁻、K⁺が能動輸送で再吸収され、同時にCa²⁺、Mg²⁺なども受動的に再吸収される。ただし、ヘンレ係蹄の下行脚（腎盂に向かう管）では水は再吸収されるが、上行脚（皮質に向かう管）では水の透過性を持たないため、電解質の再吸収のみが行われる。このように、上行脚では水の再吸収が行われないため、上行脚の出口付近の尿細管内の浸透圧は減少する。上行脚での選

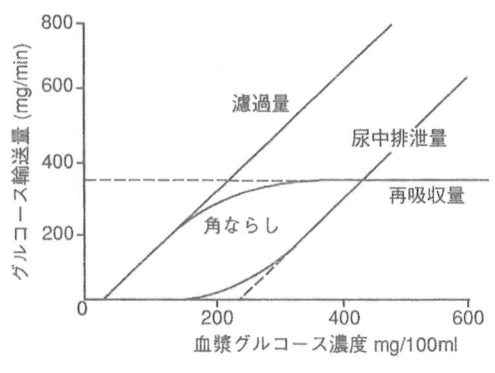

図12-9　ブドウ糖の輸送限度

択的な再吸収のために、尿細管外では浸透圧が上昇し、ヘンレ係蹄の屈曲部では浸透圧が非常に大きくなり血液の約4倍（1,200ミリオスモル／kgH$_2$O）にも達する（対向流増幅系）（図12－10）。この浸透圧が尿の濃縮に役だっている。

### C. 遠位尿細管での再吸収と分泌

遠位尿細管に入ってくる液は低い浸透圧を示す。遠位尿細管ではNa$^+$、Ca$^{2+}$、Cl$^-$や水が再吸収され、K$^+$やH$^+$が分泌される。ここでのNa$^+$の再吸収は副腎皮質から分泌されるアルドステロンや心房から分泌される心房性Na利尿ペプチド（ANP）によって調節されている。

### D. 集合管での再吸収と分泌

集合管ではさらに水とNa$^+$、Cl$^-$、尿素の再吸収が行われ、H$^+$は分泌される。集合管の上皮細胞での水の移動はアクアポリンという水チャネルが開口することによって行われる。アクアポリンは下垂体後葉から分泌される抗利尿ホルモン（ADH）（バソプレシン）によって開く。集合管は浸透圧勾配のある髄質内を下行して腎杯に開口するため、水チャネルが開くと水が再吸収され、浸透圧の高い尿が産生される。一方、抗利尿ホルモンが分泌されないと、水の再吸収が行われないため、非常に薄い尿が出される。

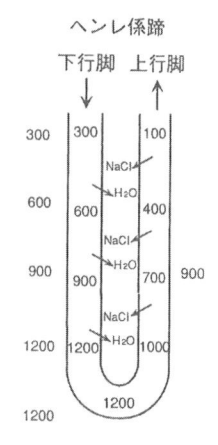

図12-10 対向流増幅系

## 4. クリアランス

腎機能を検査する方法としてクリアランス法がある。この方法で糸球体濾過量や腎血液量を測定できる。

クリアランスとは1分間にある物質（X）がどれだけの血漿から完全に除去されたかを示す値で、単位はm$l$／分で表す。血漿中の物質Xの濃度（$P_X$）、尿中の物質Xの濃度（$U_X$）、毎分尿量（$V$）を測定すると、物質Xのクリアランス（$C_X$）が計算できる。

$$C_X = \frac{U_X \times V}{P_X}$$

たとえば物質Xがイヌリンのような糸球体で濾過されるのみで、尿細管では再吸収も分泌もされない物質であれば、イヌリンのクリアランスは糸球体濾過量を示す。ちなみに正常値は約110m$l$／分である。また、尿細管でほとんど分泌されるパラアミノ馬尿酸（PAH）のような物質であれば、そのクリアランスは腎血漿流量を示す。実際にはPAHは完全には除去されないので、補正計算をする。補正された腎血漿流量の正常値は約550m$l$／分である。この値と前述の糸球体濾過量から、腎臓に流入した血漿の約20％が糸球体で濾過されることがわかる（濾過率）。腎血漿流量から腎血流量が計算できる。

## 5. 血液の浸透圧と血液量の調節

　正常時の血液の浸透圧は約290ミリオスモル／kgH₂Oであるが、水の摂取が少なかったり、発汗などで多量の水が体外に出ると血液の浸透圧は上昇する。浸透圧の上昇は視床下部に存在する浸透圧受容器で感受され、視床下部で産生されて軸索を通って下垂体後葉に運ばれて蓄えられていたADHを分泌する（神経分泌）。前述のようにADHは集合管に作用して、水の再吸収を促進し尿量を減少させる。このときのどが渇いたという感覚が生じ、視床下部の飲水中枢が働き飲水行動を引き起こす。

　一方、循環血液量が減少すると腎血流量が減少し、腎血圧が低下する。それに伴い糸球体濾過量が減少し、遠位尿細管内のNa⁺濃度が減少する。腎血圧低下に伴う輸入細動脈血圧の低下と遠位尿細管のNa⁺濃度の減少は、傍糸体装置からレニンを分泌させる。レニンは血漿中のアンギオテンシノゲンをアンギオテンシンⅠにして、さらに肺などの細胞にあるアンギオテンシン変換酵素によってアンギオテンシンⅡに変化する。アンギオテンシンⅡは副腎皮質からアルドステロンを分泌させ遠位尿細管でNa⁺と水の再吸収とK⁺の分泌を促進する（レニン—アンギオテンシン—アルドステロン系）。このため血液の減少が抑制される。また、循環血液量が減少するとADHの分泌も促進される。

　循環血液量が増加すると、心房がより伸展されるため心房から心房性ナトリウム利尿ペプチド（ANP）が分泌され、遠位尿細管でのNa⁺の再吸収をとそれに伴う水の再吸収を抑制し、さらにアルドステロンの分泌を抑制する。そのため尿量は増加して、循環血液量は元に戻る。

## 6. 酸塩基平衡

　生体の代謝は水素イオン濃度（pH）によって変化する。したがって血液（体液）の水素イオン濃度は7.4前後に保たれている。これは肺でのガス交換と腎臓での排泄機能による。腎臓では尿細管腔のHCO₃⁻と交換のかたちでH⁺が分泌されるが、それ以外にNH₃やHPO₄⁻も尿細管腔でH⁺と結合し中和する。一方、尿細管の上皮細胞ではNH₄⁺も産生され、尿細管腔に分泌される。血液が酸性になるとH⁺の分泌は促進され、HCO₃⁻のみかけの再吸収も促進され、NH₄⁺の分泌、排泄も促進される。したがって、血液の酸性化が抑えられる。血液がアルカリ性になると逆の現象が生じる。

## 7. 排　尿

### A. 尿管の運動

　集合管から腎杯に出された尿は腎盂に集まり、尿管の蠕動運動によって膀胱に送られる。尿管は平滑筋からなり、毎分4～5回の周期的な蠕動運動が引き起こされている。尿管と膀胱の間には弁は存在しないが、尿管が膀胱壁を斜めに横切るために、弁のような働きをしており、膀胱から尿管への尿の逆流は通常はない。

## B. 膀胱および尿道の構造とその神経支配

　膀胱は3層の平滑筋（内外縦走筋、中輪走筋）からなり、骨盤神経中の副交感神経と下腹神経中の交感神経の支配を受けている。尿道は内側の輪走筋と外側の縦走筋からなり、膀胱の入口には括約筋（内尿道括約筋）がある。さらに尿道を取り巻くように骨格筋からなる外尿道括約筋がある。内尿道括約筋は下腹神経中の交感神経によって支配されている。副交感神経は膀胱平滑筋を収縮させ、交感神経は膀胱平滑筋を弛緩させ、内尿道括約筋を収縮させる。外尿道括約筋は陰部神経中の運動神経によって支配されており、意識的に収縮させることができる。

## C. 排尿反射

(1) 畜尿時の反射（図12−11A）

　膀胱壁には膀胱に尿が溜まり内圧が上昇するとはたらく圧受容器があり、この受容器からの膀胱内圧の情報は、骨盤神経を通って仙髄に伝えられ、仙髄レベルで外尿道括約筋支配の運動神経の活動を促進する。一方この情報は脊髄を上行し、腰髄の膀胱および内尿道括約筋を支配している交感神経の活動を促進する。このため、膀胱は弛緩し両尿道括約筋は収縮して、尿の漏れは防がれ、畜尿が続けられる。くしゃみなどをすると一過性に腹圧が上昇し、その結果膀胱内圧も上昇する。このときこの反射経路がはたらき、尿道括約筋（特に外尿道括約筋）を瞬時に収縮させるため、尿が漏れるのを防ぐ。

(2) 排尿時の反射（図12−11B）

　膀胱にさらに尿が溜まり膀胱内圧が上昇すると、その情報は大脳や脳幹に伝わる。膀胱に尿が約250m$l$ほど溜まると、脳幹の橋に存在する排尿中枢がはたらき、膀胱や内尿道括約筋支配の交感神経の活動を抑制し、膀胱支配の副交感神経の活動を促進する。さらに外尿道括約筋支配の陰部神経の活動も抑制する。この結果膀胱は収縮し、両尿道括約筋は弛緩して排尿が生じる。これを排尿反射という。通常は大脳皮質で尿意を感じ、大脳皮質から橋の排尿中枢を抑制するため、排尿は意識的になされているように見えるが、排尿反射自身は大脳皮質がなくても生じる。乳幼児では大脳皮質の発達が未熟なため、排尿中枢をコントロールできない。

## D. シストメトリー

　排尿機能を評価する方法としてシストメトリー法がある。これは尿道から細い管（カテーテル）を膀胱内に挿入し、一定速度で温水か炭酸ガスを膀胱内に注入して膀胱内圧を記録するものである。この記録をシストメトログラムという（図12−12）。膀胱を一定速度で伸展しても膀胱内圧は膀胱容量に比例して上昇しない。膀胱がある程度伸展されると、初期尿意といわれる感覚が生じ、さらに伸展して膀胱内容量が約250m$l$になると意識的に排尿する。外尿道括約筋の筋電図を同時に記録すると、膀胱が伸展されていないときには外尿道括約筋はほとんど活動していないが、膀胱の伸展されるに伴いその活動は増加し、排尿開始と同時にその活動は停止する。

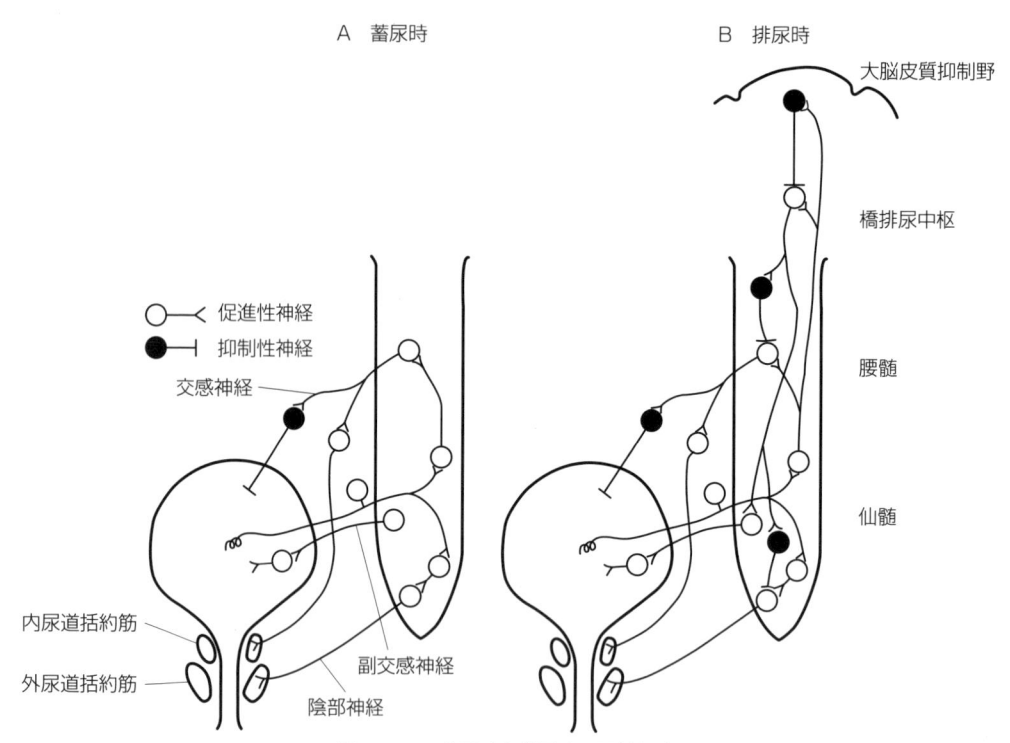

図12-11 蓄尿時と排尿時の反射経路

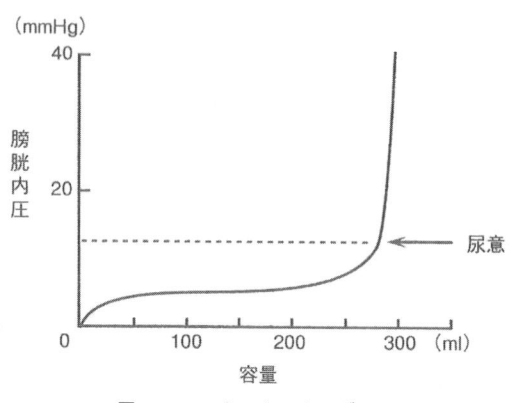

図12-12 シストメトログラム

# 第13章 エネルギー代謝と体温

代謝には生体内物質の分解や合成を示す物質代謝と、生体エネルギーのATPの分解やそれに伴う外的仕事や熱の発生に関するエネルギー代謝がある。この章では、エネルギー代謝のみを扱い、エネルギー代謝により生じた熱と関連の深い、体温調節についても述べる。

## 1. エネルギー代謝

### A. 食物の熱量価

三大栄養素のうち、炭水化物の分解産物である糖質は最も重要なエネルギー源であるが、脂肪酸も一部の臓器ではエネルギー源として用いられ、糖質の利用が間に合わなければ、脂質のみならずタンパク質もエネルギー源として使用される。

これらの三大栄養素を1g完全燃焼させると、糖質で4.1kcal、脂質で9.5kcal、タンパク質で5.6kcalの熱が産生される。しかし生体内では、糖質と脂質は燃焼時と同様にほぼ完全に分解されるものの、タンパク質は途中の段階までしか分解されないので、生体内での熱発生量は、およそ「糖質：4kcal」、「脂質：9kcal」、「タンパク質：4kcal」となる（表13-1）。

なお、エネルギー量として国際単位ではJ（ジュール）を用いるが、栄養学ではkcal（キロカロリー）を使うことが多く、ここでもkcalを使用する。1kcalは4.184kJに相当する。

### B. 呼吸商

(1) 三大栄養素の呼吸商

有酸素下で栄養素を分解してエネルギーを得るとき、使用した酸素の量に対する排出された二酸化炭素の量の割合（$CO_2/O_2$）を呼吸商という。たとえば、糖質を完全に分解すれば$C_6H_{12}O_6 + 6O_2 \rightarrow 6CO_2 + 6H_2O$となり、呼吸商は6分の6で1.0となる。同様に、脂質では平均で0.7、タンパク質では平均で0.8の呼吸商とされる（表13-1）。

表13-1 三大栄養素の呼吸商と熱量表

| 栄養素 | 生理的熱価 (kcal) | 呼吸商 ($CO_2/O_2$) | $O_2$ 1l 当たりの熱発生量 (kcal) |
|---|---|---|---|
| 糖質 | 4 | 1.0 | 5.0 |
| 脂質 | 9 | 0.7 | 4.7 |
| タンパク質 | 4 | 0.8 | 4.5 |

### (2) 非タンパク呼吸商

タンパク質をエネルギー源として分解した場合、タンパク質6.25g当たり1gの窒素が尿中に排泄される。したがって、尿中の窒素を測定すれば、エネルギー源として利用されたタンパク質の量がわかり、それによる$O_2$の使用量、$CO_2$の排出量も計算できる。全体での$O_2$と$CO_2$を測定した場合、残りは糖質と脂質の分解によって生じたものとみなせ、その残りの$O_2$と$CO_2$から求めた呼吸商を非タンパク呼吸商とよぶ。糖質の呼吸商は1.0で脂質の呼吸商は0.7なので、非タンパク呼吸商は0.7～1.0の間の値をとり、その値により、使用した糖質と脂質の割合が求められる（表13－2）。

表13-2　非タンパク呼吸商と熱量表

| 非タンパク呼吸商 | 糖質（％） | 脂質（％） | $O_2$ 1$l$ 当たりの熱発生量（kcal） |
|---|---|---|---|
| 0.71 | 0 | 100 | 4.69 |
| 0.78 | 26 | 74 | 4.78 |
| 0.82 | 40 | 60 | 4.82 |
| 0.85 | 51 | 49 | 4.86 |
| 0.98 | 94 | 6 | 5.02 |
| 1 | 100 | 0 | 5.05 |

## C．エネルギー代謝の測定法

### (1) 直接法

ヒトを密閉した断熱室に入れ、その部屋を循環させている水の温度の上昇を測定して、その流量からヒトが放出した熱量を計算する。また、体表からの蒸発や呼吸などにより発生した水蒸気も測定し、その蒸発熱も計算する。このような方法を直接熱量測定法という。アトウォーター・ベネディクト Atwater－Benedict 型直接熱量計などが用いられる。

### (2) 間接法

吸収・排泄した$O_2$の量と$CO_2$の量をもれなく測り、さらに尿中の窒素量を測ることにより、タンパク質の分解量と非タンパク呼吸商を求める。非タンパク呼吸商から分解した糖質と脂質の量を求め（表13－2）、すべての栄養素の分解で放出したエネルギーを算出する。これを間接熱量測定法という。吸入$O_2$量と排出$CO_2$量の測定法には、大気を吸入し、呼気をバッグに集めて、その$O_2$濃度と$CO_2$濃度から量を算出するダグラスバッグ法などがある。

簡便法として、タンパク質の分解は考えず、非タンパク呼吸商を0.82とみなし、それにより生じる$O_2$ 1$l$当たりの発生熱量を4.82kcalとして、吸入酸素量だけから概算する方法もある。

## D．基礎代謝量とエネルギー代謝率

### (1) 基礎代謝量

食後12時間以上経過した通常朝に、室温20～25℃程度の快適温で、安静臥位で覚醒しているときの代謝量を基礎代謝量（BMR）という。生命活動維持に必要な最低限のエネルギー代謝量に近いとされ、標準的な日本人成人の場合、1,100～1,600kcalほどである。これは、性、年齢、体重、体表面積などによって異なり、体表面積が大きければ、放出されて失われる熱量が多くなるので基

礎代謝量が大きくなる。そこで同じ年齢や性の場合、単位体表面積当たりの基礎代謝量が問題とされる。単位体表面積当たりでは、一般に男性は女性よりも高く、加齢に従い減少する。

(2) 代謝量に影響を及ぼす因子

基礎代謝は前述のように、体表面積、体重、性、年齢などの影響を受けるが、活動状態においては代謝量は著しく変化する。基礎代謝以外の代謝を亢進する因子を次に挙げる。

①運　動

運動をすれば著しく代謝量が増加する。運動によるエネルギー消費の程度は、後述のエネルギー代謝率で表される。

②食事誘発性産熱反応

食後1時間から数時間にかけて、安静にしていても代謝量が増える時期がある。これを食事誘発性産熱反応、あるいは特異動的作用という。肝臓での熱産生が大きい。

③ホルモン

甲状腺ホルモン、交感神経活動の上昇などで放出されるアドレナリンやノルアドレナリンなどは各種組織にはたらきかけて、代謝を亢進させる。

④体　温

体温が上昇すれば、化学反応は促進され、各種臓器、組織での代謝が亢進する。

⑤外界温

外界の温度が低下すれば、熱の放散が多くなるため、代謝量が増えて体温低下を防ぐ。

(3) エネルギー代謝率

運動によっては代謝量が著しく増加するが、運動による代謝量増加の程度を表すものとして、エネルギー代謝率（RMR）が用いられる。

エネルギー代謝率は　RMR＝（運動時の代謝量－安静時代謝量）／基礎代謝量で求められ、運動や活動の強度の指標として利用される。

RMRが1.0～2.5程度は弱い運動とされ、掃除、洗濯、普通歩行などがこれに入る。RMRが2.5～6.0程度は中程度の運動とされ、サイクリングや速い歩行などがこれに当たる。RMRが6.0以上の強い運動には、階段昇り、ジョギング、縄跳び、本格的なスポーツなどが挙げられる。

(4) 身体活動の強度METs（メッツ）と身体活動の量EX（エクササイズ）

最近、健康づくりのための運動を進めることを目的とした、身体の活動量や運動量の基準値が厚生労働省より示され、それには、身体活動の強度を表すMETs（Metabolic equivalents）と、身体の活動量を表すEX（Exercise）という指標が用いられた。METsは運動時の代謝量／安静時の代謝量で求められ、身体活動毎のおおよその基準値が公表されている。このMETsに活動の時間を乗じたものがEX（Exercise）で、METs・時とも呼ばれる。このEXから、身体活動によるおおよその消費カロリーが次式で計算できる。

消費カロリー＝EX（METs×時間）×体重×1.05

## 2. 体 温

　生命活動は各種の酵素による化学反応が基本となって成り立っており、その化学反応が一定速度で行われるには、適度な温度が必要である。低すぎると基礎代謝量を賄えなくなり、高くなりすぎると、酵素を含む重要な構成要素であるタンパク質の変性が起こる。ヒトを含めた自己調節型の恒温動物では、一定の体温を保つ機構が発達している。体温の自己調節能の少ない変温動物でも、活動時には行動性体温調節により必要な体温を維持している。

### A．体温の測定と生理的体温変動
(1) 核心温度

　通常の外界温では、体熱は体表面から失われていくため、身体温度は体表に近いほど低く、中心部に向かうにつれ高くなっている。また、動脈血は身体の深部を循環しているため、血液の供給量の多い脳や胸・腹部内臓の温度は最も高く、外界温が下降してもあまり変化しない。この恒常的な深部温を核心温度という（図13－1）。実際には深部温は測定できず、体温として通常は、口腔温か腋窩温か直腸温が測定される。直腸温が最も核心温度に近く、口腔温はそれより0.5℃、腋窩温は0.7℃ほど低い。

　しかし、直腸温測定は乳児ではともかく、一般には抵抗があり、口腔温測定は衛生的な問題があり、腋窩温測定ではやや不正確である。最近では、核心温度に近い鼓膜温を赤外線センサーで感知する方法もある。

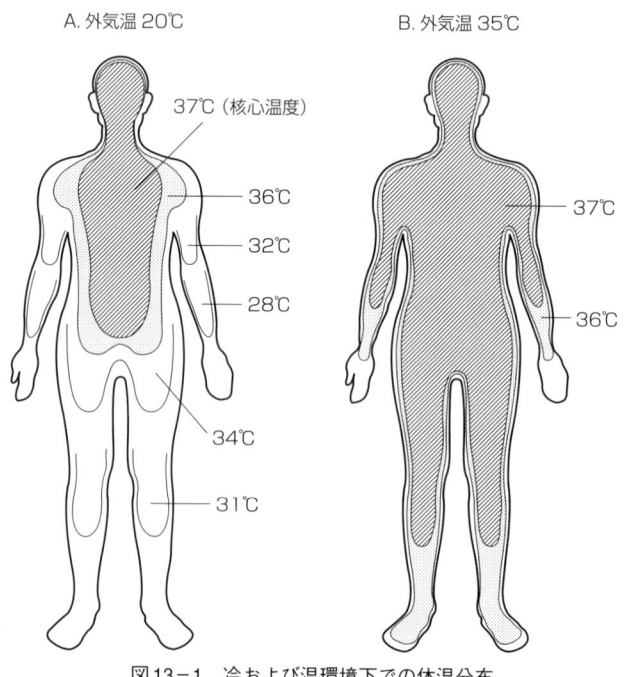

図13－1　冷および温環境下での体温分布
(Aschoff, J., Arch. Physik. Ther., 1956)

(2) 核心温度の生理的変化

①代謝量の増加

代謝量を増加させる要因（ホルモン、運動や食事など）により体温は多少上昇する。

②日周期変動

代謝量を増加させる特別な要因がなくても、体温は朝方低く、夕方には高くなる。0.5℃前後の変動である。体内時計とよばれる機構が存在し、外界にまったく時間の手がかりがなくても、各種の身体活動は約24時間の周期的変動を示す。これをサーカディアンリズム（概日リズム）とよぶ。体温の日周期変動は、ホルモン分泌の日周期変動に伴って起こると考えられるが、詳細は明らかでない。

③女性の基礎体温

女性の月経の周期に連動して体温が変化する。月経から排卵日までの低温期の後、排卵日に一過性にさらに低温となる。排卵後、月経までは低温期より0.3〜0.4℃高い高温期が続く。妊娠では高温期が維持される（図13−2）。この変動は個人差があり、体調によっても変化する。基礎体温は通常、変動の少ない早朝の同時刻の体温を測定する。

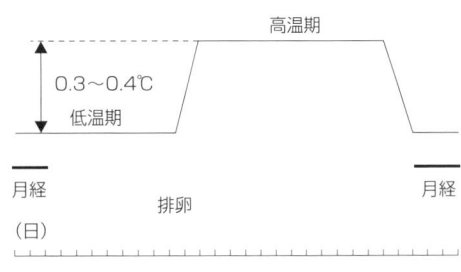

**図13−2　女性の基礎体温変化（正常排卵性周期）**
妊娠時には排卵後の高温期が持続する。

## B. 熱の放散と産生

(1) 熱の放散

体熱の放散は、放射（輻射）、伝導、対流、蒸散によって行われる（図13−3）。

①放射（輻射）

体表面から熱が電磁波の形で放出される。逆に体表は外界からも放射熱を受けるので、正味の出入りは、体表温度と外界の物体の温度と差により決まる。通常は外界への放射量の方が多く、体熱

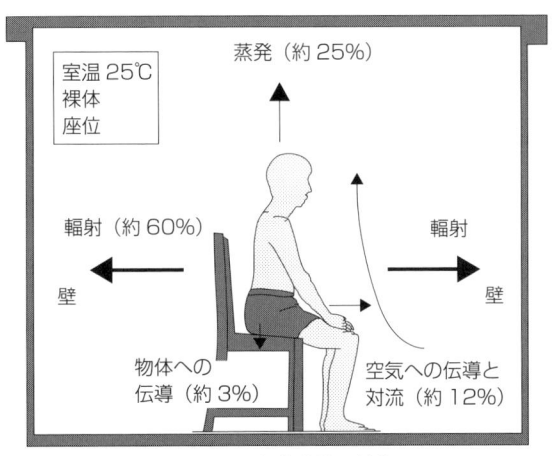

**図13−3　体熱放散の割合**
((杉ら、1985) 貴邑ら、シンプル生理学、より改変)

は奪われていく。
　②伝　導
　身体が触れている物質を介して、温度の高いほうから低いほうに熱が移動していく。移動する量は接触面積と温度差、熱の伝導速度により変化する。
　③対　流
　通常、体表からの伝導で暖まった空気は、熱伝導が遅いため冷えにくく、体表近くに留まっていれば、体表からの熱放散は少なくなる。しかし、対流によって空気が移動して冷たい空気が体表に接すれば、熱の放散量は大きくなる。
　④蒸　散
　水が蒸発するときには気化熱が奪われる。体より水分が水蒸気となって取り去られる現象を蒸散といい、外界温が体温より高いときには、蒸散が熱を放出する唯一の因子となる。蒸散には、不感蒸散と発汗の2つがあり、不感蒸散とは、呼吸に伴う気道からの水分の蒸発や、恒常的な皮膚からの蒸発をいう。ヒトではこれらを体温調節のために利用しないが、汗腺のないイヌやネコなどの動物では、浅速呼吸により体熱の放散を行う。ヒトでは発汗が重要な体熱放散の手段となる。

(2) 発　汗
　①汗　腺
　発汗は汗腺で起こるが、汗腺にはアポクリン腺とエクリン腺の2種があり、体温調節に関与しているのはエクリン腺の方である。
　アポクリン腺は腋窩、会陰部、乳頭などに限定して存在し、水分のほか、炭水化物やタンパク質を含む液を分泌する。この汗が皮膚表面で細菌により分解されると特有の体臭となる。
　一方、エクリン腺は体表のほぼ全体に存在するが、手掌、足底、顔面などに特に多い。エクリン腺からはNaClを含んだ汗が放出される。エクリン腺は交感性コリン作動性線維の活動により分泌される（第6章、2.A.自律神経系の神経伝達物質参照）。
　エクリン腺からは尿素や乳酸も放出される。わずかだが$Ca^{2+}$も放出されるため、暑いときの大量の発汗では$Ca^{2+}$流出による筋の痙攣も起こる。各種イオンを含んだ水分の補給が必要である。

　②発汗の種類
　全身的な発汗は暑いときに起こるが、体温調節には関与しない局所的な発汗もある。4つの異なる発汗反応を例に挙げる。
　温熱性発汗：体温調節に関与する発汗で、体温上昇により、全身的に汗をかく。
　味覚性発汗：唐辛子やカレーなど刺激の強い食物を味わったときに、顔面に現れる。
　精神性発汗：動揺、興奮、緊張時などに、手掌や足底に認められる発汗で、いわゆる"手に汗を
　　　　　　　握る"状態を指す。
　半側発汗：身体の片側を下にして横たわると、皮膚の圧迫されている下側の発汗は減少し、反対
　　　　　　の上側の発汗量は反射的に増える。これを半側発汗という。

(3) 熱の産生
　安静にしていても基礎代謝により常時熱は産生されている。しかし、運動をすれば代謝量は著明に増加し、多くの熱が産生される。強い運動では代謝量が10倍近くにまで増加する。

基礎代謝の測定条件で産生される熱は、内臓で約55％、脳で約15％、筋で約20％程度であり、強い運動時では内臓で10％弱、脳で約1％、筋で約90％と、筋での産生が圧倒的に多くなる。

また、体温が下がってきたり、身体が体温を上げようと反応するときには、意識しなくても、反射的に熱産生は増加する。このような熱産生には、ふるえと非ふるえ性熱産生がある。

①ふるえ

ふるえは伸筋と屈筋のこきざみな等尺性の律動収縮で、収縮エネルギーのほとんどが熱となり、基礎代謝時の2〜3倍の熱を発生する。小さな動きのため、空気層の入れ替えによる熱放散も起こらない。

②非ふるえ性熱産生

これは筋の収縮運動以外によって起こる熱産生で、アドレナリン、副腎皮質ホルモン、甲状腺ホルモン、あるいは交感神経活動の上昇などにより組織代謝が増加して、熱が産生される。特に代謝が増加する場所は肝臓、骨格筋、褐色脂肪組織などである。

褐色脂肪組織はラットなどでは重要な体温調節組織であるが、ヒトでは新生児でのみ発達している。

## C．体温調節

安定な生命活動維持のため、体温を一定に保つ機構が生体に備わっている。正味の熱放散量と熱産生量が等しければ、体温は変化せず一定に保たれるが、そのバランスが崩れれば、両者の量を増減してバランスを取り戻すような反応が起こる。そのためには、外界温や内部温をモニターするセンサーが必要であり、それらからの情報を元に、体温を調節する中枢がバランスをとるような身体反応を誘発している（図13－4）。

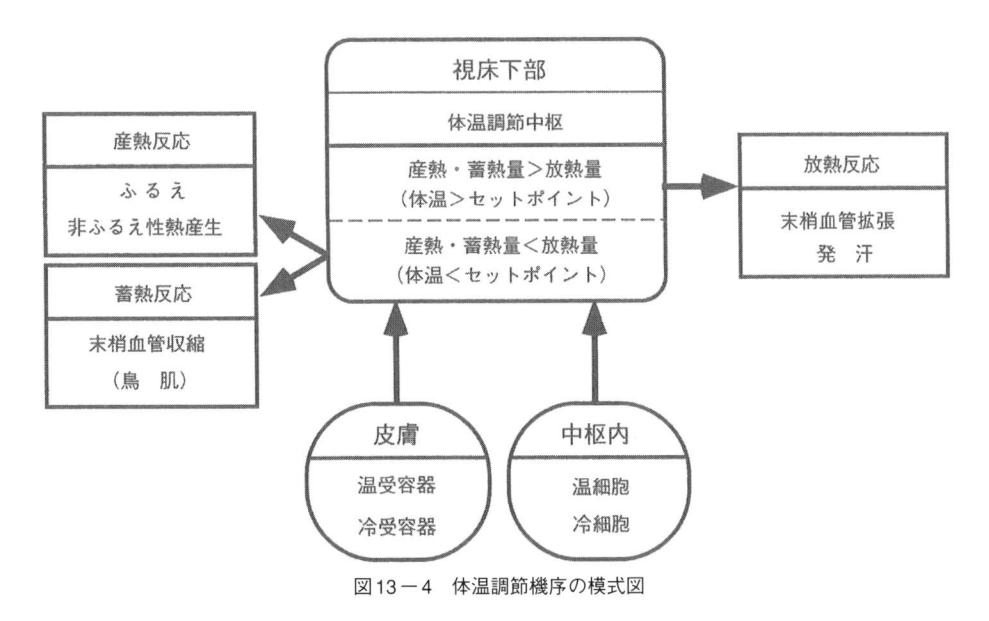

図13－4　体温調節機序の模式図

(1) 温度受容器と体温調節中枢
　①温度受容器
　皮膚には、42℃前後で最大反応を示し、温度の上昇で活動の増加する温受容器（C線維）と、25℃前後で最大反応を示し、温度の下降で活動の増加する冷受容器（AδとC線維）があり、外界温とその変化の情報を体温調節中枢に送っている。
　皮膚の温度受容器は絶対的な温度よりも、温度変化に対して敏感にはたらく。井戸水が夏は冷たく、冬は温かく感じるのは、皮膚の温度が井戸水より高い（相対的に井戸水が冷たい）時は冷受容器がはたらき、低い（相対的に井戸水が温かい）時は温受容器がはたらくためである。
　また、脊髄、脳幹、視床下部などの中枢内にも、同じような性質をもった温細胞と冷細胞があり、身体内部温とその変化をモニターしている。
　②体温調節中枢
　視床下部に体温の調節中枢が存在すると考えられている。視床下部には温細胞と冷細胞が存在し、局所の刺激で放熱反応や蓄熱・産熱反応が誘発され、視床下部を取り去った除脳動物では体温調節ができない。体温調節中枢には皮膚や身体深部からの温度情報が送られ、体温調節中枢からは、体温調節のための自律反応や体性反応の指令が送り出される。
(2) 体温調節反応
　体温調節反応を考える上で、「セットポイント」という概念が理解に役立つ。これは、体温調節中枢が、安定した生命活動を維持するための最適な温度、セットポイントを基準として温度調節を行っているという考え方である。つまり、セットポイントよりも体温が高くなると、体温を下げようとして放熱反応が起こり、セットポイントよりも体温が低くなると、体温を上げようとして蓄熱・産熱反応が起こると考える。
　①放熱反応
　外界からの熱や運動などで、体温がセットポイントよりも高くなると、放熱反応が起こる。放熱反応には、末梢血管の拡張など皮膚血流増加による皮膚からの放熱増加、温熱性発汗による蒸散量の増大がある。
　②蓄熱・産熱反応
　放熱が産熱量を上まわり、体温がセットポイントよりも低くなってくると、蓄熱反応と産熱反応が起こる。蓄熱反応としては、末梢皮膚血管を収縮させて表面血流を減少させるほか、ヒトでは効果が少ないが、立毛筋の収縮による体表周囲の空気層（非撹拌層）の増大などがある。産熱反応としては、ふるえの発現、非ふるえ性熱産生の増大などがある。

D. 体温調節の異常
(1) 高体温
　体温が平常時よりも上昇している状態を高体温というが、生理的変動を超えた体温上昇を指すことが多い。高体温はその原因により、うつ熱と発熱とに区別される。
　①うつ熱
　うつ熱とは、セットポイントは正常であるにもかかわらず、体温調節が間に合わず、蓄熱・産熱

量が放熱量を上まわって、体温が高くなる現象をいう。日射病や熱射病などがこれに当たる。

早急に身体を冷やし、放熱を加速する処置が必要である。乳幼児では体温調節機能の発達が不完全なため、暑ければ通常の気温の範囲内でも、うつ熱を起こしやすい。

②発　熱

発熱とは、何らかの刺激によりセットポイント自体が、通常よりも高くセットされ、蓄熱・産熱反応が進んだ状態をいう。

セットポイントを上げる刺激としては、脳出血、脳腫瘍、脳挫傷などの中枢の機械的刺激、細菌やウイルス毒素などの外因性発熱物質（エンドトキシン）などがある。外因性発熱物質はインターロイキンなどの内因性発熱物質による、プロスタグランディン$E_2$の放出を介して発熱を起こすと考えられている。

発熱の初期には、まだ、上昇したセットポイントより体温の方が低いため、悪寒を感じ、ふるえや皮膚血管収縮、鳥肌などの蓄熱・産熱反応が現れる。解熱剤の多くはセットポイントを下げることで、発汗や皮膚血管の拡張などの放熱反応を引き起こす（図13－5）。

なお、ケガや病気のときの発熱反応は、生体化学反応の促進効果があり、体外からの細菌や毒素を処理するための防衛反応の1つである。40℃を超える発熱は、タンパク質変性を招く危険もあるが、発熱反応を起こさなくした動物では生存率が非常に落ちるという報告もある。

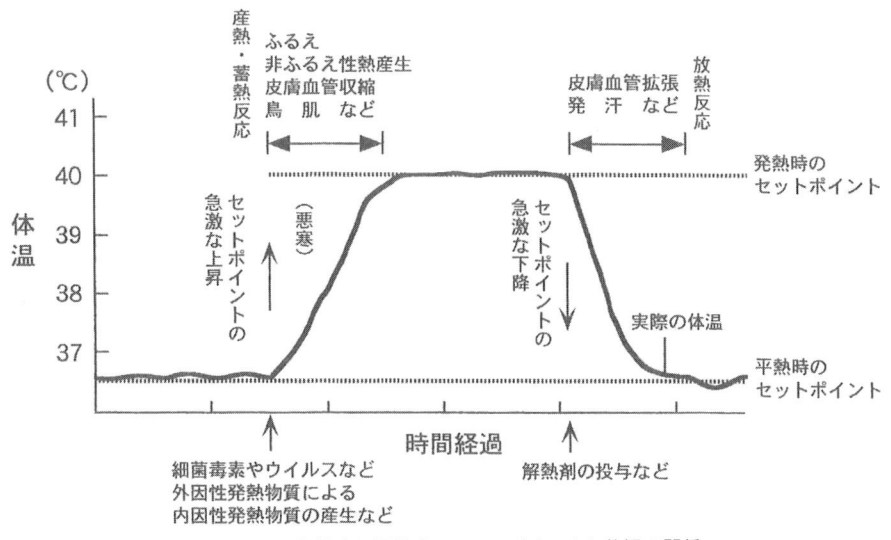

図13－5　発熱時と解熱時のセットポイントと体温の関係

(2) 低体温

冬山での遭難、冬空の下での泥酔時の睡眠、水中への転落などでは、放熱量が産熱量を上まわり、体温が下降していく。体温33℃以下では昏睡状態に陥り、28℃以下では心停止を起こしやすくなる。

# 第14章　内分泌

　多細胞動物は、同じ種類の細胞が集まって組織を形成し、さまざまな組織が集まって器官を形成している。このような動物が生命を維持するためには、各々の器官が連絡をとりあっていく必要がある。そのために体内では情報伝達の手段として、神経系と内分泌系が発達してきた。本来内分泌とは、導管をもたない腺（内分泌腺）から物質が分泌され、血管やリンパ管に入ることをさす。現在では内分泌とはホルモンを分泌することをいう。したがって、ホルモンとは内分泌腺から微量分泌され、血流によって全身に運ばれて、特定の器官（標的器官）に働く伝達物質である。主な内分泌腺を図14−1に示す。また、特定の細胞から分泌されても血管に入らないで、近傍の組織（細胞）にはたらく場合を傍分泌（パラクリン）というが、この物質は局所ホルモンといわれる。ホルモンの第1号はセクレチンであるが、消化管ホルモンはここでは省く。

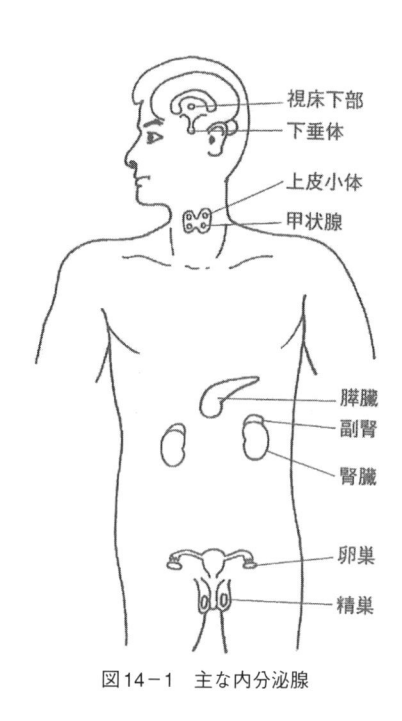

図14−1　主な内分泌腺

## 1．ホルモンの組成と作用機序

### A．ホルモンの組成
ホルモンはその組成から3種類に分けられる（図14−2）。
（1）ペプチドホルモン・タンパク質ホルモン
　アミノ酸によって構成されたホルモンで、ほとんどのホルモンはこれにあたる。ペプチドホルモンは数個から数10個のアミノ酸が、タンパク質ホルモンは50個から200個のアミノ酸がつながっている。
（2）アミン型ホルモン（アミノ酸誘導体ホルモン）
　アミノ酸から変化してできたホルモンであり、甲状腺ホルモンや副腎髄質ホルモンがこれにあたる。
（3）ステロイドホルモン
　コレステロールから生成されるホルモンで、構造の中心に4つの環をもっている（ステロイド核）。性腺ホルモンや副腎皮質ホルモンがこれにあたる。

タンパク質ペプチドホルモン

Cys-Tyr-Phe-Gln-Asn-Cys-Pro-Arg-Gly-NH₂

バソプレッシン

アミン型ホルモン

ノルアドレナリン

ステロイドホルモン

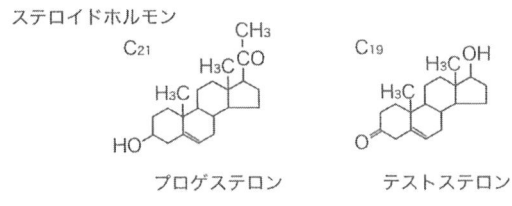

プロゲステロン　　テストステロン

図14-2　ホルモンの化学的構造

## B．ホルモンの作用機序

(1) 細胞膜表面の受容体に結合するホルモン（図14-3A）

　水溶性ホルモン（タンパク質ペプチドホルモン、副腎髄質ホルモン）は、細胞膜表面の受容体と結合する。ホルモンがGタンパク質共役型受容体と結合すると、膜に存在するGタンパク質を活性化する。活性化されたGタンパク質はアデニル酸シクラーゼを活性化する。活性化したアデニル酸シクラーゼはサイクリックAMPを産生する。サイクリックAMPがタンパクキナーゼを活性化して、その細胞特有の作用を発現する。Gタンパク質がホスホリパーゼを活性化する別の経路もある。

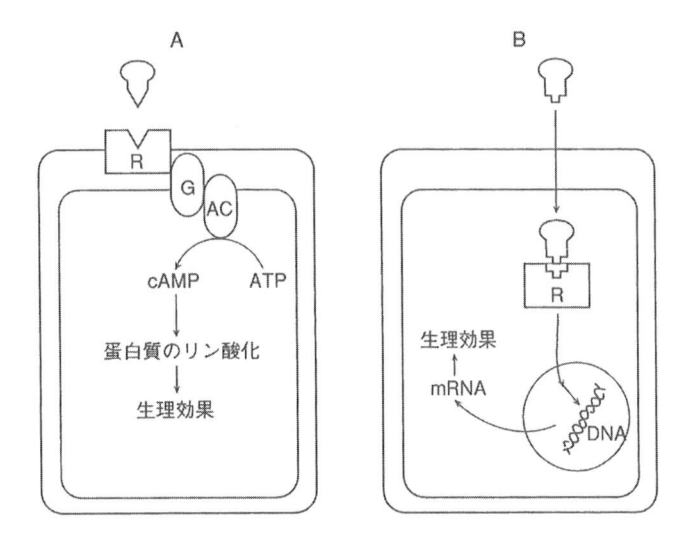

A：ペプチドホルモン　　B：ステロイドホルモン

図14-3　ホルモンの作用機序
　R：受容体
　G：Gタンパク質
　AC：アデニール酸シクラーゼ

その他、酵素連結型受容体に結合するホルモンもあり、この場合はホスホリパーゼを活性化する。活性化したホスホリパーゼはイノシトール三リン酸（IP$_3$）やジアシルグリセロール（DAG）を産生する。これらが、タンパク質キナーゼを活性化して生理作用を及ぼす。

サイクリックAMP、IP3、DAGなどは細胞内で情報を伝達する二番目の伝達物質という意味で、セカンドメッセンジャーといわれる。

(2) 細胞内に入り、受容体と結合するホルモン（図14－3B）

脂溶性ホルモン（ステロイドホルモンと甲状腺ホルモン）は細胞膜を通過して細胞内に入る。細胞内に入ったホルモンは受容体と結合する。ホルモンを結合した受容体は構造が変化して核内に入り、DNAの転写を開始する。

### C. ホルモンの放出調節

ホルモンの多くは恒常性（ホメオスタシス）を保つように分泌が調節されている。したがって、体内の状態（内部環境）が変化すると、それに伴いホルモンの分泌量が変化する。たとえば血糖値が上昇すれば、膵臓からのインスリンの分泌が増え血糖値を下げる。また、ホルモンによっては上位のホルモンから分泌調節を受けているものもある。ほとんどの場合、上位のホルモンによって分泌が増加すると、そのホルモンは上位のホルモンの分泌を抑制する（負のフィードバック）。たとえば甲状腺ホルモンは下垂体から分泌される甲状腺刺激ホルモンによって分泌が増加し、甲状腺刺激ホルモンは視床下部から分泌される甲状腺刺激ホルモン放出ホルモンによっ

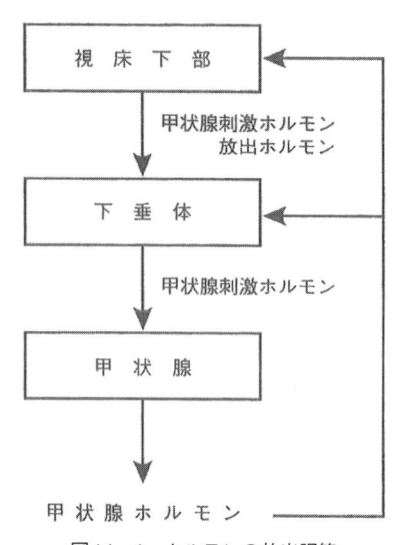

図14－4　ホルモンの放出調節

て分泌が増加する。甲状腺ホルモンは甲状腺刺激ホルモンと甲状腺刺激ホルモン放出ホルモンの分泌を抑制する（図14－4）。また、年令や日周期および性周期によって分泌量が変動するホルモンもある。さらに副腎髄質ホルモンのように、自律神経（交感神経）の活動によって分泌されるホルモンもある。

## 2. 視床下部ホルモン

視床下部は生命を維持するための多くの機能をもっているが、そのうち、自律神経系と内分泌系の最高中枢でもある。視床下部から分泌されるホルモンは下垂体前葉と中葉の分泌細胞に作用しそれぞれのホルモンの分泌を調節している。

下垂体前葉に働くホルモン
①成長ホルモン放出ホルモン（GRH）
②成長ホルモン抑制ホルモン（ソマトスタチン）
③プロラクチン放出ホルモン（PRH）
④プロラクチン抑制ホルモン（PIH）
⑤甲状腺刺激ホルモン放出ホルモン（TRH）
⑥副腎皮質刺激ホルモン放出ホルモン（CRH）
⑦性腺刺激ホルモン放出ホルモン（GnRH）
下垂体中葉に働くホルモン
⑧メラニン細胞刺激ホルモン放出ホルモン（MRH）
⑨メラニン細胞刺激ホルモン抑制ホルモン（MIH）

## 3. 下垂体ホルモン

　下垂体は発生過程で上皮細胞から分化した前葉と中葉と、神経組織から分化した後葉に分けられる。前葉と中葉から分泌されるホルモンは、視床下部から分泌されるホルモン（視床下部ホルモン）によって分泌量が調節されており、後葉から分泌されるホルモンは視床下部から延びてきた神経の末端から分泌される（神経分泌）（図14－5）。

### A. 下垂体前葉ホルモン
（1）成長ホルモン（GH）
　　成長ホルモンが肝臓に作用し、ソマトメジン（インスリン様成長因子-1、（IGF-1））を分泌させ、ソマトメジンが骨や筋肉を成長させる。糖、タンパク質、脂質の代謝を促進する。その結果、血糖値や遊離脂肪酸を増加させる。この作用は直接に働く場合と、ソマトメジンを介する場合がある。成長ホルモンの分泌は日周期変動を示し、夜間（朝方）分泌量が増える（寝る子は育つ？）。成長ホルモンの過剰分泌によって、成長期では巨人症、骨端閉鎖後では先端肥大症（末端肥大症）になる。一方発育期での分泌減少は低身長症を引き起こす。骨の成長が停止したあとも、成長ホルモンの分泌は続いている（40代で約半分になる）。成人での成長ホルモン分泌不全では、やる気がでない、骨がもろくなる、肥満、動脈硬化、糖尿病、心筋梗塞などが生じる。

（2）プロラクチン（PRL）

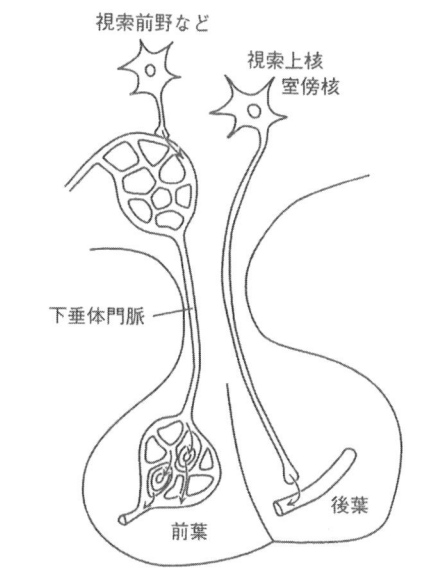

図14－5　視床下部による下垂体ホルモン分泌調節

乳腺を発達させ、乳汁を促進する。黄体を維持させプロゲステロン分泌を維持させる。母性行動に影響を与えるので子育てホルモンともいわれる。ラットの実験では、雄にプロラクチンを投与すると、子育て行動を引き起こすことが示されている。

(3) 甲状腺刺激ホルモン（TSH）

　甲状腺に作用して、甲状腺ホルモンの分泌を促進する。

(4) 副腎皮質刺激ホルモン（ACTH）

　副腎皮質に作用して、副腎皮質ホルモンの分泌を促進する。

(5) 性腺刺激ホルモン（ゴナドトロピン）

　（ア）卵胞刺激ホルモン（FSH）

　　男性では精巣の精子形成を促進し、女性では卵胞の顆粒層細胞を刺激し成熟させる。また、黄体形成ホルモンと共同して排卵を促す。

　（イ）黄体形成ホルモン（LH）

　　男性では精巣から男性ホルモン（テストステロン）の分泌を促進する。女性では卵胞の成熟、卵胞からのホルモン（エスロゲン）の分泌を促進し、排卵を誘発する。また、排卵後の卵胞を黄体にする作用をもつ。

## A．下垂体中葉ホルモン

下垂体中葉からはメラニン細胞刺激ホルモンが分泌される。このホルモンは皮膚のメラニン細胞を刺激して、メラニン形成を促進する。メラニンはチロシンから産生され、皮膚細胞に沈着して皮膚を黒くし紫外線を防ぐ。メラニンをつくることが出来なくなった動物をアルビノという（白蛇など）。通常、皮膚細胞は新しく産生され、メラニンを含んだ細胞は垢となってはげ落ち、皮膚は元に戻る。メラニンが消えない状態を「シミ」という！

## B．下垂体後葉ホルモン

下垂体後葉ホルモンは視床下部の室傍核や視索上核で産生され、軸索中を運ばれ下垂体後葉で分泌される。

　(1) 抗利尿ホルモン（バソプレシン）

　血液浸透圧の上昇によって分泌され、腎臓の集合管での水の再吸収を促進する。また、末梢血管の収縮を引き起こす。

　(2) オキシトシン

　出産時に子宮筋の収縮を引き起こし、乳腺平滑筋を収縮させ、乳汁射出を生じる。

妊娠中は黄体ホルモン（プロゲステロン）が子宮収縮を抑制している。その他、中枢神経系では神経伝達物質としてもはたらいている。最近、オキシトシンが信頼を強めること、信頼に応える行為を強めることがわかってきた。

## 4. 甲状腺ホルモン

甲状腺からは、サイロキシン（T₄）とトリヨードサイロニン（T₃）が分泌される。
甲状腺内には濾胞細胞に囲まれた濾胞があり、その中で甲状腺ホルモン（T₃, T₄）が産生される。

### A. 甲状腺ホルモンの分泌様式

濾胞細胞ではサイログロブリンが合成され、濾胞に放出される。血液中のヨウ素も濾胞細胞を通って濾胞中に入る。濾胞内でサイログロブリンのチロシンとヨウ素が結合する。

ヨウ素一つが結合したのがモノヨードチロシン（T₁）、二つが結合したのがトリヨードチロシン（T₂）である。T₁とT₂が結合してT₃が、T₂が二つ結合してT₄ができる。

甲状腺刺激ホルモンの作用により、サイログロブリンは濾胞細胞内に取り込まれ、ここでT₃とT₄が切り離される。切り離されたT₃とT₄は脂溶性のため、濾胞細胞から外に出て、血管内に入る。T₄のほうが分泌量は多いが、T₃のほうが作用は強い（図14-6）。

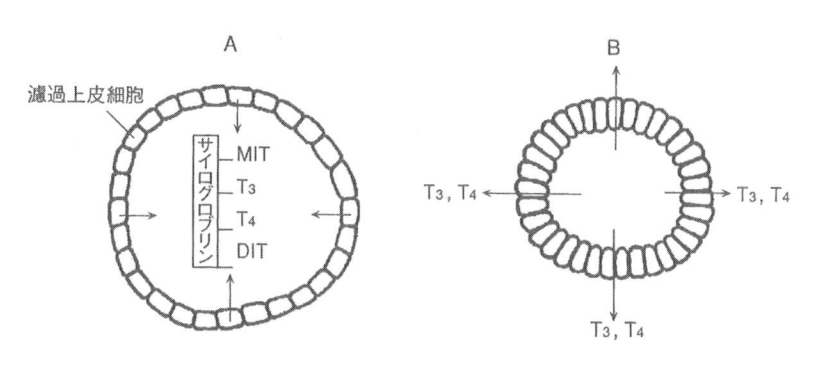

A：充満時　B：放出時
図14-6　甲状腺ホルモンの貯蔵と放出

### B. 甲状腺ホルモンの作用

ほとんどの組織で代謝を促進する。そのため、体温上昇、心拍数増加を生じる。Na-Kポンプの働きを促進し、Kイオンが過剰に細胞内に入る（低カリウム血症）。また、脂肪分解を促進し、血中コレステロール濃度の減少を引き起こす。心拍数増加は甲状腺ホルモンのβ受容体の感度を上げる作用にもよる。

さらに、成長ホルモンやインスリンとともに、身体の成長や神経系の成長も促進する。
甲状腺ホルモンの分泌が不足すると、先天性甲状腺機能低下症（クレチン病）や粘液水腫になり、過剰に分泌されるとバセドウ病（グレーブス病）になる。

## 5. 血液中のCa濃度を調節するホルモン（図14-7）

体内ではカルシウムが多くの重要なはたらきをしている（筋収縮、シナプス伝達、血液凝固）。ほとんどのカルシウムのほとんどは骨に存在する。しかし、生体にとって骨はカルシウムの保管場所にほかならず、血液内のカルシウム濃度が一定に保たれるような機構が存在する。

この調節は、カルシトニン、上皮小体ホルモンおよびビタミンDによってなされている。

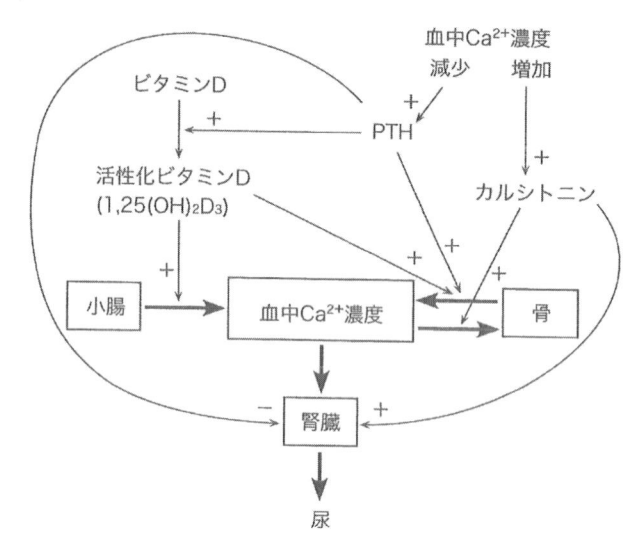

図14-7　血液中のCa濃度の調節

### A. カルシトニンと上皮小体ホルモン（パラソルモンPTH）
カルシトニンは甲状腺から、上皮小体ホルモンは上皮小体から分泌される。
(1) カルシトニンの作用：血液中のCaを骨に移動させ、尿中への排泄を促進する。
(2) 上皮小体ホルモンの作用：骨から血液中にCaを移動させ、尿中への排泄を抑制する。

### B. ビタミンD
ビタミンDは小腸でのCaの吸収を促進する。上皮小体ホルモンによって活性化が促進。

### C. 血液中のCa濃度の調節
血液中のCa濃度が減少すると、PTHが分泌され、増加するとカルシトニンが分泌される。

## 6. 膵臓のホルモン

膵臓は消化液などを外分泌する器官であるが、内分泌器官でもある。膵臓からはグルカゴン、インスリン、ソマトスタチンがランゲルハンス島から内分泌される。

### A. インスリン

膵臓のB（β）細胞から分泌される。インスリンは様々な組織に作用して、血液中のグルコース（ブドウ糖）をグリコーゲンに変換させる。その他、アミノ酸を取りこんでタンパク質を合成、脂肪の合成などを促進する。血糖値は減少する。

### B. グルカゴン

膵臓のA（α）細胞から分泌される。グルカゴンは肝臓に作用して、肝臓のグリコーゲンをグルコースに変換する。したがって、血糖値は上昇する。

### C. ソマトスタチン

膵臓のD（δ）細胞から分泌される。インスリンとグルカゴンの分泌を抑制する。消化管での栄養素の吸収を抑制する。

## 7. 副腎から分泌されるホルモン（図14-8）

副腎はヒトでは腎臓に接しているが、腎臓とは無関係の臓器である。副腎は皮質と髄質に分けることができる。皮質は中胚葉由来、髄質は外胚葉由来の臓器である。

### A. 副腎皮質ホルモンの作用と分泌調節

副腎皮質は3層で、外側から球状層、束状層、網状層からなる。球状層からは電解質コルチコイドが、束状層からは糖質コルチコイドが、網状層からは性ホルモンが分泌される。

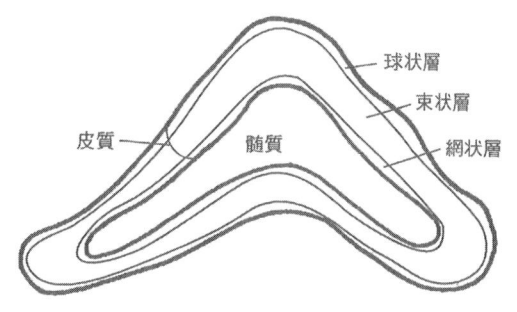

図14-8 副腎皮質と髄質の模式図

(1) 電解質コルチコイド（アルドステロン）

電解質コルチコイドは主にレニン-アンギオテンシン-アルドステロン系を介して分泌が促進されるが、副腎皮質刺激ホルモン（ATCH）も分泌を促進する。電解質コルチコイドの作用は、腎臓の遠位尿細管で$Na^+$と水の再吸収と$K^+$の分泌を促進する。

(2) 糖質コルチコイド（コルチゾール）

糖代謝促進（たんぱく質、グリコーゲン、脂肪から糖に変換）そのため血糖値は上昇　プロスタグランジンの合成を抑制して抗炎症作用を示す。

(3) 性ホルモン

男性ホルモンを分泌する。

### B．副腎髄質ホルモン

交感神経の節後神経が変化したものと考えられる。アドレナリン（80％）とノルアドレナリン（20％）が分泌される。アドレナリンは主に$\beta$受容体にはたらく（心臓促進）。ノルアドレナリンは主に$\alpha$受容体にはたらく（血管収縮）。

## 8．腎臓から分泌されるホルモン

### A．レニン

血圧が下降すると、腎臓の傍糸球体装置からレニンが分泌される。分泌されたレニンは血漿中のアンギオテンシノゲンをアンギオテンシンⅠに変換し、アンギオテンシンⅠは肺などにあるアンギオテンシン変換酵素により、アンギオテンシンⅡに変化する。アンギオテンシンⅡは血管平滑筋を収縮させたり、副腎皮質から電解質コルチコイド（アルドステロン）の分泌を促進させる。

### B．エリスロポエチン

血液中の酸素分圧が低下すると、尿細管間質細胞から分泌され、骨髄に作用して赤血球の産生を促進する。

## 9．性腺から分泌されるホルモン

性腺からは、男性では主に男性ホルモン（テストステロン）が分泌され、少量の女性ホルモンである卵胞ホルモン（エストロゲン）も分泌される。一方、女性では主にエストロゲンと黄体ホルモン（プロゲステロン）が分泌され、少量の男性ホルモンも分泌される。

### A．男性ホルモン

男性ホルモンのほとんどはテストステロンであり、大部分が精巣のライディッヒ細胞から分泌され、一部副腎皮質からも分泌される。思春期には生殖線の発育を促進する。また、第二次性徴（体毛の増加、外生殖器の発育、声の低音化など）を発達させる。さらに、骨格や筋肉の成長を促進する。成長した精巣に対しては性腺刺激ホルモンと共同して精子の成熟を促進する。さらに性欲を亢進させる作用もある。

### B. 女性ホルモン

卵巣からはエストロゲン（卵胞ホルモン）とプロゲステロンが分泌される。

(1) エストロゲン（卵胞ホルモン）

　卵胞や黄体、胎盤などから分泌され、子宮の発育や子宮内膜の増殖を引き起こし、乳腺の発育も促進する。また、女性らしい体型（皮下脂肪）の維持にも関与している。女性らしさの発現もエストロゲンの作用である。骨端の閉鎖に関しても作用しており、思春期が始まると、成長が止まる。さらに骨のカルシウム量の減少（骨吸収）を抑制しており、閉経後の女性に骨粗鬆症が多いのは、エストロゲンの分泌減少によるとされている。

(2) プロゲステロン（黄体ホルモン）

　排卵後の黄体や胎盤から分泌され、子宮内膜を厚くしたり、子宮の興奮性を抑制して、受精卵の着床をしやすくする。また、卵胞の発育を抑制し、体温上昇作用もあり、排卵後は体温が上昇する。さらにエストロゲン同様骨吸収を抑制しているともいわれている。

### C. 性周期に伴うホルモン分泌の変化（図14-9）

　成熟した女性では、性周期（約28日）に伴って性腺刺激ホルモンや女性ホルモンの分泌量が変化する。すなわち月経後、エストロゲンの分泌が徐々に増加し、子宮内膜の肥大が引き起こされる。さらにエストロゲンの血液中の濃度が高くなると、視床下部や下垂体に対してポジティーブフィードバックがかかり、FSHとLHの急激な分泌増加（LHサージ）を引き起こす。排卵はこのサージの後数時間で生じる。月経から排卵までの時期を卵胞期という。排卵後月経までを黄体期という。排卵後の卵巣に残った細胞から黄体が形成され、黄体ホルモンが分泌される。妊娠すると、胎盤から性腺刺激ホルモンが分泌されるので、黄体は維持される。そのため、子宮内膜の肥大は保持され妊娠は継続する。

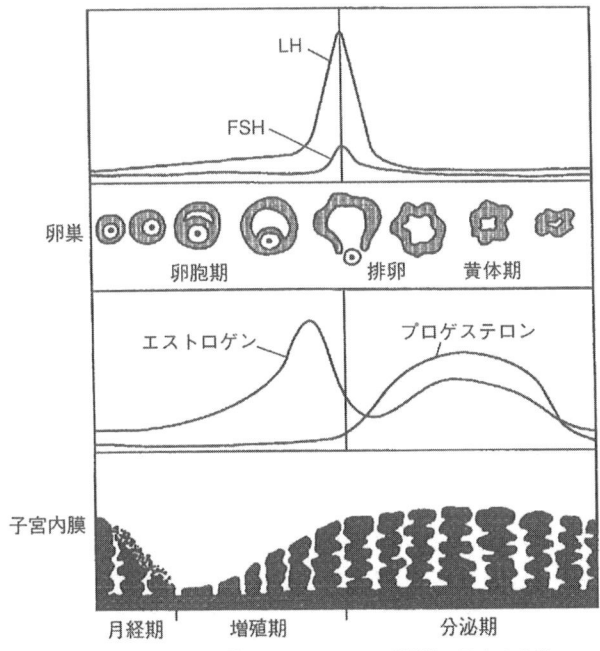

図14-9　性周期に伴うホルモンおよび卵巣、子宮の変化

受精していない場合は、黄体はプロゲステロンの分泌を減少させ、白体へと変化し子宮内膜ははがれ落ち、外部へ排出される（月経）。

## 10. その他のホルモン

### A. 心房性ナトリウム利尿ペプチド（ANP）

第12章でも記載してあるが、血液量が増加し心房が伸展されると、心房からANPが分泌され、腎臓の遠位尿細管での$Na^+$の再吸収を抑制して尿量を増加させる。また、血管拡張作用もある。
その結果、血液量が減少し、末梢血管抵抗も低下しているため血圧は下降する。

### B. メラトニン

脳の松果体から分泌され、眼に入る光の量によって分泌量が増減する。すなわち日中には分泌が減少し、夜に増加する。メラトニンが睡眠を誘発するとされ、睡眠ホルモンともいう。以前は体内時計が松果体に存在するといわれていたが、現在では体内時計は視交叉上核にあるとされ、メラトニンは視交叉上核からの連絡を受けて分泌されるらしい。

### C. レプチンとグレリン

体脂肪が増加したり血糖値が上昇すると、脂肪組織でレプチンというホルモンが産生され、視床下部の満腹中枢の周辺のニューロンに作用して摂食を抑制する。
一方、グレリンは空腹時に胃壁から分泌され、視床下部にはたらいて食欲を促進するといわれている。食事をすると分泌量が減少する。

### D. プロスタグランジン

プロスタグランジンは脂肪酸から合成され、ペプチド・タンパク質、アミン型、ステロイドのいずれにも属さないのでホルモンというより生理活性物質といったほうが適切かもしれない。また、ロイコトルエン、トロンボキサンなどと一緒にしてエイコサノイドともいう。最初に精液中で発見されたためこの名前がつけられた。現在では赤血球を除く全ての細胞で産生されることが分かっており、その種類は10種類にもなる。主な作用は平滑筋（子宮、気管支、血管）収縮、血小板凝集の低下、胃酸分泌抑制、末梢血管拡張作用、血管透過性促進（浮腫）炎症促進（抑制も）、疼痛、発熱など多様な作用をもつ。

医療系学生のための生理学概説　第3版
## 索　引

# 索　引

■ アルファベット ─────

● A
A凝集原　*132*
A抗原　*132*
A帯　*36*
ABO式血液型　*132*
ACh　*25*
AChE　*25*
ACh受容体　*25*
ADH　*187, 188*
ATP　*5, 41*

● B
B凝集原　*132*
B抗原　*132*
Bリンパ球　*129*

● C
$Ca^{2+}$スパイク　*165*
$Ca^{2+}$ポンプ　*40*
cAMP　*7*
Ca誘発性Ca放出（CICR）　*138*
CCK　*176, 177*
cGMP　*8*
COMT　*89*

● D
DAG　*8*
dB　*109*
DNA　*4, 6*

● E
EPP　*26*
EPSP　*30*

● G
GABA　*33*
GIP　*175, 177*
GTP結合タンパク　*7*

● H
H帯　*36*

● I
$IP_3$　*8*

I帯　*36*

● J
J受容器　*162*

● L
L-dopa　*68*
LHサージ　*209*

● M
MAO　*90*
MEPP　*26*

● N
$Na^+-Ca^{2+}$交換機構　*44, 116*
Na-K交換ポンプ　*5, 18*
NANC抑制　*88, 166*
Nernstの式　*12*

● P
P物質　*33*

● R
Rh式血液型　*132*
RMR　*193*
RNA　*4, 6*
RR間隔　*140*

● S
slow wave　*165*

● T
TCA回路　*41*
Tリンパ球　*129*

● V
VIP　*173*

● Z
Z膜　*36*

# 索引

## ■ かな

### ● あ

アウエルバッハ神経叢　165
アクチンフィラメント　36
アシドーシス　136
アセチルコリン　24, 87, 150
アセチルコリンエステラーゼ　25, 89
アセチルコリン受容体　34, 88
圧受容器　150
圧受容器反射　144
アテトーゼ　68
アデニル酸シクラーゼ　7
アデノシン　149
アデノシン三リン酸　5
アドレナリン　33, 86, 149, 208
アドレナリン作動性線維　87
アドレナリン受容体　89
アブミ骨　110
アポクリン腺　196
アマクリン細胞　117
アミノ酸　33
アミロプシン　179
アミン型ホルモン　200
アルカローシス　136
アルドステロン　187, 208
α-アミラーゼ　173, 179
アルファ（α）運動ニューロン　56
α抗体　132
α受容体　89
アルファ（α）波　78
アレルギー反応　129
アンギオテンシノゲン　188
アンギオテンシンⅡ　146, 149, 188
安全率　23
暗帯　36

### ● い

胃-結腸反射　173
胃液　174
イオンチャネル　10
異化　164
異前庭部　168
胃相　174, 178
胃体部　168

1a神経線維　52
1b抑制　55
1回換気量　157
一次運動野　70
1秒率　158
1秒量　158
一酸化窒素（NO）　149
一酸化炭素中毒　161
胃底部　168
遺伝情報　4
胃内容排出能　170
イノシトール三リン酸　8
胃抑制性ペプチド　175
イリタント受容器　162
飲水中枢　66, 101, 188
インスリン　207
インターロイキン　199
インパルス　16
陰部神経　189

### ● う

ウィリスの動脈輪　152
ウエーバーの法則　91
ウエルニッケ失語　77
うつ熱　198
ウロビリノゲン　128
運動感覚　95
運動性失語　77
運動前野　72
運動ニューロンプール　52

### ● え

液性免疫　129
エキソペプチターゼ　180
エストロゲン　209
エネルギー代謝率　193
エピネフリン　33
エリスロポエチン　128, 208
遠位尿細管　182, 187
嚥下　167
遠視　114
塩素イオン移動　160
エンテロペプチターゼ（エンテロキナーゼ）　176
エンドトキシン　199

エンドルフィン　100

● お

横隔膜　155
横行小管系　36
黄体形成ホルモン　204
嘔吐　101, 181
横紋筋　35
オーバーシュート　15
オキシトシン　204
オキシヘモグロビン　159
奥行きの感覚　124
悪心　101, 181
オッディ括約部　178
オピエート受容体　99
オプシン　117
オリーブ核　113
折りたたみナイフ現象　58
音圧レベル　108
温細胞　198
温受容器　94, 198
温度感覚　94
温熱性発汗　196

● か

外因性発熱物質　199
外眼筋　60
開口放出　25
介在板　43
外耳　109
外側核（小脳）　61
外側核群（視床）　64
外側膝状体　64, 120
階段現象　38
外転神経　49
解糖　41
海馬　82
海馬傍回　82
蓋膜　111
回盲括約部　171
外肋間筋　155
カイロミクロン　180
カウザルギー　100
顔ニューロン　122

化学感受引き金帯　181
化学受容器　150
下丘　112
蝸牛管　109
蝸牛神経核　112
蝸牛マイクロフォン電位　111
核（細胞小器官）　6, 48
拡散係数　159
拡散速度　159
核心温度　194
拡張期血圧　146
角膜　113
下行性疼痛抑制系　99
下行伝導路　47
過常期　20
下垂体後葉ホルモン　204
下垂体中葉ホルモン　204
下垂体ホルモン　203
ガストリン　174, 177
ガス分圧　158
可聴周波数範囲　108
滑車神経　49
滑走説　39
活動張力　38
活動電位　13
滑面小胞体　5
カテコール−O−メチル基転移酵素　89
カテコルアミン　33
下腹神経　189
下部食道括約部　168
過分極　13
顆粒球　129
顆粒細胞（嗅球）　103
顆粒細胞（小脳）　62
カルシトニン　206
カルバミノ化合物　160
カルボキシペプチターゼ　180
カルモジュリン　45
感覚記憶　82
感覚性失語　77
感覚点　93
感覚の閾値　91
眼球運動　60
感作　81

冠状循環　151
間接熱量測定法　192
完全強縮　37
完全房室ブロック　141
杆体　115
杆体視物質　177
肝胆汁　177
眼房水　113
ガンマアミノ酪酸　33, 63, 68
ガンマ（γ）運動ニューロン　56
ガンマバイアス　56
顔面神経　49
肝門脈　180
眼優位性　119, 121
関連痛　100, 181

● き
記憶　88
期外収縮　142
気管支　154
気胸　156
基礎体温　195
基礎代謝量　192
拮抗運動反復困難　63
基底膜　110
機能円柱仮説　97
機能単位　71
機能的残気量　157
基本味　104
キモトリプシノーゲン　176
キモトリプシン　180
逆蠕動　172, 181
ギャップ結合　43, 138, 164
嗅覚　102
球形嚢　107
嗅細胞　103
嗅神経　49
急性腹症　182
嗅線毛　103
吸息筋　155
強化　82
胸髄　50
胸部導出　141
強膜　113

胸膜腔内圧　156
局所応答　15
局所電流　21
近位尿細管　182, 185
筋緊張低下（小脳障害）　63
筋原線維　35
近視　114
筋小胞体　36
筋性防御　181
筋節　36
筋線維　35
筋層間神経叢　165
緊張性頚反射　59
緊張性迷路反射　60
筋電図　52
筋内反射　171
筋の疲労　38
筋紡錘　52, 95
筋ポンプ　148

● く
空間的加重　30
空腹収縮　170
空腹中枢　65
駆出期　142
屈曲反射　54
屈折異常　114
屈折力　114
クプラ　107
クラーレ　27
クリアランス　187
グリシン　33
グルカゴン　207
グルタミン酸　33, 67
クレアチンリン酸　41
クローヌス　54

● け
頚髄　50
頚動脈小体　150, 162
頚動脈洞　144
血液型不適合妊娠　133
血液凝固　134
血液脳関門　152

血管運動中枢　　144, 150
血管作動性小腸ペプチド　　173
血管条　　111
月経　　210
血漿　　127
血小板　　130
血小板血栓　　133
解熱剤　　199
言語中枢　　77
幻肢痛　　100
腱受容器（腱器官，腱紡錘）　　55, 95
原尿　　185
腱反射　　53

● こ

好塩基球　　129
高温期　　195
後外側腹側核　　64
後核群（視床）　　64
交換血管　　147
交感神経系　　85
交感神経性血管収縮線維　　150
交感神経性血管拡張線維　　150
交感性コリン作動性線維　　88
抗原提示作用　　130
交叉性伸展反射　　54
後索−内側毛帯系　　96
交叉適合試験　　133
好酸球　　129
高次運動野　　71
高次視覚野　　122
膠質浸透圧　　184
抗重力筋　　58
甲状腺刺激ホルモン　　202
甲状腺刺激ホルモン放出ホルモン　　202
甲状腺ホルモン　　205
合成活動電位　　23
拘束性換気障害　　158
高体温　　198
好中球　　129
硬直　　38
喉頭蓋　　167
行動過多　　77
後頭連合野　　75

後負荷　　143
興奮収縮連関　　40
興奮性シナプス後電流　　30
興奮伝導系　　137
後葉（小脳）　　61
抗利尿ホルモン　　187, 204
呼吸運動　　155
呼吸細気管支　　154
呼吸商　　191
呼吸中枢　　161
呼吸調節中枢　　161
黒質　　67
鼓室階　　109
孤束核　　106, 181
呼息筋　　155
骨格筋　　35
骨格筋循環　　152
骨盤神経　　87, 172, 188
古典的条件付け　　81
鼓膜　　109
鼓膜張筋　　109
固有心筋　　137
コラム　　121
コリン作動性線維　　88
コルサコフ症候群　　84
ゴルジ細胞　　62
ゴルジ装置　　5
ゴルジの腱器官　　55
コルチ器官　　110
コルチゾル　　207
コレステロール　　131
コロトコフ音　　146
コンプライアンス　　156

● さ

サーカディアンリズム　　195
サーファクタント　　156
サーボ機構　　56
細気管支　　154
サイクリックAMP　　7
サイクリックGMP　　8
細孔　　147
最高血圧　　146
最後野　　181

最終共通路　51
最大刺激　20
最大短縮速度　38
最低血圧　146
細胞骨格　6
細胞小器官　5
細胞内情報伝達系　6
細胞内電極　12
細胞膜　4
サイロキシン　205
サッカラーゼ　180
刷子縁膜　180
サブスタンスP　33, 99
左右脚　137
酸塩基平衡　188
残気量　157
三叉神経　49
三叉神経伝導路　96
三色説　124
三尖弁　137
酸素解離曲線　128, 159
3秒率　158
3秒量　158
三連構造　36

● し

ジアシルグリセロール　8
シータ（θ）波　79
ジオプトリー　114
視覚　113
視覚遮断　126
視覚伝導路　118
視覚野　119
耳管　109
弛緩性筋麻痺　70
時間-強さ取り引き　113
時間的加重　29
色覚　123
色覚異常　124
糸球体　183
糸球体濾過圧　184
糸球体濾過量　185, 187
軸索-軸索シナプス　31
自原性抑制　55

死腔　157
視交叉　118
視細胞　115
脂質二重層　4
視床　63
視床下核　67
視床下部　65
視床下部ホルモン　202
耳小骨　109
視神経　49, 119
シストメトリー　189
耳石器　107
失語症　77
時定数　19
シナプス　9
シナプス間隙　24
シナプス後細胞　24
シナプス後部膜　24, 29
シナプス後抑制　31
シナプス小頭　29
シナプス小胞　25
シナプス前細胞　24
シナプス前抑制　31
シナプス遅延　28
シナプス伝達　28
シナプス電流　24
視物質　116
シメチジン　174
斜視　125
集合管　187
収縮期血圧　146
重炭酸イオン（$HCO_3^-$）　135, 160, 175
終動脈　152
周波数同調曲線　111
終板　25
終板電位　26
終板膜　25
終末細気管支　154
充満期　142
主細胞　174
受容器電位　92
受容性弛緩　169
受容体　6, 201
順応　91, 93

消去（条件反射）　82
上行性網様体賦活系　79
上行伝導路　47
蒸散　196
硝子体　113
小循環系　144
情動　66
情動回路　84
情動行動　84
情動脳　83
小脳　61
小脳症状　63
上皮小体ホルモン　206
上部食道括約部　168
静脈弁　148
食事誘発性産熱反応　193
女性ホルモン　209
除脳動物　58
自律神経系　85
自律神経節　85
視力　115
心音　143
侵害受容器　99
心筋　43
神経筋単位　51
神経筋伝達　24
神経支配比　51
神経伝達物質　6, 24
腎血漿流量　187
腎血流量　185, 187
進行性胃腸運動群　170
進行波（音振動）　110
心室性期外収縮　142
心周期　142
真正毛細血管　147
振戦　63
心臓　137
心臓調節中枢　144
伸張反射　53
心電図　139
浸透圧受容器　66, 188
心拍出量　143
深部感覚　95
深部痛　98

心房細動　141
心房性Na利尿ペプチド　187
心房粗動　141
心房内結節間伝導路　137

● す

推尺異常　63
髄鞘　22
水晶体　113
髄節間反射　55
水素イオン濃度（pH）　150
錐体（視細胞）　115
錐体外路　74
錐体路　73
錘内筋線維　52
水平細胞　117
睡眠時無呼吸症候群　163
数字式分類（神経線維）　50
スクラーゼ　180
スターリングの心臓の法則　44, 143
スターリングの平衡　148
ステロイドホルモン　200
スパイク電位　16

● せ

正円窓　110
性感覚　101
静止張力　38
精神性発汗　196
静水圧　145
性腺刺激ホルモン　204
性腺刺激ホルモン放出ホルモン　203
生体長　36
正中核群（視床）　63
成長ホルモン　203
成長ホルモン放出ホルモン　203
成長ホルモン抑制ホルモン　203
性ホルモン　208
生理食塩水　131
セカンドメッセンジャー　6, 202
咳（せき）反射　155
赤色血栓　134
赤色骨髄　127
脊髄視床路　96

索引　219

脊髄小脳　61
脊髄小脳路　97
脊髄ショック　56
脊髄網様体路　97
セクレチン　175, 177
舌咽神経　49
舌下神経　50
赤筋　42
赤血球　127
節後線維　85
摂食中枢　65, 101
節前線維　85
セットポイント　198
セロトニン　33
線維素溶解　134
線維輪　138
前核群（視床）　64
全か無かの法則　20
前肢後肢反射　55
線条体　67
仙髄　50
浅速呼吸　162
前庭階　110
前庭感覚　106
前庭器官　106
前庭小脳　61
前庭神経核　108
前庭脊髄反射　58
前庭窓　110
前庭動眼反射　58
蠕動運動　167
前頭眼野　73
前頭前野　76
前頭連合野　76
全肺気量　157
前負荷　143
腺房細胞　175
前毛細血管括約筋　147
前葉（小脳）　61

● そ

双極細胞　117
相反性神経支配　54
相反抑制　54

僧帽細胞　103
僧帽弁　137
側圧　145
側頭連合野　75
側方抑制　93, 103, 117
咀嚼　167
速筋　42
ソマトスタチン　175, 207
ソマトメジン　203
粗面小胞体　5
素量放出　28

● た

体温調節中枢　65, 198
対向流増幅系　187
代償性休止　142
体循環　144
大循環系　144
帯状回　83
体性感覚　93
体性感覚中枢（体性感覚野）　97
体性神経系　49, 85
大動脈弓　144
大動脈小体　150, 162
大動脈弁　137
大脳基底核　67
大脳小脳　61
大脳皮質誘発電位　79
大脳辺縁系　83
体性痛　98
体部位局在的再現　97
対流　196
唾液　173
立ち直り反射　57
脱分極　12
単位筋電図　52
短期記憶　82
単球　130
単極肢導出　140
胆汁　177
胆汁酸　177, 180
胆汁色素　177
単収縮　37
単収縮の加重　37

単純細胞　120
男性ホルモン　208
淡蒼球　67
単相性活動電位　17
胆嚢胆汁　177
タンパク質リン酸化酵素　6

● ち
チェイン・ストークス呼吸　162
遅延反応　77, 82
遅筋　42
蓄尿　189
中位核（小脳）　61
中耳　109
中心窩　116
中心階　109
中心－周辺拮抗型受容野　119
中心腺房細胞　175
中枢性化学感受帯　162
中性脂肪　131
中脳動物　57
聴覚　108
聴覚伝導路　112
腸肝循環　128, 178
腸管の法則　171
長期記憶　82
聴神経　111
腸相　174, 178
跳躍伝導　21
張力−長さ曲線　38
直接熱量測定法　192
陳述記憶　82

● つ
痛覚　98
痛覚過敏　99

● て
低温期　195
抵抗血管　145
低体温　199
デオキシリボ核酸　4
適応弛緩　169
適刺激　91

デシベル　109
テストステロン　208
鉄（赤血球中）　128
手続き記憶　82
デルタ（δ）波　79
電解質コルチコイド　207
てんかんの脳波　79
電気刺激　14
転写　4
伝達　24
伝導　196
伝導速度（神経）　23, 95
伝導の三原則　23
伝導ブロック　141

● と
動圧　145
同化　164
等価回路　13
導管細胞　175
動眼神経　49
道具（オペラント）条件づけ　82
瞳孔　114
瞳孔括約筋　114
瞳孔散大筋　114
瞳孔反射　114
糖質コルチコイド　207
等尺性収縮　37
投射の法則　92
動静脈吻合　152
頭相　174, 178
等聴力曲線　109
等張力性収縮　37
頭頂連合野　76
糖尿病　131, 186
ドーパミン　33, 67
洞房結節　137
動脈硬化　146
等容性弛緩期　142
等容性収縮期　142
特殊心筋　137
特徴周波数　112
トリプシノーゲン　176
トリプシン　180

トリヨードサイロニン　205
トロポニン　36, 40
トロポミオシン　36
トロンビン　134
ドンダースの陰圧　156

● な

内因性発熱物質　199
内側核　61
内耳　109
内耳神経　49
内臓感覚　101
内臓痛　98, 102
内臓脳　83
内側核（小脳）　61
内側核群（視床）　64
内側膝状体　64, 113
内尿道括約筋　189
内分泌ホルモン　6
内リンパ液　106, 110, 111
内肋間筋　155
長さ定数　19
ナトリウムイオン　126
ナトリウム不活性化過程　17
慣れ　81
難聴　113

● に

ニコチン受容体　88
2,3－ジホスホグリセリン酸　160
二次能動輸送　180, 185
二尖弁　137
二相性活動電位　16
2点弁別閾　94, 115
乳状脂肪　180
乳頭（舌）　104
ニューロン　9
尿意　101
尿管　188
尿道　189

● ね

ネガティブフィードバック　150, 202
ネクサス　43, 138

熱量価　191
ネフロン　182
粘液細胞（胃）　174
粘膜下神経叢　165
粘膜内反射　171

● の

脳幹網様体賦活系　60, 80
脳循環　152
脳脊髄液　153
脳脊髄液循環　153
脳波　78
乗り物酔い　181
ノルアドレナリン（ノルエピネフリン）　33,
　　87, 149, 208
ノンレム睡眠　80

● は

パーキンソン病　68
肺　154
肺活量　157
肺循環　144
肺動脈弁　137
排尿（反射）中枢　189
排便（反射）中枢　173
肺胞　154
肺胞管　154
肺胞換気量　157
肺胞上皮細胞　156
肺胞嚢　154
肺容量　157
白色血栓　133
バスケット細胞　62
発火レベル　16
発汗　196
白筋　42
白血球　129
発痛物質　99
発熱　199
パラソルモン　206
汎化　82
反回抑制　55
半規管　107
半球優位性　78

半側発汗　196
反対色説　124

● ひ
非アドレナリン性非コリン性抑制　88, 166
ビオーの呼吸　162
被殻　67
光反射　114
皮質核路　73
皮質脊髄路　73
尾状核　67
微小終板電位　26
尾髄　50
ヒス束　137
ヒスタミン　33, 149, 174
ビタミンB₁₂　128
ビタミンD　206
非タンパク呼吸商　192
引っ掻き反射　55
非特殊核群　64
皮膚感覚　93
皮膚循環　152
非ふるえ性熱産生　197
標準肢導出　140
標的器官　126
表面活性物質　156
表面筋電図　52
ビリルビン　128, 177
非連合学習　81

● ふ
フィブリン　134
不応期　21
負荷－速度曲線　38
不感蒸散　196
不完全強縮　37
不完全ブロック　141
副交感神経系　87
副交感神経性血管拡張線維　151
複雑細胞　119
副神経　50
副腎髄質ホルモン　208
副腎皮質刺激ホルモン　204
副腎皮質刺激ホルモン放出ホルモン　203

輻輳反射　114
腹側核群（視床）　64
腹直筋　155
プチアリン　173, 179
ブドウ糖（血糖）　131
舞踏病　68
プラスミン　134
ふるえ　197
プルキンエ細胞　62
プルキンエ線維　137
フレア　99
不連続型血管　147
ブロードマンの領野　70
ブロカ失語　77
プロカルボキシペプチターゼ　176
プロゲステロン　209
プロテインキナーゼ　6, 8, 45
プロラクチン　203
プロラクチン放出ホルモン　203
プロラクチン抑制ホルモン　203
分化　82
分光感度　123
分節運動　170

● へ
平滑筋　44
平均電気軸　140
平衡感覚　106
平衡電位　12
平衡斑　107
閉塞性換気障害　158
ペイペッツの回路　84
ペースメーカー　137
ペースメーカー電位　138
β抗体　132
β受容体　89
ベータ（β）波　79
ヘーリング・ブロイエルの反射　162
ベキ関数の法則　92
壁細胞　174
壁内神経系　165
ベッツ細胞　73
ペプシノーゲン　174
ペプシン　174, 180

ヘマトクリット　*127, 146*
ヘミバリスムス　*68*
ヘモグロビン　*128, 159*
ベル・マジャンディの法則　*50*
ベルヌーイの定理　*145*
便意　*101*
扁桃体　*83*
片葉小節葉（小脳）　*61*
ヘンレ係蹄　*182, 186*

● ほ
ポアズイユの法則　*145*
傍胸骨肋間筋　*155*
膀胱　*189*
房室結節　*137*
放射　*195*
ボウマン嚢　*183*
ボーア効果　*160*
ホールデン効果　*161*
ホスホリパーゼC　*8*
補足運動野　*72*
保続反応　*77*
ポリモーダル侵害受容器　*99*
ホルモン　*200*
翻訳　*4*

● ま
マイスナー神経叢　*165*
膜消化　*179*
マルターゼ　*179*
慢性痛　*100*
満腹中枢　*65*

● み
ミオシンフィラメント　*36*
味覚　*104*
味覚性発汗　*196*
見掛けの怒り　*66*
味細胞　*104*
ミセル　*180*
ミトコンドリア　*5*
脈圧　*146*
脈絡膜　*113*
味蕾　*104*

● む
無顆粒球　*129*
無髄線維　*96*
ムスカリン受容体　*88*

● め
迷走神経　*50, 87*
明帯　*36*
眼の調節力　*114*
メラニン細胞刺激ホルモン放出ホルモン　*203*

● も
毛細血管　*147*
毛細リンパ管　*153*
網膜　*114*
網膜神経節細胞　*121*
網様体　*48*
毛様体筋　*114*
文字式分類（神経線維）　*50*
モチリン　*170*
モノアミン酸化酵素　*90*
モンロー・ケリーの原理　*152*

● ゆ
有効濾加圧　*147*
有髄線維　*95*
優先路　*147*
有窓型血管　*147*
誘発筋電図　*52*
有毛細胞　*107, 110*
幽門括約部　*170*
幽門洞部　*168*
輸血　*133*
輸送限度　*186*

● よ
溶血　*131*
腰髄　*50*
陽性後電位　*17*
容量血管　*148*
抑制性介在ニューロン　*30*
抑制性シナプス後電位　*31*
予備吸気量　*157*
予備呼気量　*157*

● ら
ライディッヒ細胞　208
ラクターゼ　180
らせん神経節　112
ラプラスの式　156
ランヴィエの絞輪　22
卵円窓　110
卵形嚢　107
ランゲルハンス島　207
卵胞刺激ホルモン　204

● り
リガンド　6
リパーゼ　174, 179
リボ核酸　4
両眼視差　124
両耳聴　112
リンガー液　131
臨界期　125
臨界脱分極　16
リン酸イオン　126
リンパ球　129
リンパ循環　153
リンパ節　153

● れ
冷細胞　198
冷受容器　94, 198
レチナール　116
レニン　208
レニン-アンギオテンシン-
アルドステロン系　188, 208
レム睡眠　80
連結橋　39
連合学習　81
連合野　75
レンショウ細胞　55
レンズ核　67
連続型血管　147

● ろ
ローマン反応　41
ロドプシン　116

■編著者紹介

喜多　弘（きた　ひろし）

| 1933年 | 埼玉県浦和市に生まれる |
| --- | --- |
| 1955年 | 東京教育大学理学部生物学科動物学専攻卒業 |
| 1956年 | 順天堂大学医学部助手（第一生理学） |
| 1960年 | 順天堂大学体育学部講師（運動生理学） |
| 1965年 | 順天堂大学体育学部助教授（運動生理学およびスポーツ生理学） |
| 1966年 | 医学博士（順天堂大学） |
| 1968年 | Associate Research Scientist, School of Medicine, New York University (Department of Physiology & Biophysics) |
| 1971年 | Research Associate, School of Basic Health Sciences, State University of New York at Stony Brook (Department of Physiology & Biophysics) |
| 1976年 | 川崎医科大学助教授（第一生理学） |
| 1991年 | 川崎医療福祉大学教授（感覚矯正学科） |
| 1997年 | 博士（理学）（岡山大学） |
| 現　在 | 川崎医療福祉大学名誉教授 |
| 専　攻 | 神経生理学 |

主な著書（共著）
「先生と生徒のための生物実験」共立出版、1958
"Compartmental Analysis" Karger、1984
「図説生理学テキスト」中外医学社、1984
「生物学24講」東海大学出版会、1987

## 医療系学生のための生理学概説　第3版

2002年4月20日　初　版第1刷発行
2005年4月15日　新　版第1刷発行
2011年4月5日　新　版第4刷発行
2012年4月10日　第3版第1刷発行
2014年4月10日　第3版第2刷発行

■編 著 者────喜多　弘
■発 行 者────佐藤　守
■発 行 所────株式会社 大学教育出版
　　　　　　　〒700-0953　岡山市南区西市855-4
　　　　　　　電話(086)244-1268代　FAX(086)246-0294
■印刷製本────モリモト印刷㈱

© Hiroshi Kita, 2002, Printed in Japan
検印省略　　落丁・乱丁本はお取り替えいたします。
本書のコピー・スキャン・デジタル化等の無断複製は著作権法上での例外を除き禁じられています。本書を代行業者等の第三者に依頼してスキャンやデジタル化することは、たとえ個人や家庭内での利用でも著作権法違反です。

ISBN978-4-86429-146-0